博
雅

Liberal Arts

文质彬彬　然后君子

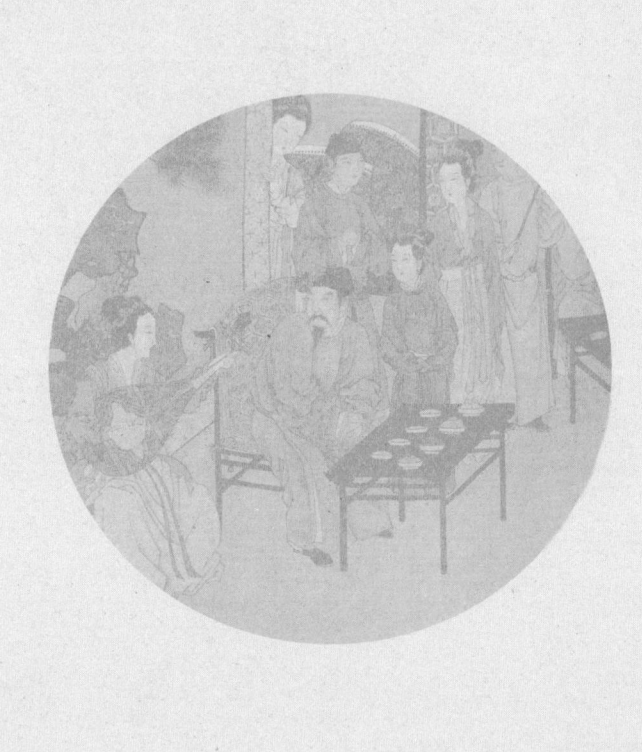

博雅经典

章宏伟 主编

饮膳正要

[元] 忽思慧 著

姚伟钧 李亮宇 崔磊 王希辉 注评

中州古籍出版社
·郑州·

图书在版编目(CIP)数据

饮膳正要 /（元）忽思慧著；姚伟钧等注评.—郑州：中州古籍出版社，2015.1（2025.4 重印）
（博雅经典/章宏伟主编）
ISBN 978-7-5348-4457-7

Ⅰ.①饮… Ⅱ.①忽…②姚… Ⅲ.①食物疗法-中国-元代 Ⅳ.①R247.1

中国国家版本馆 CIP 数据核字（2014）第 244012 号

YIN SHAN ZHENGYAO
饮膳正要

责任编辑	张 雯
责任校对	李接力
装帧设计	曾晶晶

出版社	中州古籍出版社
地 址	河南自贸试验区郑州片区（郑东）祥盛街27号6层
	邮编：450016 电话：0371-65723280
发行单位	河南省新华书店发行集团有限公司
承印单位	河南瑞之光印刷股份有限公司
开 本	640 mm×960 mm 1/16
印 张	22.5
字 数	300千字
印 数	10001—12000册
版 次	2015年1月第1版
印 次	2025年4月第5次印刷
定 价	32.00元

本书如有印装质量问题，请联系出版社调换。

目 录

导读 ……………………………………………………… 1
进书表 …………………………………………………… 11
自序 ……………………………………………………… 13
虞序 ……………………………………………………… 14
御制《饮膳正要》序 …………………………………… 15

卷一
三皇圣纪 ………………………………………………… 18
养生避忌 ………………………………………………… 21
妊娠食忌 ………………………………………………… 29
乳母食忌 ………………………………………………… 32
饮酒避忌 ………………………………………………… 36
聚珍异馔 ………………………………………………… 40

　　马思答吉汤/40　大麦汤/42　八儿不汤/42　沙乞某儿汤/43
　　苦豆汤/43　木瓜汤/44　鹿头汤/44　松黄汤/45　炒汤/46
　　大麦筭子粉/47　大麦片粉/47　糯米粉捻粉/47　河豚羹/48
　　阿菜汤/48　鸡头粉雀舌饆子/49　鸡头粉血粉/49
　　鸡头粉撅面/49　鸡头粉捻粉/50　鸡头粉馄饨/50　杂羹/50
　　荤素羹/51　珍珠粉/51　黄汤/52　三下锅/52　葵菜羹/52
　　瓠子汤/53　团鱼汤/53　盏蒸/53　台苗羹/53　熊汤/54

鲤鱼汤/54　炒狼汤/54　围像/55　春盘面/55　皂羹面/55
山药面/56　挂面/56　经带面/56　羊皮面/56
秃秃麻食/56　细水滑/57　水龙饵子/57
马乞/57　搠罗脱因/58　乞马粥/58　汤粥/58　梁米淡粥/59
河西米汤粥/59　撒速汤/59　炙羊心/60　炙羊腰/61
攒鸡儿/61　炒鹌鹑/61　盘兔/61　河西肺/62　姜黄腱子/62
鼓儿签子/63　带花羊头/63　鱼弹儿/63　芙蓉鸡/64
肉饼儿/64　盐肠/64　脑瓦剌/64　姜黄鱼/64　攒雁/65
猪头姜豉/65　蒲黄瓜齑/65　攒羊头/65　攒牛蹄/65
细乞思哥/65　肝生/66　马肚盘/66　炸朥儿/66
熬蹄儿/66　熬羊胸子/67　鱼脍/67　红丝/67　烧雁/67
烧水札/67　柳蒸羊/68　仓馒头/68　鹿奶肪馒头/69
茄子馒头/69　剪花馒头/69　水晶角儿/69　酥皮奄子/70
撇列角儿/70　莳萝角儿/70　天花包子/70　荷莲兜子/71
黑子儿烧饼/71　牛奶子烧饼/71　蒸饼/72　颇儿必汤/72
米哈讷关列孙/72

卷二

诸般汤煎 ………………………………………………… 75

桂浆/75　桂沉浆/75　荔枝膏/76　梅子丸/77　五味子汤/78
人参汤/78　仙术汤/79　杏霜汤/81　山药汤/81　四和汤/82
枣姜汤/82　茴香汤/83　破气汤/83　白梅汤/84　木瓜汤/85
橘皮醒醒汤/86　渴忒饼儿/87　官桂渴忒饼儿/88
荅必纳饼儿/88　橙香饼儿/89　牛髓膏子/90　木瓜煎/91
香圆煎/91　株子煎/91　紫苏煎/91　金橘煎/92　樱桃煎/92
桃煎/92　石榴浆/93　小石榴煎/93　五味子舍儿别/94
赤赤哈纳/94　松子油/94　杏子油/95　酥油/95
醍醐油/95　马思哥油/96　枸杞茶/96　玉磨茶/97

　　　　金字茶/98　　范殿帅茶/98　　紫笋雀舌茶/99　　女须儿/99

　　　　西番茶/99　　川茶、藤茶、夸茶/99　　燕尾茶/100　　孩儿茶/100

　　　　温桑茶/100　　清茶/101　　炒茶/101　　兰膏/101　　酥签/102

　　　　建汤/102　　香茶/102

诸水 ··· 104

　　　　玉泉水/104　　井华水/104

神仙服饵 ··· 106

　　　　铁瓮先生琼玉膏/106　　地仙煎/107　　金髓煎/108

　　　　天门冬膏/109　　服天门冬/109　　服地黄/110　　服苍术/111

　　　　服茯苓/111　　服远志/112　　服五加皮酒/112　　服桂/113

　　　　服松子/113　　服松节酒/114　　服槐实/114　　服枸杞/115

　　　　服莲花/115　　服栗子/116　　服黄精/116　　神枕法/117

　　　　神枕方/118　　服菖蒲/119　　服胡麻/120　　服五味/120

　　　　服藕实/120　　服莲子、莲蕊/121　　服何首乌/121

四时所宜 ··· 122

五味偏走 ··· 130

　　　　五味所禁/131　　五味禁忌/132　　食助益充/135

食疗诸病 ··· 136

　　　　生地黄鸡/136　　羊蜜膏/138　　羊藏羹/138　　羊骨粥/139

　　　　羊脊骨羹/140　　白羊肾羹/141　　猪肾粥/141

　　　　枸杞羊肾粥/142　　鹿肾羹/142　　羊肉羹/143

　　　　鹿蹄汤/143　　鹿角酒/144　　黑牛髓煎/144　　狐肉汤/145

　　　　乌鸡汤/145　　醍醐酒/145　　山药饦/146　　山药粥/146

　　　　酸枣粥/147　　生地黄粥/148　　椒面羹/148　　荜拨粥/149

　　　　良姜粥/149　　吴茱萸粥/150　　牛肉脯/150　　莲子粥/151

　　　　鸡头粥/151　　鸡头粉羹/152　　桃仁粥/152　　生地黄粥/153

　　　　鲫鱼羹/153　　炒黄面/154　　乳饼面/154　　炙黄鸡/154

　　　　牛奶子煎荜拨法/155　猫肉羹/155　黄雌鸡/155
　　　　青鸭羹/156　萝卜粥/157　野鸡羹/158　鹁鸽羹/158
　　　　鸡子黄/159　葵菜羹/159　鲤鱼汤/160　马齿菜粥/160
　　　　小麦粥/161　驴头羹/161　驴肉汤/162　狐肉羹/162
　　　　熊肉羹/162　乌鸡酒/163　羊肚羹/163　葛粉羹/164
　　　　荆芥粥/165　麻子粥/165　恶实菜/166　乌驴皮汤/167
　　　　羊头脍/168　野猪臞/168　獭肝羹/168　鲫鱼羹/169
　服药食忌 ··· 171
　食物利害 ··· 177
　食物相反 ··· 182
　食物中毒 ··· 186
　禽兽变异 ··· 190

卷三

　米谷品 ··· 193
　　　　稻米/193　粳米/193　粟米/194　青粱米/195　白粱米/196
　　　　黄粱米/196　黍米/196　丹黍米/197　稷米/197　河西米/197
　　　　菉豆/197　白豆/198　大豆/199　赤小豆/199　回回豆子/199
　　　　青小豆/200　豌豆/201　匾豆/201　小麦/201　大麦/202
　　　　荞麦/202　白芝麻/203　胡麻/204　饧/204　蜜/205　曲/205
　　　　醋/205　酱/206　豉/206　盐/206　酒/207
　兽品 ··· 211
　　　　牛/211　羊/212　黄羊/214　山羊/214　羖䍽/215　马/215
　　　　野马/217　象/218　驼/219　野驼/220　熊/220　驴/221
　　　　野驴/222　麋/223　鹿/223　獐/224　犬/225　猪/226
　　　　野猪/226　江猪/227　獭/228　虎/228　豹/229　狍子/230
　　　　麂/231　麝/231　狐/232　犀牛/233　狼/233　兔/234
　　　　塔剌不花/235　貛/236　野狸/236　黄鼠/237　猴/238

禽品 ·· 238

天鹅/238　鹅/239　雁/241　雌鹅/241　水札/242　鸡/243
野鸡/245　山鸡/245　鸭/246　野鸭/246　鸳鸯/247　䴘鹈/247
鹁鸽/248　鸠/249　䳺/249　寒鸦/250　鹌鹑/250　雀/251　蒿雀/252

鱼品 ·· 253

鲤鱼/253　鲫鱼/253　鲂鱼/254　白鱼/255　黄鱼/255　青鱼/256
鲇鱼/256　沙鱼/257　鳝鱼/258　鲍鱼/258　河豚鱼/258
石首鱼/259　阿八儿忽鱼/259　乞里麻鱼/260　鳖/260　蟹/261
虾/262　螺/262　蛤蜊/263　猬/263　蚌/263　鲈鱼/264

果品 ·· 264

桃/264　梨/265　柿/266　木瓜/267　梅实/267　李子/268
柰子/268　石榴/269　林檎/270　杏/270　柑子/271
橘子/272　橙子/273　栗/273　枣/274　樱桃/275
葡萄/276　胡桃/277　松子/277　莲子/278　鸡头/278
芰实/279　荔枝/280　龙眼/280　银杏/281　橄榄/282
杨梅/283　榛子/283　榧子/284　沙糖/285　甜瓜/286
西瓜/287　酸枣/287　海红/288　香圆/289　株子/289
平波/290　八担仁/291　必思答/291

菜品 ·· 292

葵菜/292　蔓菁/293　芫荽/294　芥/295　葱/295　蒜/296
韭/297　冬瓜/298　黄瓜/299　萝卜/300　胡萝卜/300
天净菜/301　瓠/302　菜瓜/302　葫芦/303　蘑菇/304
菌子/304　木耳/305　竹笋/306　蒲笋/307　藕/308
山药/309　芋/310　莴苣/311　白菜/311　蓬蒿/312
茄子/313　苋/314　芸薹/315　菠薐/316　䓛荙/317
香菜/318　蓼子/318　马齿/319　天花/320　回回葱/320
甘露子/321　榆仁/322　沙吉木儿/323　出䓛荙儿/324

饮膳正要　5

山丹根/325　　海菜/325　　蕨菜/326　　薇菜/327　　苦买菜/328

　　　水芹/328

料物性味 ································· 329

　　　胡椒/329　　小椒/330　　良姜/330　　茴香/331　　莳萝/332

　　　陈皮/333　　草果/333　　桂/334　　姜黄/336　　荜拨/336

　　　缩砂/337　　荜澄茄/338　　甘草/339　　芫荽子/339　　干姜/340

　　　生姜/341　　五味子/341　　苦豆/342　　红曲/343　　黑子儿/343

　　　马思答吉/344　　咱夫兰/344　　哈昔泥/345　　稳展/345

　　　胭脂/345　　栀子/346　　蒲黄/346　　回回青/347

《四部丛刊》本跋 ································· 348

后记 ································· 349

导　读

中国自古以来就是一个多民族的国家，各族人民在长期的历史发展中，共同缔造了中华民族丰富多彩的文化，饮食文化便是其中之一。任何一个民族的存在和发展，都离不开日常的饮食。而每个民族又因自然环境的差异、所从事的物质生产不同，以及历史上各自形成的宗教信仰和风俗习惯等原因，在饮食系统和饮食文化上各有特色，因此，饮食也就成为区别民族文化的一个重要标志。

以蒙古族贵族为统治者的元朝，虽然就时间而言，只有一个世纪，但在这一历史时期中，元蒙人民根据本民族长期的生产与生活实践，按照自身的民族传统和地方特色，创造出了独具特色的民族饮食文化。这不仅成为中国饮食文化中一个重要的有机组成部分，而且也为整个元代饮食文化的发展与繁荣作出了显著的贡献，《饮膳正要》一书就详细地记载了这一历史事实。

一、《饮膳正要》的成书及内容特点

元代饮膳太医忽思慧于天历三年（1330）三月三日——传说中的王母上寿之期，向朝廷献了一部书，名为《饮膳正要》，这是迄今所知记述元代宫廷御膳与民间饮食疗法最为翔实的一本书。忽思慧，一作和思辉，或说是回人，或说是蒙古人，也有人认为其为西域人或汉人。忽思慧于元仁宗延祐年间（1314—1320）被选任为宫廷饮膳太医，负责宫廷中的饮食调理、养生疗病诸事，加之他重视食疗与食补的研究与实践，因此得以有条件将元文宗以前历朝宫廷的食疗经验及时加以总结整理，他还继承了前代著名本草著作与名医经验中的食疗学成就，并注意汲取当时民间日常生活中的食疗经验。正是在这种背景下，他编撰成了饮食营养学名著《饮膳正要》一书。

《饮膳正要》完成于元天历三年（1330），进呈朝廷后，受到元朝皇帝嘉赏，并命刊刻，由元代著名文学家虞集撰序。后至明代景泰七年（1456），又重刻于内府，明景帝为之序曰："朕嘉是书而用之，以资摄养之助，且锓诸梓，以广惠利于人。"可见此书早在元、明时就受到帝王们的赞赏，并已刊刻印刷，普及世间，广为传布。《四库全书总目》也对此书作了介绍："《饮膳正要》三卷，元忽思慧撰。忽思慧官饮膳太医。其始末未详。是编前有天历三年进书奏，称世祖设掌饮膳太医四人，于本草内选无毒、无相反、可久食、补益药味，与饮食相互调和五味，并以每日所造珍品御膳，所职何人，所用何物，标注于历，以验后效。忽思慧自延祐间选充是职，因以进用奇珍异馔，汤膏煎造，及诸家本草名医方术，并日所必用谷肉果菜，取其性味补益者，集成一书。"1935年，上海商务印书馆又据明景泰本将此书铅印成册，成为后来的通行本。

《饮膳正要》全书共分三卷，约31200余字。卷一载有"三皇圣纪""养生避忌""妊娠食忌""乳母食忌""饮酒避忌"和"聚珍异馔"，其中有"聚珍异馔"95方，每方皆说明其食疗效用、材料、调味品、烹调技术，如蒸、炒、滑、炙、攒、盐、熬诸法。在这些珍异馔肴中，除了鲤鱼汤、攒鸡、炒鹌鹑、盘兔、攒雁、猪头姜豉、攒牛蹄、马肚盘等约20种以外，其他70多种，皆用羊肉或羊的脏器制成，因而实是一个以羊为主料的食谱，这也突出反映了元代蒙古人饮膳的特色。

卷二载有"诸般汤煎"56方，"诸水"2种，"神仙服饵"26方，"食疗诸病"61方，另外还有"四时所宜""五味偏走""食物中毒""禽兽变异"等内容。这一卷主要是阐述用于保健医疗的药用饮料与食品的配料及制作方法，寓养生治病于日常饮食，至今仍有参考价值。

但"神仙服饵"一篇，多摘自前代道家文献，如《八帝经》《神仙传》《抱朴子》《药经》《食医心镜》《日华子诸家本草》之属，其中不少记述纯为迷信，无可取之处，如"茯苓久服……役使鬼神"，"赵他子服桂二十年，足下生毛，日行五百里，力举千斤"等，所以，《四库全书总目》认为此书"所言皆当时之制，其中如邹店井水之类，颇足以资考证。惟'神仙服食'一门，词多荒诞耳"。

卷三载有各种食品原料200余种，其中谷品44种，包括用粮食制成的调味品，如曲、醋、酱、豉、酒等，兽品35种，禽品19种，鱼品22种，果品39种，菜品46种，包括干鲜蔬菜、料物28种。对于每种食品的性味和作用，皆依次予以说明，而酒类，则简述其制法与疗效。此卷大部分内容都有绘图，使人一目了然。

综观《饮膳正要》的全书内容，我们认为具有三个主要特点：

其一，此书不仅为元人食谱，也是古代食疗专著。它除阐述各种饮馔的烹调方法外，还特别注重各种饮馔的性味与滋补作用，也就是饮食与营养卫生的关系，这是一般食谱所缺载的。

其二，此书蒙汉饮馔兼收并蓄，而以蒙古族饮馔为主。其中一些食谱所述用料，兽品以羊、牛居先，次及马、驼、鹿、猪、虎、豹、狐、狼等，而在"聚珍异馔"一类中，用羊肉制成者占7/10以上，因此，《饮膳正要》中保存的食谱是元代蒙古族饮食生活的一面镜子，既有历史特色，更有民族特色，对于研究元代蒙古族饮食文化，发掘我国传统的名菜名点有重要的参考价值。

其三，日本学者篠田统先生认为，本书与其说是一部食经类著作，不如说是一部饮食养生学的著作，全书的指导思想是以食疗疾，特别重视食物的性味、食用禁忌、食疗的作用，"是一部写人类应吃哪些食物，应避开哪些食物，所需食物应以何种形式（即怎样烹调）摄取的书"。

二、《饮膳正要》与元蒙饮食文化

元代蒙古贵族宫廷饮馔以蒙古族传统食俗为主，兼有回、汉及域外风味。元代蒙古族以畜牧业为主要生计，习嗜肉食、兽禽兼用、羊肉比重较大、野味占一定比例，是其饮食的主要特色。

　　蒙古畜牧业的发展有着悠久的历史，早在蒙古人的祖先——蒙古室韦时，就已产生了畜牧业，但尚不发达，仅处于一种萌芽阶段。辽金时代，蒙古各部大体上分布于东起兴安岭，西至阿尔泰山，南达阴山，北抵贝加尔湖一带。这里有广袤无垠的大牧场，为畜牧业的进一步发展提供了必要条件。10至13世纪初期，畜牧业在蒙古族饮食生活中的作用越来越大，逐渐占据了主导地位，成为生产的主要部门和生活的根本来源。特别是养羊业，它在当时蒙古人的饮食生活中起着举足轻重的作用。羊的肉、乳、皮、毛都是人们日常生活的必需品，甚至成吉思汗及王罕在逃避敌人追捕时，也都是靠食羊肉、饮羊奶活命的。

　　由于牧羊众多，人们也喜食羊肉，于是，烹羊炮羔也就成为蒙古人的一个传统，每逢喜庆，举行宴会，均以羊肉为主。如蒙古族的全羊席，是在喜庆宴会和招待尊贵客人时最丰富和最讲究的传统宴席，早已驰名中外，据有关历史记载，这种传统风味宴席的形成，可以追溯到元代成吉思汗时期。全羊席是从羊头至羊尾取料制作的，因料的不同而采用不同的烹调方法，故形味各异，色香有别，独具一格。全羊席中共有菜肴120品，点心16种，分四道上菜，尽管主料全是羊身上的东西，各道菜的名称，却不露出一个"羊"字，如"采闻灵芝，凤眼珍珠，千层梯丝，水晶明肚，吉祥如意，七孔设台，文臣虎板，烤红金枣，酿麒麟顶，鹿茸凤穴，金铣猩唇，金熠翠绿，凤眼玉珠，天开秦仓，百子葫芦，扣焖鹿肉，菊花百立，金丝绣球，甜蜜蜂窝，宝寺藏金，虎保金丁，御展龙肝，彩云子箭，冰雪翡翠，丝落水泉，丹心宝袋，八仙过海，青云登山，芦散丹"等等，不一而足，都冠以吉祥如意的美雅之名，别有一番情趣。而在"聚珍异馔"中的95种宫廷御膳中，有70余种以羊肉作主料或辅料，烹调技法也较复杂多变，品味各异。

　　元蒙宫廷饮食不仅菜肴以羊肉为主，而且主食也喜用羊肉搭配调制。元蒙宫廷的主食，主要有大麦、小麦、荞麦等。据《饮膳正要》记载，大麦可以熬粥、煮饭，还可以和羊肉一起熬汤，称为大麦汤。也可以磨成面粉再加工成其他食品。如"聚珍异馔"中的"大麦筭子粉"，即以大麦粉三斤，豆粉一斤，再加上羊肉丝、生姜汁、芫荽叶、草果、回回豆子等物，一道加工而成，此馔可补中益气，健脾胃。小麦磨成面粉，也常和羊肉一起，加工成多种食品。此外，诸如面条、烧饼、奄子等各类面食，都常与羊肉一起加工，具有浓郁的民族风味。

除羊肉外，牛肉、猪肉和驴肉在元代蒙古民族的饮食生活中也占有一定的地位，但重要性远不及羊肉，特别是猪肉，食者甚少，其原因在于，当时人们认为猪肉："味苦，无毒，主闭血脉，弱筋骨，虚肥人，不可久食，动风、患金疮者尤甚。"不如羊肉具有滋补的功能。因此，"聚珍异馔"中对牛、猪、驴肉制品记载较少，只有"猪头姜豉""攒牛蹄"，"食疗诸病"方中也仅有"猪肾粥""黑牛髓煎""牛肉脯""驴头羹""驴肉汤"等味，这与羊肉制成的菜肴相比，差别极大。此外，家禽和野味在肉食中也有一定比例。

在具体烹饪方法上，由于作者对南方汉族的烹饪方法及其原料并不太熟悉，因此对南方汉族的菜点收录较少。而对自己比较熟悉的西北少数民族菜点收录较多，这也是本书的一个重要特点和价值所在。如卷一"聚珍异馔"中，所收菜肴的原料以羊为主，兼及熊、鹿、狼、雁、猪、鸡、牛、鱼等。蔬菜作主料的较少，配菜则有藕、蒲笋、黄瓜、蘑菇、蔓菁菜、韭菜、胡萝卜、白菜等。调料除盐、葱、生姜外，多用胡椒、良姜、莳萝、草果、姜黄、芫荽、马思答吉、咱夫兰、哈昔泥、胭脂等。此外，乳饼、酥油用得也较多。这些确实符合当时北方少数民族的饮食习惯。此外，从菜点的烹饪方法上也可以看出这一点。如"柳蒸羊"是将带毛的羊放在地炕之中（炕中铺有烧红的石头），上面用柳条盖上，用土封埋，直至烤熟后再取出食用。这种烤羊的方法，当是游牧民族发明出来的，具有鲜明的民族特色。

《饮膳正要》中还提到不少外来食物品种，对于研究中外饮食文化交流具有重要的参考价值。如"八儿不汤"和"撒速汤"就是源自印度的汤。书中尚记有"马思答吉汤""沙乞某儿汤""秃秃麻食"等饮食名称，从这些饮食奇怪的名称上就可以推测出它们多是富于异国情调的佳肴。事实上，在本书所列的"中国式名称"的饮食中，也有不少是源自外国的饮食，如熊汤。这道汤是用熊肉和草果、胡椒、阿魏、姜黄、缩砂、藏红花、葱、盐、酱等调料煮制而成的，与传统的中国式烹调有明显的不同。因此，判断《饮膳正要》中所列的饮食品种，"不能单从名称是中国式的就认为是中国菜"。

元代宫廷中饮料十分丰富，仅"诸般汤煎"中就记载了近50种，如桂浆、桂沉浆、五味子汤、橘皮醒醒汤、松子油、酥油、醍醐油、枸杞茶等等。以上诸品，都是用药材、香料、茶叶、果品、奶油等物制成的。汤煎具有生津解渴的功能，有的还有滋补作用，一些品种至今还深受蒙古族人民的欢迎。如被誉为"塞北三珍"的醍醐油、酥油、马奶酒，就有两种在《饮膳正要》中被介绍过。

醍醐油　取上等酥油，约重千斤之上者，煎熬过滤净，用大磁瓮贮之，冬月取瓮中心不冻者，谓之醍醐。

酥油　牛乳中取净凝，熬而为酥。

醍醐油、酥油、马奶酒为蒙古族的白食，蒙古语为"查干伊德"，也就是奶与奶制品。醍醐油，蒙古语为"夏日陶斯"，俗称"纯酥油"或"马思桑油"。酥油，蒙古语为"欧日莫"，俗称"冻""桌黑"，后世蒙古族人又将这一美食再加工，制成"水乌他""奶乌他""酥酪蝉"，更是精美绝伦。马奶酒是元蒙人民非常喜爱的饮料，其中精品又称"元玉浆"，需六蒸六酿方成，曾为元代宫廷御酒。每当宫廷举行大宴或大祭时，马奶酒是必不可少的饮料。据《马可·波罗游记》记载，忽必烈曾用金碗畅饮马奶酒，元代开国名相耶律楚材赞之为"琼浆"，作诗云："愿得朝朝赐我尝。"元人许有壬撰有《马酒》一诗，赞道："味似融甘露，香凝酿醴泉。新醅撞重日，绝品挹清元。"

《饮膳正要》还保存了不少饮食史、医疗史上的重要资料。众所周知，元代出现了空前大一统的局面，当时我国少数民族地区饮食、医药传入内地的情况，本书也有充分的反映，不仅为研究医药史，而且为研究中外文化交流史，提供了丰富的史料。如"畏兀儿茶饭"，"畏兀儿"今译"维吾尔"，即今之新疆。如"回回豆子""赤赤哈纳"等原料均是本书第一次收录的，而新疆产的"哈昔泥"和来自西番的"咱夫兰"等也是其他饮食书、食疗书中所罕见的。尤为值得重视的是卷三"米谷品"中记载的"阿剌吉酒"，其文称："味甘、辣，大热，有大毒。主消冷坚积，去寒气。用好酒蒸熬，取露，成阿剌吉。"这段文字是中国关于烧酒——蒸馏白酒的最早文字记载，据李时珍《本草纲目》烧酒条载："别名阿剌吉酒，出自《饮膳正要》。"这对于研究中国古代酒文化的发展史具有重要参考价值。诸如此类，皆以往载籍所无，为中外及各民族之间的友好往来谱写了光辉的篇章。

三、《饮膳正要》对饮食卫生和食疗的贡献

《饮膳正要》也是我国最早从营养卫生和健康长寿的角度来论证烹饪调和的一部文献。

本书收录了不少饮食保健方面的理论和食疗配方。如卷一"养生避忌"开门言："夫上古之人，其知道者，法于阴阳，和于术数，食饮有节，起居有常，不妄作劳，故而能寿。今时之人不然也，起居无常，饮食不知忌避，亦不慎节，多嗜欲，厚滋味，不能守中，不知持满，故半百衰者多矣。"之后作者提出了"保养之道"，指出人要善于"摄生""养性"。"摄生"的主要内容是"薄滋味，省思虑，节嗜欲，戒喜怒，惜元气，简言语，轻得失，破忧阻，除妄想，远好恶，收视听，勤内固，不劳神，不劳形"；而"养性"的主要内容则是"先饥而食，食勿令饱；先渴而饮，饮勿令过。食欲数而少，不欲顿而多。盖饱中饥，饥中饱，饱则伤肺，饥则伤气。若食饱，不得便卧，即生百病"。类似的论述，书中还有很多，这些都是古人养生食疗方面经验的总结。

作者并没有停留在一般理论的论述上，而是理论联系实际，在书中收

录了大量的食疗配方。正如本书《进书表》中所言,"将累朝亲侍进用奇珍异馔,汤膏煎造,及诸家本草,名医方术,并日所必用谷肉果菜,取其性味补益者,集成一书"。粗略计算一下,书中的"聚珍异馔""诸般汤煎""神仙服饵""食疗诸病"四门的配方加起来总共近250种。其中,不少食疗配方来自不同的民族和地区(包括外国)。如西天(天竺,今印度)的"八儿不汤""撒速汤",畏兀儿的"搠罗脱因",党项羌族的"河西肺"等。当然,更多的方子是汉族和蒙古族的。有些则是从古代医学著作、修炼养生专著中转引的。如"食疗诸病"中的方子有不少就是从《太平圣惠方》《圣济总录》等书中引录的,"诸般汤煎"中的不少方子也选于食疗验方。美中不足的是,《饮膳正要》并没有吸收当时金元医学的最新成就,如刘完素、张元素、张从正、李杲、王好古、沙图穆苏、危亦林、朱震亨等金元名医的著作。

《饮膳正要》中的食疗配方还有一个特色,即所有的原料不追珍逐奇,而是以日常用料为主。如"聚珍异馔"中共收95方,而以羊肉为主的占了一半以上,其他的配方中也多用鲤鱼、鸡、兔、雁、猪头、鹿、牛蹄、白面、牛奶、酥油等。

明代医学家李时珍说:"饮食者,人之命脉也。"可知饮食是人不可缺少的营养物质。因而科学地饮食就成为一门古老的学问,它与人类的兴衰、繁衍有着密切的关系。对于如何科学地饮食,我国历代人民从未停止过对它的探索和研究。我们的祖先很早就认识到了膳食模式在人们生活中的重要地位,以及饮食与人体健康的密切关系。

早在西周时,周人就开始摸索如何科学地饮食,为此设立了专门的食医,掌管君王的四季饮食搭配,认为:"春多酸、夏多苦、秋多辛、冬多咸,调以滑甘。"而忽思慧对此则作了进一步的科学发挥,他在"四时所宜"中,对什么季节宜食何物、宜禁何物作了明确的论述,如"春宜食麦""夏宜食绿豆""秋宜食麻""冬宜食黍"等,其中一些观点至今还被人们所采用,如夏季人们喜食绿豆汤、绿豆粥等。

针对元代宫廷饮食中过分追求五味的现象,忽思慧又提出了"五味偏走"的学说。这一学说源于《内经》中所提出的一些观点，如《素问·生气通天论》说："味过于酸，肝气以津，脾气乃绝；味过于咸，大骨气劳，短饥，心气抑；味过于甘，心气喘满，色黑，肾气不衡；味过于苦，脾气不濡，胃气乃厚；味过于辛，筋脉沮弛，精神乃央。"忽思慧对此有所发展，他根据一些病例指出："多食咸，骨气劳短，肥气折，则脉凝泣而变色。""肝病禁食辛，宜食粳米、牛肉、葵枣之类。"这些观点，完全合于现代医学。《饮膳正要》较之以前有关的食疗著作，最突出的贡献在于，作者根据元代蒙古族人民的饮食习惯和特点，从营养卫生学的角度提出了不少关系健康的重要观点，特别是作者主张以预防为主的思想，是极有见地的，因而此书在中国古代养生史上占有十分重要的地位。

此外，忽思慧在"妊娠食忌""乳母食忌""饮酒避忌""服药食忌""食物利害"等篇中，也提出了不少有益的养生经验，至今仍有重要的参考借鉴价值。当然，我们也应该看到，由于时代的局限，在这本书中也存在一定的迷信观念，营养保健论述方面也有一些不妥之处。

综上所述，《饮膳正要》的内容丰富多彩，博大精深。无论是食疗理论，还是食疗配方，无论是烹饪原料，还是菜点，都值得人们继续认真研究。由此我们不难看出，元代蒙古族的饮食文化是十分丰富多彩的，这既是元代蒙古族地区社会经济与文化发展的必然结果，同时也是元代各民族、各地区之间经济与文化交流的体现，更是广大蒙古族人民的辛勤劳动与智慧在饮食生活方面的重要结晶。

《饮膳正要》自元天历三年（1330）初刊问世至今，多次被历代一些书目所收录。现存的版本主要有：元刻本残本，仅存卷三部分内容，现藏北京大学图书馆；明初刻本，仅存卷一部分内容，现藏国家图书馆；明景泰七年刻本，三卷，现藏国家图书馆；明成化刻本，乃日本移录明刻本，三卷，现藏北京大学图书馆；1934年上海涵芬楼影明景泰本，即《四部丛刊续编》刻本；1935年上海商务印书馆《万有文库》铅印本，为《国学基本丛书》之一；1982年内蒙古人民出版社胡和禄翻译蒙文本；1985年北京中国书店影明景泰本为《中医基础丛书》本；1986年人民卫生出

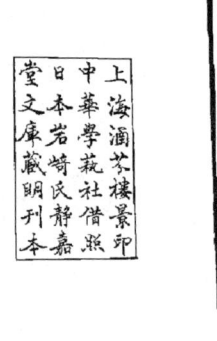

版社在《四部丛刊续编》刻本基础上,参考元刻本残本、明初刻本、明成化刻本,整理标点、铅字排印,为《中医古籍整理丛书》本;1993年中国书店出版黄斌校注本;1994年上海古籍出版社影明景泰七年本,并附元刻本残卷,收入《中国古代版画丛刊·第一辑》;2009年中央民族大学出版社出版尚衍斌等注释《饮膳正要》本。

本书注评时所采用的底本是《万有文库》本,参考了《四部丛刊续编》本,以及1986年人民卫生出版社出版的《中医古籍整理丛书》本。同时,我们还参考过以上提到的且我们所能见到的版本,择善而从,特此致谢。

另需说明的是,考虑本书特点,我们只翻译了卷一前五节的文字,其他部分均有详细注释,请读者诸君对照理解。

进书表

忽思慧

伏睹国朝，奄有四海，遐迩罔不宾贡。珍味奇品，咸萃内府。或风土有所未宜，或燥湿不能相济，倘司庖厨者，不能察其性味，而概于进献，则食之恐不免于致疾。

钦惟世祖皇帝圣明，按《周礼·天官》有师医、食医、疾医、疡医，分职而治。行依典故，设掌饮膳太医四人。于本草内选无毒，无相反，可久食，补益药味，与饮食相宜，调和五味，及每日所造珍品，御膳必须精制。所职何人，所用何物，进酒之时，必用沉香木、沙金、水晶等盏。斟酌适中，执事务合称职。每日所用，摽（标）注于历，以验后效。至于汤煎、琼玉、黄精、天门冬、苍术等膏，牛髓、枸杞等煎，诸珍异馔，咸得其宜。以此世祖皇帝圣寿延永无疾。

恭惟皇帝陛下，自登宝位，国事繁重，万机之暇，遵依祖宗定制。如补养调护之术，饮食百味之宜，进加日新，则圣躬万安矣。臣思慧自延祐年间选充饮膳之职，于兹有年，久叨天禄，退思无以补报，敢不竭尽忠诚，以答洪恩之万一。是以日有余闲，与赵国公臣普兰奚，将累朝亲侍进用奇珍异馔，汤膏煎造，及诸家本草，名医方术，并日所必用谷肉果菜，取其性味补益者，集成一书，名曰《饮膳正要》，分为三卷。本草有未收者，今即采摭附写。伏望陛下恕其狂妄，察其愚忠，以燕闲之际，鉴先圣之保摄，顺当时之气候，弃虚取实，期以获安，则圣寿跻于无疆，而四海咸蒙其德泽矣。谨献所述《饮膳正要》一集,以闻,伏乞圣览下情,不胜战栗、激切、屏营之至。

天历三年三月三日饮膳太医臣忽思慧进上

中奉大夫太医院使臣耿允谦校正

奎章阁都主管上事资政大夫大都留守内宰隆祥总管

提调织染杂造人匠都总管府事臣张金界奴校正

资德大夫中政院使储政院使臣拜住校正

集贤大学士银青荣禄大夫赵国公臣常普兰奚编集

自　序

忽思慧

天之所生，地之所养，天地合气，人以禀天地气生，并而为三才。三才者，天地人。人而有生，所重乎者心也。心为一身之主宰，万事之根本，故身安则心能应万变，主宰万事，非保养何以能安其身。保养之法，莫若守中，守中则无过与不及之病。调顺四时，节慎饮食，起居不妄，使以五味调和五脏。五脏和平则血气资荣，精神健爽，心志安定，诸邪自不能入，寒暑不能袭，人乃怡安。夫上古圣人治未病不治已病，故重食轻货，盖有所取也。故云：食不厌精，脍不厌细。鱼馁肉败者，色恶者，臭恶者，失饪不时者，皆不可食。然虽食饮，非圣人口腹之欲哉！盖以养气养体，不以有伤也。若食气相恶则伤精，若食味不调则损形。形受五味以成体，是以圣人先用食禁以存性，后制药以防命。盖以药性有大毒，有大毒者治病，十去其六；常毒治病，十去其七；小毒治病，十去其八；无毒治病，十去其九。然后谷肉果菜，十养一尽之，无使过之，是以伤其正。

虽饮食百味，要其精粹，审其有补益助养之宜，新陈之异，温凉寒热之性，五味偏走之病。若滋味偏嗜，新陈不择，制造失度，俱皆致疾。可者行之，不可者忌之。如妊妇不慎行，乳母不忌口，则子受患。若贪爽口而忘避忌，则疾病潜生，而中不悟，百年之身，而忘于一时之味，其可惜哉！孙思邈曰：谓其医者，先晓病源，知其所犯，先以食疗，不瘥，然后命药，十去其九。故善养生者，谨先行之。摄生之法，岂不为有裕矣？

虞 序
虞 集

臣闻古之君子善修其身者，动息节宣以养生，饮食衣服以养体，威仪行义以养德，是故周公之制礼也。天子之起居、衣服、饮食，各有其官，皆统于冢宰，盖慎之至也。今上皇帝，天纵圣明，文思深远，御延阁，阅图书，旦暮有恒，则尊养德性，以酬酢万几，得内圣外王之道焉。于是赵国公臣常普兰奚，以所领膳医臣忽思慧所撰《饮膳正要》以进。其言曰：

昔世祖皇帝，食饮必稽于本草，动静必准乎法度，是以身跻上寿，贻子孙无疆之福焉。是书也，当时尚医之论著者云：噫！进书者可谓能执其艺事，以致其忠爱者矣。是书进上，中宫览焉。念祖宗卫生之戒，知臣下陈义之勤，思有以助圣上之诚身，而推其仁民之至意。命中政院使臣拜住刻梓而广传之。兹举也，盖欲推一人之安，而使天下之人举安；推一人之寿，而使天下之人皆寿。恩泽之厚，岂有加于此者哉！书之既成，大都留守臣金界奴传敕命臣集序其端云。臣集再拜稽首而言曰：臣闻《易》之《传》有云"大哉乾元，万物资始"，"至哉坤元，万物资生"；天地之大德，不过生生而已耳。今圣皇正统于上，乾道也；圣后顺承于中，坤道也。乾坤道备，于斯为盛，斯民斯物之生于斯时也，何其幸欤！愿飏言之，使天下后世有以知，夫高明博厚之可见如此，於戏休哉。

(元) 天历三年五月朔日谨序
奎章阁侍书学士翰林直学士中奉大夫知制诰同修国史臣虞集撰

御制《饮膳正要》序

明景帝

朕惟人物皆禀天地之气以生者也。然物又天地之所以养乎人者，苟用之失其所以养，则至于戕害者有矣。如布帛菽粟鸡豚之类，日用所不能无，其为养甚大也。然过则失中，不及则未至，其为戕害，一也。其为养甚大者尚然，而况不为养而为害之物，焉可以不致其慎哉！此特其养口体者耳。若夫君子动息威仪，起居出入，皆当有其养焉，又所以养德也。尝观前元《饮膳正要》一书，其所以养口体、养德之要，无所不载，盖当时尚医所论著。其执艺事，以致忠爱，虽深于圣贤之道者不外是也。夫善莫大于取诸人，取诸人以为善，大舜所先肆。朕嘉是书而用之，以资摄养之助，且锓诸梓，以广惠利于人，亦庶几乎，好生之仁。虽然生禀于天，非人之所能为，若或戕之，与立岩墙之下者同，有不由于人乎！故此非但摄养之助，而抑顺受其正之大助也。

景泰七年四月初一日

卷一

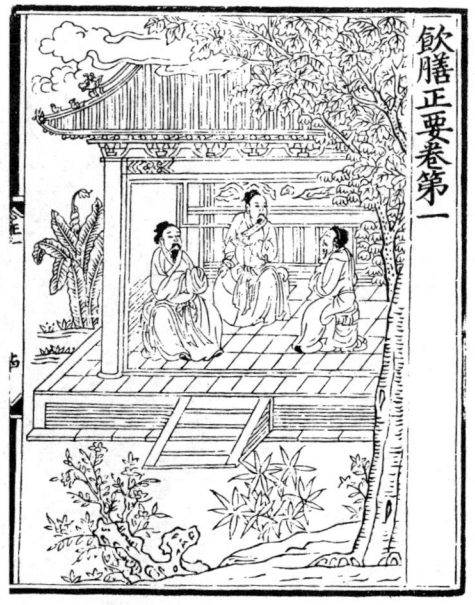

三皇圣纪

太昊伏羲氏① 风姓之源，皇熊氏之后。生有圣德，继天而王，为万世帝王之先。位在东方，以木德王，为苍精之君。都陈时，神龙出于荥河，则而画之为八卦。造书契，以代结绳之政，立五常②，定五行③，正君臣，明父子，别夫妇之义，制嫁娶之理。造屋舍，结网，以佃渔，服牛乘马，引重致远。取牺牲，供祭祀，故曰伏羲氏。治天下一百一十年。

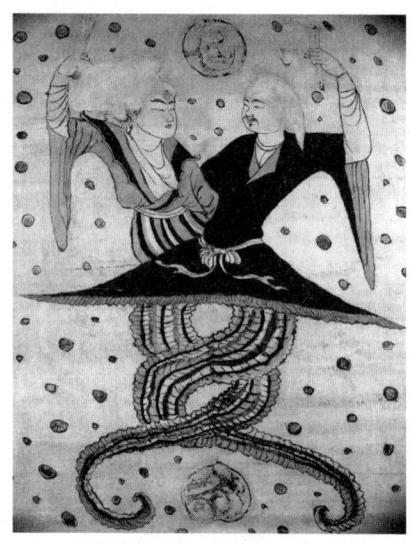

伏羲女娲图，现藏大连图书馆

炎帝神农氏④ 姜姓之源，烈山氏之后。生有圣德，以火承木，位在南方，以火德王，为赤精之君。时人民茹草饮水，采树木之实，而食蠃⑤蚌⑥之肉，多生疾病，乃求可食之物，尝百草，种五谷，以养人民。日中为市。作陶冶，为斧斤，造耒耜⑦，教民耕稼，故曰神农。都曲阜。治天下一百二十年。

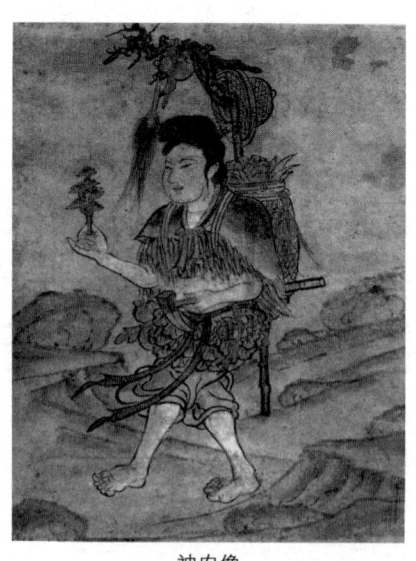

神农像

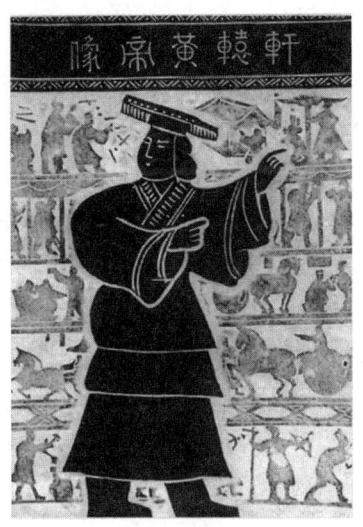

黄帝像

黄帝轩辕氏[⑧]　姬姓之源，有熊国君少典之子。生而神灵，长而聪明，成而登天。以土德王，为黄精之君，故曰黄帝。都涿鹿。受河图[⑨]，见日月星辰之象，始有星官之书。命大挠探五行之情，占斗罡所建，始作甲子；命容成作历；命隶首作算数；命伶伦造律吕；命岐伯定医方。为衣冠以表贵贱，治干戈，作舟车，分州野，治天下一百年。

[注释]

①伏羲氏：中国上古传说中的三皇五帝之中的东方大帝，也作伏牺、伏戏、炮牺、庖牺等。传说其为"蛇首人身，有圣德"，"坐于方坛之上，听八风之气，乃画八卦"，"作瑟，造《驾辨》之曲"，"制嫁娶，以俪皮为礼"，"取牺牲以为庖厨"。

②五常：即"仁、义、礼、智、信"，为中国古代调整、规范君臣、父子、兄弟、夫妇、朋友等人伦关系的行为准则。

③五行：即"木、火、土、金、水"，后形成五行学说。

④神农氏：即炎帝。传说神农氏"人身牛首"，"神农之时，天雨粟。

饮膳正要

神农遂耕而种之，作陶冶斧斤，为耒耜锄耨，以垦草莽。然后五谷兴"。"炎帝时，有丹雀衔九穗禾，其坠地者，帝乃拾之，以植于田，食者老而不死。""神农尝百草之滋味，一日而遇七十毒。"后为医药之祖。

⑤蠃：或作螺、蜗等，蚌属，大者如斗。

⑥蚌：生活在淡水里的一种软体动物，介壳，长圆形，表面黑褐色。

⑦耒耜（lěi sì）：古代的一种翻土农具，形如木叉，上有曲柄，下面是犁头，用以松土，可看作犁的前身，也用为古代农具的简称。

⑧轩辕氏：即黄帝。有熊国君少典之子，名轩辕，故又号有熊氏。相传，黄帝生于寿丘，长于姬水，后改姬姓。长大后才智过人，被拥为部落首领，击败炎帝，擒杀蚩尤，被尊为天子，代神农而称黄帝。后世尊为华夏始祖。

⑨河图：即八卦图。

[译文]

太昊伏羲氏

伏羲氏是风姓的源头，是皇熊氏的后人。他天生就有神圣的品德，继承天德而称王，为万世帝王的先祖。伏羲氏位于东方，凭借"木德"而为王，为苍精（青）的君主。他在陈建都城时，一条神龙从荣河跃出。伏羲氏以神龙形象画成图，以为八卦。他创造书契以代替远古结绳记事的政治法度，建立五常（仁、义、礼、智、信），确立五行（木、火、土、金、水），端正君、臣关系，明确父、子伦常，分别夫、妻道义，制定婚姻嫁娶准则。他（教导人们）建造房舍，结网捕鱼，驯牛骑马负重远行，用动物牺牲祭祀万物神灵，遂称为伏羲。伏羲治理天下一百一十年。

炎帝神农氏

神农氏是姜姓始祖，烈山氏的后代。他生来就具有神圣品德，以"火德"承接"木德"，继承了伏羲的王位。神农氏位于南方，以火德为王，为赤精之君。当时百姓之民吃草饮水，采食果木，捕捞蚌类以为食，经常患病。于是，他求取可食之物，尝遍百草，种植五谷，以养育人民。（鼓励）白天进行市场交易。制作陶器，冶炼铜铁，制造斧头，打造耒耜，教导人们种植，所以被称为神农。神农氏在曲阜建都，治理天下达一百二十年。

黄帝轩辕氏

　　黄帝轩辕为姬姓始祖,为有熊氏国君少典的儿子。他天生具有神异灵性,长大后耳聪目明,修成正果后升天成仙。他以"土德"为王,是黄精之君,因此称为黄帝。他在涿鹿建都,接受了八卦图,看见了日月星辰的运动天象,人间因此有了星官的图书。他命令大挠探明五行运行规律,占卜探得斗罡的基本情况,形成了甲子的纪年方法;命令容成制作历法;命令隶首创制算术;命令伶伦制造律吕;命令岐伯制定医药方术。通过制作衣服冠冕以示贵贱,平定干戈争斗,制造出船只车辆,划定州、里界限。治理天下达到一百年。

[评论]

　　本书是一本记载宫廷饮食的专著,但是开卷却从伏羲、神农、黄帝等传说人物谈起,看似荒诞离奇,实际上是从一个侧面展示了我国饮食文化的久远历史,揭示了中华民族文化的博大精深。但是,由于上述先民形象确实来源于神话传说,神秘色彩浓厚,因此,要加以正确认识。

养生避忌①

　　夫上古之人,其知道②者,法③于阴阳④,和于术数⑤,食饮有节,起居有常,不妄作劳⑥,故而能寿⑦。今时之人不然也,起居无常,饮食不知忌避,亦不慎节,多嗜欲⑧,厚滋味,不能守中⑨,不知持满⑩,故半百衰者多矣。

　　夫安乐之道,在乎保养;保养之道,莫若守中。守中则无"过"与"不及"之病。春秋冬夏,四时阴阳生,病起于过与,盖不适其性而强。故养生者,既无过耗之弊,又能保守真元⑪,何患乎外邪⑫所中也。故善服药者,不若善保养;不善保养,不若善服药。世有不善保养,又不能善服药,仓卒病生,而归咎于神天乎?

　　善摄生者,薄滋味⑬,省思虑,节嗜欲,戒喜怒,惜元气,简

饮膳正要　　21

言语，轻得失，破忧阻，除妄想，远好恶，收视听，勤内固，不劳神，不劳形，神形既安，病患何由而致也？

故善养性者，先饥而食，食勿令饱；先渴而饮，饮勿令过。食欲数而少，不欲顿而多。盖饱中饥，饥中饱，饱则伤肺，饥则伤气。

若食饱，不得便卧，即生百病。

凡热食有汗，勿当风，发痉病[14]，头痛目涩[15]，多睡。

夜不可多食，卧不可有邪风。

凡食讫，温水漱口，令人无齿疾、口臭。

汗出时，不可扇，生偏枯[16]。

勿向西北大小便。

勿忍大小便，令人成膝劳、冷痹痛[17]。

勿向星辰、日月、神堂、庙宇大小便。

夜行，勿歌唱大叫。

一日之忌：暮勿饱食。

一月之忌：晦勿大醉。

一岁之忌：暮勿远行。

终身之忌：勿燃灯房事。

服药千朝，不若独眠一宿。

如本命日[18]，及父母本命日，不食本命所属肉。

凡人坐，必要端坐，使正其心。

凡人立，必要正立，使直其身。

立不可久，立伤骨。

坐不可久，坐伤血。

行不可久，行伤筋。

卧不可久，卧伤气。

视不可久，视伤神。

食饱勿洗头，生风疾[19]。

如患"目赤病",切忌房事,不然令人生内障。

沐浴勿当风,腠理、百窍皆开,切忌邪风易入。

不可登高履险,奔走车马,气乱神惊,魂魄飞散。

大风、大雨、大寒、大热,不可出入妄为。

口勿吹灯火,损气。

凡日光射,勿凝视,损人目。

勿望远,极目观,损眼力。

坐卧勿当风、湿地。

夜勿燃灯睡,魂魄不守。

昼勿睡,损元气。

食勿言,寝勿语,恐伤气。

凡遇神堂、庙宇,勿得辄入。

凡遇风雨雷电,必须闭门,端坐焚香,恐有诸神过。

怒不可暴,怒生气疾[20]、恶疮。

远唾不如近唾,近唾不如不唾。

虎豹皮不可近肉铺,损人目。

避色如避箭,避风如避仇。

莫吃空心茶,少食申后[21]粥。

古人有云:"入广者,朝不可虚,暮不可实。"然不独广,凡早皆忌空腹。

古人云:"烂煮面,软煮肉,少饮酒,独自宿。"

古人平日起居而摄养,今人待老而保生,盖无益。

凡夜卧,两手摩令热,揉眼,永无眼疾。

凡夜卧,两手摩令热,摩面,不生疮鼾。

一呵十搓,一搓十摩,久而行之,皱少颜多。

凡清旦[22]以热水洗目,平日无眼疾。

凡清旦刷牙,不如夜刷牙,齿疾不生。

凡清旦盐刷牙，平日无齿疾。

凡夜卧，被发梳百通㉓，平日头风少。

凡夜卧，濯足而卧，四肢无冷疾。

盛热来，不可冷水洗面，生目疾。

凡枯木、大树下，久阴湿地，不可久坐，恐阴气触人。

立秋日，不可澡浴，令人皮肤䔍㉔、燥，因生白屑。

常默，元气不伤。

少思，慧烛内光。

不怒，百神安畅。

不恼，心地清凉。

乐不可极，欲不可纵。

[注释]

①养生避忌：主要是指人保养需要注意的禁忌。

②道：规律，即指人保养身心和保持健康的道理和规律。

③法：合也，即效法、效仿、取法之意。

④阴阳：原来指阳光的向背，这里指自然界寒暑往来、四季更替的阴阳变化规律。

⑤和于术数：这里指按照养生的方法和道理去做一些动作，以锻炼身体，修身养性。和，调和。术数，方法，规律。张介宾注："修身养性之法。"

⑥不妄作劳：这里指不能违背规律和常规习惯地去劳力、劳心和房劳等。

⑦寿：动词，长寿。

⑧嗜欲：即指人的耳、目、口、鼻等器官贪图声色食等方面的过度享受。

⑨守中：指守持于内而精力旺盛，不妄耗而充满活力。

⑩不知持满：不知道保持精力充沛和体力旺盛。

⑪真元：中医学专有名词，即"真火""元阳"，指生命的本元。

⑫外邪：在中医看来，主要是指"六淫"，即风、寒、暑、湿、燥和火。

⑬薄滋味：饮食清淡。薄，清淡之意，与荤腥、肥美相反。

⑭痓病：痉挛性疾病，肌肉、筋脉拘急，主要以口噤、四肢抽搐、脚弓反张为主症。

⑮目涩：一种病症，眼干燥滞涩或似异物入目般涩痛。

⑯偏枯：中医学病名，俗称"半身不遂""偏瘫""偏风"等。

⑰冷痹痛：肢体冷疼的病状。冷痹为寒凉痹痛，既是病因也是病性。痹，闭阻不通之意，泛指泄气阻塞躯体或内脏的经络而引起的疾病。

⑱本命日：古人按照天干地支推算出和自己属相结合的日子，也有人说是生日。

⑲风疾：中风的一种说法，广义上是指中风和肌肉筋骨关节疼痛两类疾病。

⑳气疾：体内气息不平而引起的一种疾病。中医认为，气是人体的最基本物质之一，气不顺则病生。

㉑申后：中国古人多以地支计时，代表某一时刻。申，地支的第九位。申时即为下午三点到五点之间。

㉒清旦：早晨。旦，天明。

㉓被发梳百通：即散开头发，梳理百遍，引申为将束起的头发散开，梳理多次。被，通"披"，散开的意思。

㉔麄：粗糙。

[译文]

在中国古代，懂得养生之道的人往往会效法自然界寒暑往来、四时交替的阴阳变化规律，适当运用修身养性、调摄精神、导引或吐纳等锻炼身体的方法，使饮食有节律，起居有常规，不过分地劳心、劳力，所以能保持身体健康而长寿。如今的人们却并非如此，而是起居失去规律，不知道饮食禁忌和避讳，也不注意节制，往往过多放纵嗜欲，好味道浓烈之品，不能使精气守护于内里，不懂保持身体精气充满，所以年过半百便开始衰老的人很多。

人生安乐的窍门在于保养，而保养的秘诀最重要的莫过于守护人内在的精气。因为精气内守，人就不会有精气过耗与精气不足的疾病产生。春、秋、冬、夏，四时阴阳，引起疾病的原因莫过于过分耗损，不能顺应正常特性而过分越轨行事。所以养生的人，既没有过度耗损精气又能使体内保守真元之气，难道还会担心外界病邪侵袭吗？所以善于服药的不如善于保养的，不善于保养的又不如善于服药的。因此，世上那些既不善于保养又不善于服药的人突然患病，往往认为是上天导致的。

善于养生的人，往往饮食味道清淡，不过多思虑问题，节制自己的嗜好口欲，不大喜大怒，珍惜身体元气，言辞简短，轻视利害得失，排除忧虑困扰，解除不实的胡思乱想，避开不良追求，还收拢视觉和听觉，尽力使内在脏腑坚固，不耗伤精神，不劳伤形体，精神和形体都平安正常，疾病就不会产生，身体因此保持健康。

所以，善于修身养性的人，感到饥饿后才会吃，但是却不会吃得过饱；渴了才喝，但却不会喝得过量。饮食往往是少量多餐而不是一次就太过，这种似饥非饥、似饱非饱、饱中有饥、饥中有饱的状态才真正有利于身体健康。因为，饮食过饱则损伤肺脏，饥饿过度则会损伤阳气。

吃饱后，不能立即躺下，否则会产生很多疾病。

凡是吃热饭身热出汗，则不可受风寒，不然就会引起身体痉挛病、头痛、目涩、多睡。

晚餐不宜吃得过饱、过多，睡时也不能受邪风。

凡是饭后用温水漱口，则不会患牙病，且无口臭。

在身体出汗时，不宜扇风，不然容易患上半身不遂或者偏瘫。

不要向西北方向大小便。

不要强忍大小便，不然会使人患膝劳、冷痹痛。

不要向日月星辰、神堂庙宇大小便。

夜晚出行，不要高声唱歌或大声喧哗。

一天中的禁忌是晚餐不要吃得过饱。

一月中的禁忌是月底不要喝酒大醉。

一年中的禁忌是年末时不要远行。

一生中的禁忌是不要亮着灯行房事。

服药千百日，不如独自安睡一夜。

遇到自己的本命日以及父母的本命日，则不能吃本命所属的动物的肉。

凡是坐的时候，一定要端坐，使正其心。

凡站立时，一定要直立，以使身体直挺。

但是，站立不能过久，以免损伤骨骼。

坐时也不能坐太久，因为久坐则伤血。

行走时不能走得太久，因为过久则伤筋。

睡卧时也不可太久，因为久卧则伤气。

看东西不能太久，因为久视则伤神。

饱餐之后不要洗头，否则会患上风邪入侵的疾病。

如果患目赤病，切忌房事，否则令人目生白内障。

沐浴时不可受风，因为腠理百窍在浴后均通畅开泄，切忌邪风侵入。

不要攀登高危险峻之处，也不要乘飞车快马，不然会使人气血运行失常，心神受到震动，魂飞魄散。

遇到大风、暴雨、严寒、炎热等特殊天气时，不要随便外出。

不要用嘴吹灭灯火，否则会损伤元气。

凡是阳光直射处，不要迎着光线凝视，否则会损伤双目。

不要极目远眺，否则会损伤视力。

不要在迎风、潮湿处坐或卧。

夜晚不要燃着灯入睡，否则使人魂魄不能守舍。

白天不要睡，不然会损伤元气。

吃饭、就寝时不要谈话，怕耗伤气血。

凡遇到神堂、庙宇，不要随意入内。

凡遇到有风雨交加、电闪雷鸣之时，必须关闭门窗，端坐焚香，保持虔诚，因为也许会有神仙经过。

恼怒不可大怒，因为大怒会使人气机不畅，生恶疮，患上疾病。

向远处唾痰不如向近处唾痰，向近处唾痰不如不唾痰。

虎豹皮不可接近身体直接铺用，若用，会有损双目，伤人身体。

躲避女色犹如躲避飞来之箭,躲避风邪犹如躲避仇人。

不要空腹饮茶,少吃午后粥。

古人曾说:"到旷野中去的人,朝不可虚,暮不可实。"然而,不单单在旷野之中是这样,凡是早晨都切忌空腹。

古人说:"烂煮面,软煮肉,少饮酒,独自宿。"

古人平常起居都非常注意养生,现在的人却等到年老体衰时才开始保养,大概保养也没多大作用了。

凡每晚睡觉时,两手搓热,然后用手揉眼,则眼长久不生疾患。

凡每晚睡觉时,两手搓热,然后用手按摩颜面,令人颜面不生疮和黑斑,脸色红润。

向手呵气一次则令手温润,然后搓十次,按摩颜面十次,久之,可使颜面红润而少生皱纹。

凡是清晨用热水洗眼,平时不患眼病。

凡是清晨刷牙,不如夜晚刷牙,可让牙齿不生病。

凡是清晨用盐水刷牙,平常不患牙齿疾病。

凡夜晚就寝前,将头发散开梳理,则很少患头风病。

凡夜晚就寝前,洗脚后再睡,可使四肢解除冷痹痛疾患。

盛夏炎热季节,不能用冷水洗脸,否则会生眼部疾病。

凡是枯树、大树下,阴暗潮湿日久的地方不能久坐,以免阴气袭人。

立秋时节不要洗澡沐浴,否则会使人皮肤变得粗糙干燥,从而产生白屑。

经常保持静默,则身体元气不伤,精气不泄。

不多虑,则智慧之光内守。

不大怒,则神志通体,平静安详。

不烦恼,则心平气和,身心健康。

欢乐不能太过,嗜欲也不可无度。

[评论]

本篇说明了上古先民的修身养性之道:遵守养生法则,保持平和之心,则长寿康健。

在修身养性方面，忽思慧的养生之道的核心和主旨在于"守中"。他认为"守中则无'过'与'不及'之病"，因此，"守中"就要"薄滋味，省思虑，节嗜欲"等，因此告诫世人要如"善摄生者"，指出修身养性必须在衣食住行、坐卧立走、待物处事、心理状态、思维方式等方面全方位进行规范，并提出个人不仅要在客观生活上自然有常，保持平和心态，而且在主观精神上要保持心理健康、心情舒畅，在饮食上要有节制，要多清淡素食，等等，这些至今仍是当代人所应当坚持的生活法则。

尤其值得一提的是本篇中关于精神思维方面的论述，与医学上病从心入、病从口入的医学病理一致，也与要求人们保持身心健康的观点是不谋而合的。当然，由于古人对自然和世界的认识局限性，个别神秘甚至是迷信的思想和做法需要辩证看待。

妊娠食忌

上古圣人有胎教之法。古者妇人妊子，寝不侧，坐不边，立不跸①，不食邪味。割不正，不食；席不正，不坐；目不视邪色，耳不听淫声。夜则令瞽②诵诗，道正事，如此则生子形容端正，才过人矣。

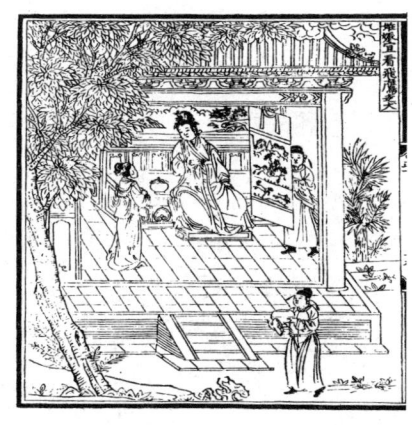
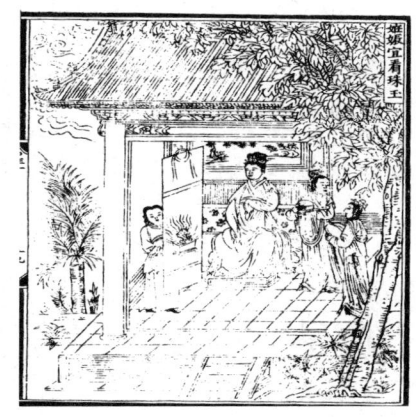

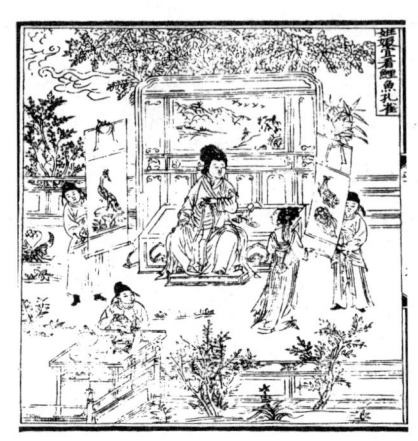 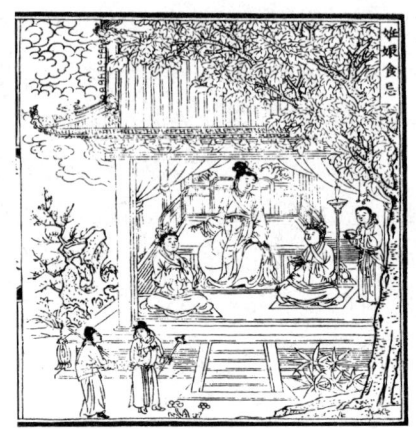

故太任生文王,聪明圣哲,闻一而知百,皆胎教之能也。圣人多感生,妊娠故忌见丧孝、破体、残疾、贫穷之人;宜见贤良、喜庆、美丽之事。欲子多智,观看鲤鱼、孔雀;欲子美丽,观看珍珠、美玉;欲子雄壮,观看飞鹰、走犬。如此善恶犹感,况饮食不知避忌乎!

妊娠所忌:

食兔肉,令子无声,缺唇。

食山羊肉,令子多疾。

食鸡子、干鱼,令子多疮。

食桑椹、鸭子,令子倒生。

食雀肉、饮酒,令子心淫、情乱,不顾羞耻。

食鸡肉、糯米,令子生寸白虫[3]。

食雀肉、豆酱,令子面黯䵟。

食鳖肉,令子项短。

食驴肉,令子延月。

食冰浆,绝产。

食骡肉，令子难产。

[注释]

①跸（bì）：本义为古代帝王出行时开路清道，禁止他人通行，引申为古代帝王出行时的车驾，后来又引申出站立不正或者一脚站立的意思。

②瞽（gǔ）：本义为眼睛看不见，即瞎子，后来引申出闭眼的意思。

③寸白虫：即绦虫，一种肠道寄生虫。

[译文]

上古时代，圣贤之人明白胎教的法则。古代妇女怀孕，睡觉时不侧卧，坐立时不偏不倚，不吃有异味的食物。不吃切割不方正的东西，不坐安放不正的席位，不看不雅的颜色，不听淫乱的声音。夜晚，孕妇则闭目吟诵诗句，讲述正义公平之事，如此，则所生的孩子就会相貌堂堂，才智非凡。

所以，太任所生的文王，聪明圣贤，才智过人，遇事能举一反三，这些都是受过良好胎教的结果。圣人往往都是经过胎教感化而生出来的，故而在妊娠期间，孕妇都很忌讳见到丧事、服孝和不完整的躯体，忌讳遇到残疾、贫穷破落的人，宜于多见一些贤良、喜庆、美丽的人或事物。要想生聪明、才智过人的孩子，就应该让孕妇多观看鲤鱼、孔雀等吉祥动物；要想生美丽漂亮的孩子，就应该让孕妇观看珍珠、美玉等美丽光亮的物品；要想生雄伟强壮的孩子，就应该让孕妇观看飞翔的苍鹰、奔跑的猎犬。这些代表是非善恶的事物就能感应到胎儿，何况孕妇的饮食，怎能不有所避忌呢？

因此，孕妇妊娠期间饮食应有所忌讳：

若吃兔肉，会使胎儿耳聋或患裂唇。

若吃山羊肉，会使孩子患多种疾病。

吃鸡腰子、干鱼，会使孩子患疮疖类疾病。

吃桑葚、鸭子，会使胎儿难产。

吃麻雀肉、饮酒，会使孩子长大后产生淫乱之情，不知廉耻。

若吃鸡肉、糯米，会使孩子患绦虫病。

若吃麻雀肉、豆瓣酱，会使孩子颜面干黑。

饮膳正要

若吃鳖肉，会使孩子颈项短。

若吃驴肉，令胎儿逾期分娩。

若吃冰冷食物，会使胎儿死于腹中。

若吃骡肉，会发生难产。

[评论]

妊娠食忌主要是从性能角度阐述了食物对孕妇和胎儿产生的影响，对中国胎教的具体形式和内容进行了说明，尤其指出了妊娠期间的良性刺激和恶性刺激及其各自产生的后果，列举了古人胎教的各种具体行为和饮食禁忌。这些论述，很多有科学依据，在现代社会仍然具有极高的价值。

从胎教角度来看，孕妇由感官上的良性刺激，影响到心理情绪、精神状态，从而影响到孕妇的生理功能，这都非常符合科学。因此，为孕妇创造良好的生活、视听环境，促进孕妇的身心健康，将有益于胎儿的生长，促进胎儿各组织器官的良好发育。

从孕妇的饮食来看，不同食物营养成分不同，必然影响胎儿的营养吸收。不同的外部感官刺激，可以给孕妇心理和生理功能带来不同的影响，从而对胎儿各组织器官产生不同的导向和促进。这些论点，均与当前优生优育的胎教理论相吻合，其中不无值得借鉴之处。

当然，古代孕妇饮食禁忌中部分内容仍体现出一定的巫术迷信思想，其依据仅仅是"同类互感"的巫术观念，因此，可以看出巫术对中国传统文化尤其是饮食文化的影响。这需要用科学的观念和科学的态度来对待。

乳母食忌

凡生子，择于诸母，必求其年壮，无疾病，慈善，性质宽裕，温良详雅，寡言者，使为乳母。子在于母，资乳以养，亦大人之饮食也。善恶相习，况乳食不遂母性。若子有病、无病，亦在乳母之慎口。如饮食不知避忌，倘不慎行，贪爽口，而忘身适性致疾，使子受患，是母令子生病矣。

乳母杂忌：

夏勿热，暑乳则子偏阳①，而多呕逆。

冬勿寒，冷乳则子偏阴②，而多咳痢。

母不欲多怒，怒则气逆，乳之令子癫狂。

母不欲醉，醉则发阳，乳之令子身热腹满。

母若吐时，则中虚，乳之令子虚羸。

母有积热，盖赤黄为热③，乳之令子变黄不食。

新房事劳伤，乳之令子瘦瘁，交胫④不能行。

母勿太饱乳之。

母勿太饥乳之。

母勿太寒乳之。

母勿太热乳之。

子有泻痢、腹痛、夜啼疾，乳母忌食寒凉发病之物。

子有积热、惊风、疮疡，乳母忌食湿热动风之物。

子有疥癣、疮疾，乳母忌食鱼、虾、鸡、马肉发疮之物。

子有癖、疳、瘦疾，乳母忌食生茄、黄瓜等物。

凡初生儿时，以未啼之前，用黄连浸汁，调朱砂少许，微抹口内，去胎热邪气，令疮疹稀少。

凡初生儿时，用荆芥、黄连熬水，入野牙猪⑤胆汁少许，洗儿在后，虽生斑疹、恶疮，终当稀少。

凡小儿未生疮疹时，用腊月兔头并毛骨，同水煎汤，洗儿，除热去毒，能令斑疹、诸疮不生，虽有亦稀少。

凡小儿未生斑疹时，以黑子母驴乳令饮之，及长不生疮疹、诸毒，如生者，亦稀少，仍治小儿心热、风痫⑥。

[注释]

①偏阳：主要是指体质和患病类型趋于阳性，即热性、动性、向上或向外型。中医学认为，夏属阳，胃属阴。因此，如果母亲在夏天受暑热后给孩子喂奶，就会使孩子失去与阴阳四时之间的平衡，就会出现一些"偏阳"的症状或者疾病。

②偏阴：与偏阳相对，即趋于阴性。中医学认为，冬属阴性，母亲如受寒以后给孩子喂奶，则孩子身体"偏阴"。

③赤黄为热：身体、眼睛等部位出现红、黄等颜色，主要是体内脾胃有积热的缘故。

④交胫：主要是指孩子双腿内侧骨交错而不能行走，意味着身体出了问题。胫，小腿。

⑤野牙猪：就是野猪。

⑥风痫：主要是指人神志异常的疾病，即癫痫病。

[译文]

如要为新生儿选择乳母，则一定要选择年青体壮，无疾病，心慈面善，性情宽宏、豁达、温和、典雅、文静的人做乳母。因为孩子要靠乳母提供乳汁来哺育，就如同大人每天享用的饮食一样。是非善恶尚互相习染，更何况食其乳汁，怎能不受乳母禀性影响呢？小孩子是否生病，亦在于乳母是否忌口。如果乳母在饮食上不懂禁忌，不谨慎从事，贪图口腹之欲而忘却适合自身情况的饮食，不仅仅会使自己产生疾病，也会使孩子受到影响而患病，这是由乳母造成的。

乳母需要注意的各种禁忌：

夏季不要在暑热之时哺乳孩子，否则会使婴儿偏于阳盛而多发呕吐、呃逆。

冬季不要在寒冷之时哺乳孩子，否则会使婴儿偏于阴虚而多发咳嗽、泄痢。

乳母不可经常恼怒发脾气，怒则气息逆乱，此时哺乳孩子，会使婴儿患癫狂病症。

乳母不可饮酒致醉，酒醉则使身体内阳气升发，此时哺乳会使婴儿发热、脘腹胀满。

乳母呕吐后，身体虚弱，若此时哺乳孩子，会使婴儿体虚瘦弱。

乳母体内有邪热，大概因赤黄色属热，此时哺乳孩子，会使婴儿皮肤发黄厌食。

乳母刚行房事劳累之后哺乳孩子，会使婴儿瘦弱，下肢痿软，不能行走。

乳母不要在过饱时哺乳孩子。

乳母不要在饥饿时哺乳孩子。

乳母不要在受寒之后哺乳孩子。

乳母不要在中暑热之后哺乳孩子。

婴儿如患有泻泄、痢疾、腹痛、夜啼等疾病，乳母就要忌食寒凉等诱发疾病的食物。

婴儿如患有食积、内热、惊风、疮疖、溃疡等疾病，乳母忌食湿热等动风的食物。

婴儿如患有疥疮、癣、疮等疾病，乳母要忌食鱼、虾、鸡、马肉等诱发疮疡的食物。

婴儿如患有癣、疳、瘦等疾病时，乳母忌食生茄子、黄瓜等食物。

凡是新生儿，在啼哭之前，就要用黄连浸汁，调和少量朱砂，轻轻涂抹在婴儿口内，可以去胎内热邪，使之少发疮疹。

凡是新生儿，都要用荆芥、黄连煮水，加入少量猪胆汁，用来给婴儿洗浴，即使以后患斑疹、疮毒疾病，毕竟也会稀少。

凡小儿没患疮疹的时候，都要在腊月用带毛的兔煮水，给小儿洗浴，可祛除热毒，使之不生斑疹、诸疮，即使生了疮疹，也很稀少。

凡小儿未生斑疹的时候，让孩子多喝一些长有黑痣的母驴的乳汁，可使小儿从小到大都不会患疮疡、斑疹、丹毒等病症。如果偶尔患此病，所发斑疹也很稀少。另外，长有黑痣的母驴的乳汁还可以治疗小儿心腹热盛、抽搐癫痫等一些常见病症。

[评论]

乳母食忌阐述了乳母所要注意避忌的具体事宜，认为乳母为婴儿提供乳汁，乳母的情志、起居、饮食会影响乳汁的分泌和乳汁的成分等因素，最终必将影响婴儿的营养供给。因此，乳母的禁忌很多，需要注意。乳母对饮食、起居等进行避忌，以避免在情志不遂、劳累、体虚、酒后等情况下哺乳引起婴儿患病。

同时，还提出在新生儿、幼儿时期，为预防小儿发病而采取的种种措施，明确指出具体方法和药物所预防的病症，体现"未病先防"的预防学观点。后世民间妇女在哺乳时，也常常遵循上述一些做法。

饮酒避忌

酒①味苦、甘、辛，大热，有毒。主行药势②，杀百邪，去恶气，通血脉，厚肠胃，润肌肤，消忧愁。少饮尤佳，多饮伤神、损寿，易人本性，其毒甚也。醉饮过度，丧生之源。

饮酒不欲使多，如其过多，速吐之为佳。不尔，成痰疾③。

醉勿酩酊，大醉即终身百病不除。

酒不可久饮，恐腐烂肠胃，溃髓蒸筋。

醉不可当风卧，生风疾。

醉不可向阳卧，令人发狂。

醉不可令人扇，生偏枯。

醉不可露卧，生冷痹④。

醉而出汗当风，为漏风。

醉不可卧黍穰，生癞疾⑤。

醉不可强食、嗔怒，生痈疽⑥。

醉不可走马及跳、踯，伤筋骨。

醉不可接房事，小者面生䵴、咳嗽，大者伤脏、澼痔疾。

醉不可冷水洗面，生疮。

醉醒不可再投，损后又损。

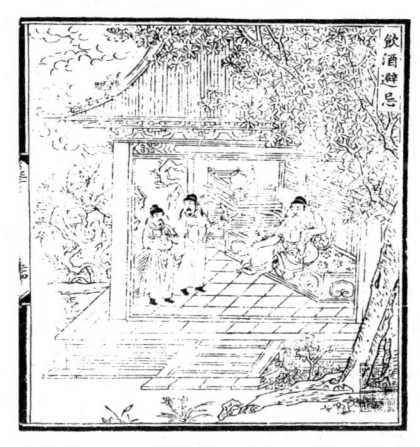

醉不可高呼、大怒，令人生气疾。

晦勿大醉，忌月空⑦。

醉不可饮酪水，成噎病。

醉不可便卧，面生疮疖，内生积聚。

大醉勿燃灯叫，恐魂魄飞扬不守。

醉不可饮冷浆水，失声、成尸噎。

饮酒，酒浆照不见人影，勿饮。

醉不可忍小便，成癃闭⑧、膝劳、冷痹。

空心饮酒，醉必呕吐。

醉不可忍大便，生肠澼痔。

酒忌诸甜物。

酒醉不可食猪肉，生风。

醉不可强举力，伤筋损力。

饮酒时，大不可食猪、羊脑，大损人，炼真之士⑨尤宜忌。

酒醉不可当风乘凉、露脚，多生脚气。

醉不可卧湿地，伤筋骨，生冷痹痛。

醉不可澡浴，多生眼目之疾。

如患眼疾，人切忌醉酒、食蒜。

[注释]

①酒：此处应指"烧酒"。在元朝时期，我国主要有"葡萄酒""马奶酒""粮食酒"等酒类。在元代宫廷，还有"虎骨酒""枸杞酒""地黄酒""羊羔酒"等特殊酒类。《养生集要》记载："酒者，能益人，亦能损人。"

②主行药势：主要是指酒能使药物的药性发作。

③痰疾：中医学中的一种病症，指由津变化而生痰，由痰而产生的各种病症。

④冷痹：因寒冷导致人体周身关节疼痛的病。

⑤癞疾：麻风病，一种慢性传染病。

⑥痈疽：中医外科病症名。主要是由于风火、湿热、气滞、寒凝、血瘀等引起的一种身体局部化脓性疾病，是一种毒疮。

⑦月空：就是没有月亮的意思。《内经·素问》记载："月廓空，则肌肉减，经络虚，卫气去，形独居。"

⑧癃闭：小便不顺畅的一种疾患。小便不顺，淋漓点滴而出，量少，病势较轻者为癃；小便闭塞，点滴不出，病势较为严重者称为闭。

⑨炼真之士：中国古代主要是指懂得"养生"和"炼丹"之人。

[译文]

烧酒味苦、甘、辛，大热，有毒。酒性发散，可以达到祛除诸邪、恶气，疏通血脉，厚腻肠胃，滋润肌肤，消除忧愁的功效。要是少量饮用，则效果更佳。但是若饮用过量，会伤神损寿，改变人的禀性，毒性也非常剧烈。饮酒过量，是减少人的寿命的主要根源。

饮酒不可过量，若感到酒喝多了，应立即想办法吐出来，不然就会形成痰疾。

醉不可大醉，不然会导致百病，终生难祛。

酒不能长期饮用，否则恐损伤肠胃，浸渍骨髓，熏蒸筋脉。

醉后不要迎风而卧，不然就会患中风之疾。

醉后不要朝阳而卧，不然会令人患狂症。

醉后不要让人扇风，不然会使人患半身不遂、偏瘫之病。

醉后不要不盖衣被而卧，不然会使人患冷痹。

醉后出汗若受风寒，称为漏风。

醉后不能睡卧在稻、麦等茎秆上，不然会使人患癞疾。

醉后不要勉强进食，不要恼怒，不然会使人患痈疽。

醉后不要骑马奔驰，不要跳跃，不然会使人筋骨损伤。

醉后不要行房事，不然轻者使人颜面干黑、咳嗽，重者则会损伤脏腑，患上泻痢、痔疮等疾病。

醉后不要用凉水洗脸，不然会使颜面生疮疖。

醒酒后，不能再饮，再饮属损后又损，危害极大。

醉后不要大喊大叫、大怒，不然会使人患气疾。

农历月终时不要大醉，忌月空。

醉后不要饮乳酪汁，不然会使人患噎膈。

醉后不要马上卧床休息，不然会使人颜面生疮疖，体内生积热。

正值大醉，不要点着灯高声叫喊，唯恐魂魄飞散，难以守舍。

醉后不要贪凉饮冷，不然会使人失音，而成终身打嗝之疾。

饮酒时，若酒液浑浊而映不出人影，则不能饮用。

醉后不要强忍小便，不然会使人患癃闭、膝劳、冷痹。

空腹饮酒，易醉并易发生呕吐。

醉后不要强忍大便，不然会使人患痢疾、痔疮。

酒后忌食甜食。

酒醉后不要食猪肉，不然会生风。

醉后不要过度用力持重举物，否则会损伤筋骨、耗伤体力。

饮酒时，绝对不能食猪、羊脑，否则会使人体受到极大损伤。修道练功之人更应注意。

酒醉后不要迎风乘凉、露脚等，否则容易使人患脚气。

醉后不要睡卧湿地，否则会损伤筋骨，使人患寒痹体痛。

醉后不要洗澡，否则容易使人患眼部疾病。

如果患有眼部疾病，切忌饮酒致醉，忌食蒜。

[评论]

　　酒是一种很好的饮料，我国酒文化源远流长。自古以来，酒就被奉为"长乐公""琼浆玉液"等，但是也被人称为"毒药""祸根"等。之所以产生这样截然不同的观点和看法，这与人们所处的社会环境、经济条件、生活习惯以及精神状态等有密切关系，同时也与人们对酒和酒文化的认识有关。

　　本篇着重简述饮酒对人的利与弊，特别指明了醉酒后的禁忌。从有益于人们身心健康的角度来说，饮酒主要有以下好处：丰富营养，增进身体健康；消除疲劳，促进深度睡眠；防腐杀菌，有助疾病治疗；促进药效，提高药物药性；化食健胃，促进消暑散热；佐餐助兴，增进情感交流；和肺助气，可以强心提神。总体而言，适度饮酒，可以辅助药力，祛除病邪，温通血脉，补益脾胃，滋润肌肤，除烦解忧。

　　当然，若暴饮，甚至酩酊大醉，则百害俱生。正所谓："多饮伤神、损寿，易人本性，其毒甚也。醉饮过度，丧生之源。"因此，本文也提出了很多饮酒禁忌，防止饮酒过度伤害身体健康，提醒患有消化系统疾病、呼吸系统疾病、心脑血管疾病等的患者不宜饮酒，提出酒后不宜洗澡、风口躺卧、过性生活等。这些忠告，无论从营养学、养生学，还是生活经验的角度，都是金玉良言。

聚珍异馔[①]

马思答吉[②]**汤**　补益，温中，顺气。

羊肉[③]（一脚子[④]，卸成事件[⑤]），草果（五个），官桂[⑥]（二钱），回回豆子[⑥]（半升，捣碎，去皮）。

右件[⑦]一同熬成汤，滤净；下熟回回豆子二合，香粳米一升，马思答吉一钱,盐少许,调和匀,下事件肉、芫荽叶。

[**注释**]

①馔:主要有两种解释,一是指准备或陈设食物,二是指食物,尤其是美食。

②马思答吉:一种橄榄科乔木,也指其树脂,可作香料。《本草纲目》记载:味苦,温,无毒。去邪恶气,温中利膈,顺气止痛,生津解渴,令人口香。

③羊肉:各代文献记载,羊肉的食疗效果极佳。元人朱丹溪《本草衍义补遗》"羊肉、羊胫骨"记载:"治牙齿疏豁,须用之。东垣云:'《别录》羊肉味甘热,《日华子》治脑风并大风,开胃肥健,补中益气。又羊头凉,治骨蒸脑热。凡治目疾,以青羊肝为佳。'"

④一脚子:兽身的四分之一。《俗语典》:"合吃肉的一脚子肉。按:物之有四脚者,四分之一,各为一脚。"

⑤事件:畜、禽的内脏或碎的肉块。

⑥官桂:中药"肉桂""桂皮"的处方名。

⑦回回豆子:豆科植物鹰嘴豆的种子,清热解毒,主治消渴、肝炎、脚气。《救荒本草》又名那合豆。

⑧右件:指上件,古籍中文字竖排,故称。下同。

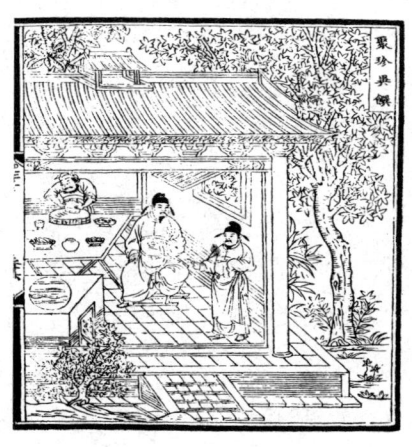

大麦汤　温中下气，壮脾胃，止烦渴，破冷气，去腹胀。

羊肉（一脚子，卸成事件），草果（五个），大麦仁①（二升，滚水淘洗净，微煮熟）。

右件，熬成汤，滤净，下大麦仁，熬熟，盐少许，调和令匀，下事件肉。

[注释]

①大麦仁：去皮后的大麦。大麦与小麦相似，去掉种皮就是大麦仁。

八儿不①汤　（系西天②茶饭③名）补中，下气，宽胸膈。

羊肉（一脚子，卸成事件），草果（五个），回回豆子（半升，捣碎，去皮），萝卜（二个）。

右件，一同熬成汤，滤净。汤内下羊肉，切如色数大④。熟萝卜，切如色数大。咱夫兰⑤一钱，姜黄二钱，胡椒二钱，哈昔泥⑥半钱，芫荽叶、盐少许，调和匀，对香粳米干饭食之，入醋少许。

[注释]

①八儿不：可能是古代文献中的"尼八剌"，乃尼泊尔之异称。

②西天：明代文献《高昌馆杂字·人物门》将"西天"汉译为"昂答克"，为突厥语之音译。按照古代蒙古语音译，西天应是指古代印度。

③茶饭：元代社会民间习惯用语，类似于现今通常所说的饮用食物的意思。

④色数大：色数，又称骰子，色数大，即骰子般大小。

⑤咱夫兰：回回地面红花。《本草纲目·草部》番红花条作"泊夫兰"，注为："番红花出西番回回地面及天方国，即彼地红兰花也。元时以入食馔用。"

⑥哈昔泥：即阿魏，味辛，温，无毒，主杀诸虫，去臭气，下恶出邪，解虫毒。哈昔泥是源自波斯语的一个蒙古语词，或许是蒙古人将这种调味品

传入中原内地，此名称才得以流行。

沙乞某儿[①]**汤**　补中，下气，和脾胃。

羊肉（一脚子，卸成事件），草果（五个），回回豆子（半升，捣碎，去皮），沙乞某儿（五个，系蔓菁）。

右件，一同熬成汤，滤净，下熟回回豆子二合，香粳米一升。熟沙乞某儿，切如色数大，下事件肉，盐少许，调和令匀。

[注释]

①沙乞某儿：即蔓菁根，又称芜菁。《本草纲目·菜部》称之为蔓菁、九英松、诸葛菜。蒙古人又呼其根为沙吉木儿。味苦，温，无毒。利五脏，轻身益气，可常食之。常食通中，令人肥健。消食，下气治咳，止消渴，去心腹冷痛、热毒风肿、乳痈。

苦豆[①]**汤**　补下元，理腰膝，温中，顺气。

羊肉（一脚子，卸成事件），草果（五个），苦豆（一两，系葫芦巴）。

右件，一同熬成汤，滤净，下河西兀麻食[②]或米心饘子[③]，哈昔泥半钱，盐少许，调和。

[注释]

①苦豆：葫芦巴，即胡芦巴，又名芸香草、香草、苦草、香苜蓿。味苦，温，无毒。主补肾阳，祛寒湿。治寒疝、腹泻胀满、寒湿脚气、肾虚腰酸、阳痿等。阴虚火旺者慎用。

②河西兀麻食：根据《高昌馆杂字》，古人将"烧饼"称呼为"兀麻"。由此可以推断，河西兀麻食极有可能是党项族羌人制作的一种饼状食物。由此食谱可以看出，"苦豆汤"熬好后下饼和饘子，也符合原文基本意思。

③饘子：饘又作"棋"。有学者认为，宋代杭州、开封等地已流行这种

面食，并将其正式列入"面食品"，元代人也喜欢这种食品。实际上就是面片，用刀切割成一定形状，类似棋子，后来逐渐发展为多种形状。

木瓜汤[①]　补中，顺气。治腰膝疼痛，脚气不仁[②]。

羊肉（一脚子，卸成事件），草果（五个），回回豆子（半升，捣碎，去皮）。

右件，一同熬成汤，滤净。下香粳米一升，熟回回豆子二合，肉弹儿木瓜二斤，取汁，沙糖四两，盐少许，调和，和下事件肉。

[注释]

①木瓜汤：此汤具有除湿通痹的作用，后来历代膳食书籍中常常添加其他辅料，但是名称不变。

②脚气不仁：即脚气病，一种病症。中医认为多因风、湿、热毒侵袭人体，流注下肢所成。多是在病后体质较弱、饮食减少、营养不足、气血虚亏的情况下，渐渐出现脚膝无力，纵缓挛急，行步艰难，肿胀，厥冷等症状；皮肤下有虫子爬行之感，时觉得瘙痒难忍。若失治或误治，拖延日久会有厌食乏饮、壮热、头昏等症状。现代一般认为是人体缺乏维生素 B_1 而引发的疾病。

鹿头汤　补益，止烦渴，治脚膝疼痛。

鹿头蹄（一付[①]，褪洗净，卸作块）。

右件，用哈昔泥豆子大，研如泥，与鹿头蹄肉同拌匀。用回回小油四两同炒，入滚水熬，令软。下胡椒三钱，哈昔泥二钱，荜拨[②]一钱，牛奶子一盏，生姜汁一合，盐少许，调和。一法，用鹿尾[③]取汁，入姜末、盐，同调和。

[注释]

①付：同"副"。

②荜拨：唐人段成式在《酉阳杂俎》前集卷十八《木篇》中记载说："荜拨，出摩伽陀国，呼为荜拨梨，拂林国呼为阿梨诃。茎细如箸，叶似蕺叶，子似桑椹，八月采。"可见，唐人已知悉此物原产于印度。明人叶子奇的《草木子》卷四《杂俎篇》亦云："荜拨出海南，苗长四五尺，茎细如筋，叶似蕺叶，子似桑葚。"美国学者谢弗研究认为，在唐朝时似乎还没有种植荜拨，而且它在唐朝的诗歌中也没有出现过，至11世纪时岭南已经种植。因此，此物当最早在我国东南沿海一带种植。《草木子》卷四《杂俎篇》记云："胡椒出南海，其苗蔓生，极柔弱，叶长半寸，有细条与叶齐，条上结子，两两相向，其叶晨开暮合，合则里其子于叶中。"美国学者劳费尔研究认为"胡椒"里的"胡"字是指印度，"椒"是香料植物的通称，主要属于花椒属植物。劳费尔之分析颇有些道理，成书于明代的《回回馆杂字》和《回回馆译语》（会同馆本）编号为1186"花椒"一词的旁译为"粉力粪力唬他亦"。按，应为波斯语"fulfu-likhatay"，可直译为"中国胡椒"。如果我们确定古代文献中所述"胡椒"即为现在的花椒，那么"荜拨"一词极可能指胡椒。

③鹿尾：为鹿科动物梅花鹿或马鹿的尾巴。味甘、咸，性温。干燥的鹿尾，形状粗短，略呈圆柱形状。一般为紫红色至紫黑色，平滑有光泽，略带皱沟。质坚硬，气微腥。以粗壮、黑亮、不带毛者为佳。主要产于东北、内蒙古、青海、新疆、甘肃、河北等地。在中医学上，鹿尾常常是滋补之品，主要用于治疗腰酸背痛、阳痿、早泄、遗精、肾虚、头昏耳鸣等症。

松黄①**汤** 补中益气，壮筋骨。

羊肉（一脚子，卸成事件），草果（五个），回回豆子（半升，捣碎，去皮）。

右件，同熬成汤，滤净。熟羊胸子一个，切作色数大，松黄汁二合，生姜汁半合，一同下炒。葱、盐、醋、芫荽叶，调和匀。对经卷儿食之。

[注释]

①松黄：即松花粉，别名松花。为松科植物马尾松、油松或其他同属植物的纯净花粉。为淡黄色细粉末。主要产于浙江、江苏、辽宁、吉林以及湖北等地。松花粉内含蛋白质、维生素、微量元素等多种营养物质，是我国医学古籍记载的两种花粉之一，同时也是我国古代医药宝库中唯一的食、药两用的花粉品种。《神农本草经》就记载："松黄为诸药上品，久服松黄，好颜色，益气延年。"唐代编修的《新修本草》记载："松花即松黄，拂取正似蒲黄，久服令轻身，疗病胜似皮、叶及脂也。"元人朱丹溪《本草衍义补遗》记载："久服（松黄），轻身疗病。"明代著名医药典籍《本草纲目》也专门对松黄进行了论述。可见，按照中国中医学，松花粉具有"甘、温、无毒""润心肺、益气、祛风止血、壮颜益智"等特殊功效。

粆①**汤**　补中益气，建②脾胃。

羊肉（一脚子，卸成事件），草果（五个），回回豆子（半升，去皮）。

右件，同熬成汤，滤净，熟干羊胸子一个，切片，炒三升，白菜或荨麻菜③，一同下锅，盐调和匀。

[注释]

①粆（shā）：砂糖。《康熙字典》记载："蔗饴，通作沙，今谓之沙糖。"

②建：通假字，通"健"。

③荨麻菜：荨麻为多年生草本植物。叶子对生，卵形，开穗状小花，茎和叶子都有细毛，皮肤接触可能产生刺痛感。荨麻之名最早见于苏颂的《图经本草》卷十九："荨麻生江宁府山野中。"《本草纲目》卷十七记载："其茎有刺，高二三尺。叶似化桑，或青或紫，背紫者入药。上有毛芒可畏……有花无实，冒冬不凋。"

大麦①筭子②粉　补中益气，健脾胃。

羊肉（一脚子，卸成事件），草果（五个），回回豆子（半升，去皮）。

右件，同熬成汤，滤净。大麦粉三斤，豆粉一斤，同作粉。羊肉炒细乞马，生姜汁二合，芫荽叶、盐、醋调和。

[注释]

①大麦：我国古老的作物之一。有坚果香味，碳水化合物含量较高，蛋白质、钙、磷含量中等，含少量 B 族维生素。

②筭（suàn）子：古代用于蒸食物的竹器。

大麦片粉　补中益气，健脾胃。

羊肉（一脚子，卸成事件），草果（五个），良姜①（二钱）。

右件，同熬成汤，滤净。下羊肝酱，取清汁，胡椒五钱，熟羊肉切作甲叶，糟姜二两，瓜齑②一两，切如甲叶，盐、醋调和，或浑汁亦可。

[注释]

①良姜：《回回馆杂字》和《回回馆译语》（会同馆本）记载："良姜，好林张。"《回回药方》卷十二的一个方子中有药"扫兀邻张，即姜"。同书"目录"下卷"身体门，身体疼痛类"分别提到"扫兀邻张方""哈必，扫兀邻张方""马体卜黑，扫兀邻张方""大哈必，扫兀邻张方""小哈必，扫兀邻张方""小属阑章丸""大属阑章丸""属邻章丸"等。此处"扫兀邻张""属阑章"和"属邻章"应是波斯语 sawrinjan 的音译，即良姜，为姜科植物高良姜的根茎。

②齑（jī）：主要指捣碎的姜、蒜、韭菜等。

糯米①粉挡粉　补中益气。

羊肉（一脚子，卸成事件），草果（五个），良姜（二钱）。

右件，同熬成汤，滤净，用羊肝酱熬取清汁，下胡椒五钱，糯米粉二斤，与豆粉一斤，同作挡粉，羊肉切细乞马，入盐、醋调和，浑汁亦可。

[注释]

①糯米：中国南方称糯米，北方称江米，是制作各种黏性小吃如粽子、八宝粥和各式甜品的主要原料，也是酿造醪糟（甜米酒）的主要原料。糯米含有蛋白质、脂肪、糖类、钙、磷、铁、维生素 B_1、维生素 B_2 及淀粉等，营养丰富，为温补强壮食品，具有补中益气、健脾养胃、止虚汗之功效。

河豚羹[①]　补中益气。

羊肉（一脚子，卸成事件），草果（五个）。

右件同熬成汤，滤净。用羊肉切细乞马，陈皮五钱，去白，葱二两，细切，料物二钱，盐、酱拌馅儿，皮用白面三斤，作河豚，小油炸熟，下汤内，入盐调和，或清汁亦可。

[注释]

①羹：即以肉末或者菜叶调制的带汁食物。《居家必用事类全集》中"庚羹""肉羹食品"就有"萝卜羹""螃蟹羹""团鱼羹""假香螺羹"等名称。

阿菜汤　补中益气。

羊肉（一脚子，卸成事件），草果（五个），良姜（二钱）。

右件，同熬成汤，滤净，下羊肝酱，同取清汁，入胡椒五钱。另羊肉切片，羊尾子一个，羊舌一个，羊腰子一付，各切甲叶；蘑菰二两，白菜，一同下清汁，盐、醋调和。

鸡头粉雀舌馎子[1]　补中，益精气。

羊肉一脚子，卸成事件，草果五个，回回豆子半升，捣碎，去皮。

右件，同熬成汤，滤净，用鸡头粉[2]二斤，豆粉一斤同和，切作馎子，羊肉切细乞马，生姜汁一合，炒葱调和。

[注释]

①馎子：见前"苦豆汤"条注③。
②鸡头粉：用睡莲科植物的干燥种仁磨制而成的粉末。

鸡头粉血粉　补中，益精气。

羊肉（一脚子，卸成事件），草果（五个），回回豆子（半升，捣碎，去皮）。

右件，同熬成汤，滤净，用鸡头粉二斤，豆粉一斤，羊血和作挡粉，羊肉切细乞马炒，葱、醋一同调和。

鸡头粉撅面[1]　补中，益精气。

羊肉（一脚子，卸成事件），草果（五个），回回豆子（半升，捣碎，去皮）。

右件，同熬成汤，滤净，用鸡头粉二斤，豆粉一斤，白面一斤，同作面。羊肉切片儿乞马入炒，葱、醋一同调和。

[注释]

①关于面食，《居家必用事类全集》"庚"集"湿面食品"中就有很多记载，比如"水滑面""翠缕面""索面""经带面""托掌面""红丝面""山药面"等。

鸡头粉挡粉　补中，益精气。

羊肉（一脚子，卸成事件），草果（五个），良姜（二钱）。

右件，同熬成汤，滤净，用羊肝酱同取清汁，入胡椒一两，次用鸡头粉二斤，豆粉一斤，同作挡粉，羊肉切细乞马，下盐、醋调和。

鸡头粉馄饨①　补中益气。

羊肉（一脚子，卸成事件），草果（五个），回回豆子（半升，捣碎，去皮）。

右件，同熬成汤，滤净，用羊肉切作馅，下陈皮一钱，去白，生姜一钱，细切，五味和匀，次用鸡头粉二斤，豆粉一斤，作枕头馄饨。汤内下香粳米一升，回回豆子二合，生姜汁二合，木瓜汁一合，同炒，葱、盐匀调和。

[注释]

①馄饨：元代主要面食之一。据文献记载，馄饨皮的做法是："白面一斤，用盐半两，凉水和，如落索状，频入水，搜和如饼状剂，停一时再搜，搅为小剂。豆粉为馎，骨鲁擀圆边，微薄，入馅沾水合缝。下锅时，将汤搅转逐个下。"

杂羹　补中益气。

羊肉（一脚子，卸成事件），草果（五个），回回豆子（半升，捣碎，去皮）。

右件，同熬成汤，滤净。羊头洗净二个，羊肚、肺各二具，羊白血双肠儿一付，并煮熟切，次用豆粉三斤，作粉，蘑菰①半斤，杏泥半斤，胡椒一两，入青菜、芫荽炒，葱、盐、醋调和。

[注释]

①蘑菰：同蘑菇。下同。

荤素羹　补中益气。

羊肉（一脚子，卸成事件），草果（五个），回回豆子（半升，捣碎，去皮）。

右件，同熬成汤，滤净。豆粉三斤，作片粉，精羊肉切条道乞马；山药①一斤，糟姜二块，瓜齑一块，乳饼一个，胡萝卜十个，蘑菰半斤，生姜四两，各切。鸡子十个，打煎饼，切，用麻泥一斤，杏泥半斤，同炒，葱、盐、醋调和。

[注释]

①山药：又名薯蓣、怀山药、淮山药等，多年生草本植物，茎蔓生，常带紫色，块根圆柱形，叶子对生，卵形或椭圆形，花乳白色，雌雄异株。块根含淀粉和蛋白质，中药、蔬菜兼用。山药产区在我国分布较广，北至河北、山东，南至广西、广东等均有种植。中医学认为，山药具有健脾、补肺、固肾、益精等多种功效，并且对肺虚咳嗽、脾虚泄泻、肾虚遗精、带下及小便频繁等症，都有一定的疗补作用。清人黄宫绣编著的《本草求真》记载："入滋阴药中宜生用，入补脾肺药宜炒黄用……本属食物，气虽温而却平，为补脾肺之阴，是以能润皮毛，长肌肉……味甘兼咸，又能益肾强阴。"

珍珠粉　补中益气。

羊肉（一脚子，卸成事件），草果（五个），回回豆子（半升，捣碎，去皮）。

右件，同熬成汤，滤净。羊肉切乞马，心、肝、肚、肺各一具，生姜二两，糟姜四两，瓜齑一两，胡萝卜十个，山药一斤，乳饼一个，鸡子十个，作煎饼，各切。次用麻泥一斤，同炒，葱、盐、醋调和。

黄汤 补中益气。

羊肉（一脚子，卸成事件），草果（五个），回回豆子（半升，捣碎，去皮）。

右件，同熬成汤，滤净，下熟回回豆子二合，香粳米一升，胡萝卜五个，切，用羊后脚肉丸肉弹儿，肋枝一个，切，寸金姜黄三钱，姜末五钱，咱夫兰一钱，芫荽叶同盐、醋调和。

三下锅 补中益气。

羊肉（一脚子，卸成事件），草果（五个），良姜（二钱）。

右件，同熬成汤，滤净。用羊后脚肉丸肉弹儿，丁头馉子，羊肉指甲匾食①，胡椒一两，同盐、醋调和。

[注释]

①匾食：即饺子，一种面食。

葵菜羹① 顺气。治癃闭不通。性寒，不可多食。今与诸物同制造，其性稍温。

羊肉（一脚子，卸成事件），草果（五个），良姜（二钱）。

右件，同熬成汤。熟羊肚、肺各一具，切；蘑菰半斤，切，胡椒五钱，白面一斤，拌鸡爪面，下葵菜炒，葱、盐、醋调和。

[注释]

①葵菜羹：是中国元朝时期一种比较常见的日常食品，有补中益气、顺气、治癃闭等特殊功效。

瓠子[①]**汤** 性寒。主消渴，利水道。

羊肉（一脚子，卸成事件），草果（五个）。

右件，同熬成汤，滤净。用瓠子六个，去穰皮，切，晾，熟羊肉，切片，生姜汁半合，白面二两，作面丝同炒，葱、盐、醋调和。

[注释]

①瓠（hù）子：葫芦的一种，嫩时可以食用，成熟后可以做成盛物器。一年生草本植物，茎蔓生，夏天开白花，果实长圆形。

团鱼汤 主伤中，益气，补不足。

羊肉（一脚子，卸成事件），草果（五个）。

右件，熬成汤，滤净。团鱼五六个，煮熟，去皮、骨，切作块。用面二两，作面丝，生姜汁一合，胡椒一两，同炒，葱、盐、醋调和。

盏蒸 补中益气。

挦[①]羊背皮或羊肉（三脚子，卸成事件），草果（五个），良姜（二钱），陈皮（二钱，去白），小椒（二钱）。

右件，用杏泥一斤，松黄二合，生姜汁二合，同炒。葱、盐五味调匀，入盏内蒸，令软熟，对经卷儿食之。

[注释]

①挦（xián）：摘取，获取。

台苗羹 补中益气。

羊肉（一脚子，卸成事件），草果（五个），良姜（二钱）。

饮膳正要 53

右件，熬成汤，滤净。用羊肝下酱，取清汁，豆粉五斤，作粉。乳饼一个，山药一斤，胡萝卜十个，羊尾子一个，羊肉等，各切细，入台子菜、韭菜、胡椒一两，盐、醋调和。

熊汤　治风痹不仁，脚气。

熊肉（二脚子，煮熟，切块），草果（三个）。

右件，用胡椒三钱，哈昔泥一钱，姜黄①二钱，缩砂②二钱，咱夫兰一钱，葱、盐、酱一同调和。

[注释]

①姜黄：金代医学家李东垣记载："姜黄味苦甘辛，大寒无毒，治症瘕血块痈肿，通月经，消肿毒。"

②缩砂：据朱丹溪记载："（缩砂）安胎止痛行气故也。"可见，缩砂有安胎、通气、止痛等功效。

鲤鱼汤　治黄疸。止渴，安胎。有宿瘕者，不可食之。

大新鲤鱼（十头，去鳞肚，洗净），小椒末（五钱）。

右件，用芫荽末五钱，葱二两，切，酒少许，盐一同淹①，拌清汁内下鱼，次下胡椒末五钱，生姜末三钱，荜拨末三钱，盐、醋调和。

[注释]

①淹：此处为通假字，通"腌"。

炒狼汤　古《本草》不载狼肉，今云性热，治虚弱。然食之未闻有毒。今制造用料物以助其味，暖五藏①，温中。

狼肉（一脚子，卸成事件），草果（三个），胡椒（五钱），哈昔泥

(一钱), 缩砂 (二钱), 姜黄 (二钱), 咱夫兰 (一钱)。

右件, 熬成汤, 用葱、酱、盐、醋一同调和。

[注释]

①藏：通"臟"（现代简化作"脏"）。下同。

围像 补益五藏。

羊肉 (一脚子, 煮熟, 切细), 羊尾子 (二个, 熟, 切细), 藕 (二枚), 蒲笋 (二斤), 黄瓜 (五个), 生姜 (半斤), 乳饼 (二个), 糟姜 (四两), 瓜齑 (半斤), 鸡子 (十个, 煎作饼), 蘑菇 (一斤), 蔓菁菜、韭菜 (各切条道)。

右件, 用好肉汤, 调麻泥二斤、姜末半斤, 同炒。葱、盐、醋调和, 对胡饼食之。

春盘面 补中益气。

白面 (六斤, 切细面), 羊肉 (二脚子, 煮熟, 切条道乞马), 羊肚、肺 (各一个, 煮熟, 切), 鸡子 (五个, 煎作饼, 截幡), 生姜 (四两, 切), 韭黄 (半斤), 蘑菇 (四两), 台子菜、蓼牙①、胭脂。

右件, 用清汁, 下胡椒一两, 盐、醋调和。

[注释]

①牙：通"芽"。

皂羹面 补中益气。

白面 (六斤, 切细面), 羊胸子 (二个, 退洗净, 煮熟, 切如色数块)。

右件, 用红面三钱, 淹拌, 熬令软, 同入清汁内, 下胡椒一两, 盐、醋调和。

山药面[①] 补虚赢，益元气。

白面（六斤），鸡子（十个，取白），生姜汁（二合），豆粉（四两）。

右件，用山药三斤，煮熟研泥，同和面，羊肉二脚子，切丁头乞马，用好肉汤下炒，葱、盐调和。

[注释]

①关于"山药面"的做法，《居家必用事类全集》记载："擂烂生山药，于煎盘内用少油摊作煎饼。摊至第二个后，不用油，遂旋转𫗦之。"元代，人们非常喜爱山药食品，山药食品种类较多。

挂面 补中益气。

羊肉（一脚子，切细乞马），挂面（六斤），蘑菇（半斤，洗净，切），鸡子（五个，煎作饼），糟姜（一两，切），瓜齑（一两，切）。

右件，用清汁，下胡椒一两，盐、醋调和。

经带面 补中益气。

羊肉（一脚子，炒焦肉乞马），蘑菇（半斤，洗净，切）。

右件，用清汁，下胡椒一两，盐、醋调和。

羊皮面 补中益气。

羊皮（二个，挦洗净，煮软），羊舌（二个，熟），羊腰子（四个，熟，各切如甲叶），蘑菇（一斤，洗净），糟姜（四两，各切如甲叶）。

右件，用好肉酽汤或清汁，下胡椒一两，盐、醋调和。

秃秃麻食[①]（系手撇面） 补中益气。

白面（六斤，作秃秃麻食），羊肉（一脚子，炒焦肉乞马）。

右件，用好肉汤下炒葱，调和匀，下蒜酪、香菜末。

[注释]

①秃秃麻食：这个称呼来源于成书于 14 世纪中期的高丽汉语教科书《乞老大》，其中作"脱脱麻食"，《朴通事》中作"秃秃么思"。《居家必用事类全集》则将"秃秃麻食"列入"回回食品"，记载："秃秃麻食，如滑水面和圆小弹。剂冷水浸，手掌按作小薄饼儿。下锅煮熟，捞出过汁。煎炒酸肉任意食之。"学者陈高华研究认为："上述各种关于'秃秃麻食'的名称都是'tutumas'的音译，是突厥人 14 世纪普遍食用的一种面条……当今阿拉伯世界的烹饪书籍中都有其名。这种食品在元代颇为流行，蒙古人、汉人都对它有兴趣，流传甚广。"南京大学历史系教授、元史研究专家刘迎胜在《丝路文化·草原卷》中就认为，秃秃麻食就是"一种糖醋羊肉片炒蒸面饼"。

细水滑（"绢边水滑"一同）　补中益气。

白面（六斤，作水滑），羊肉（二脚子，炒焦肉乞马），鸡儿（一个，熟，切丝），蘑菰（半斤，洗净，切）。

右件，用清汁，下胡椒一两，盐、醋调和。

水龙馉子　补中益气。

羊肉（二脚子，熟，切作乞马），白面（六斤，切作钱眼馉子），鸡子（十个），山药（一斤），糟姜（四两），胡萝卜（五个），瓜齑（二两，各切细），三色弹儿（内一色肉弹儿，外二色粉鸡子弹儿）。

右件，用清汁，下胡椒二两，盐、醋调和。

马乞（系手搓面，或糯米粉，鸡头粉亦可）　补中益气。

白面（六斤，作马乞），羊肉（二脚子，熟，切乞马）。

右件，用好肉汤炒，葱、醋、盐一同调和。

饮膳正要

搠罗脱因[①] （系畏兀儿茶饭）　补中益气。

白面（六斤，和，按作钱样），羊肉（二脚子，熟切），羊舌（二个，熟切），山药（一斤），蘑菰（半斤），胡萝卜（五个），糟姜（四两，切）。

右件，用好酽肉汤同下、炒，葱、醋调和。

[注释]

①这种茶饭的做法是将白面揉和，做成铜钱的样子，再辅以羊肉、羊舌、山药、蘑菇、胡萝卜、糟姜等佐料，就可以食用了。

乞马粥　补脾胃，益气力。

羊肉（一脚子，卸成事件，熬成汤，滤净），粱米（二升，淘洗净）。

右件，用精肉切碎乞马，先将米下汤内，次下乞马、米、葱、盐熬成粥，或下圆米，或折米，或渴米皆可。

汤粥[①]　补脾胃，益肾气。

羊肉（一脚子，卸成事件）。

右件，熬成汤，滤净。次下粱米三升，作粥熟。下米、葱、盐，或下圆米、渴米、折米皆可。

[注释]

①"汤粥"是元代民间较为常见的粥类，在宫廷中的达官贵人也比较喜爱。据文献记载，元代有用小麦仁煮成的小麦粥，还有用白粟米熬成的粟米粥、荆芥粥、麻子粥等，北方民间还有人参粥、竹沥粥、雀儿粥、腊八粥、朱砂粥等。我国各地食粥的风俗由来已久，民间也有做白粥祭祀蚕神的习俗，冬至日做豆粥，祭祀共工氏。明代，粥仍是民间日常生活的主食之一，一般都以水煮成，分为莲子、竹叶、牛乳、山药、羊肉、绿豆粥，品种齐全，样式较多。南宋诗人陆游就曾作《剑南诗稿·食粥》："世人个个学

长年,不悟长年在目前。我得宛丘平易法,只将食粥致神仙。"

粱米淡粥[①]　补中益气。

粱米(二升)。

右〔件〕,先将水滚过,澄清,滤净。次将米淘洗三五遍,熬成粥,或下圆米、渴米、折米皆可。

[注释]

①粱米淡粥:民间流行的一种粥类。这种粥的特点是原料单一,做法简单,也不需要花费很多柴米,适合穷苦百姓家庭日常所需。

河西[①]**米汤粥**　补中益气。

羊肉(一脚子,卸成事件),河西米(二升)。

右〔件〕,熬成汤,滤净。下河西米,淘洗净,次下细乞马、米、葱、盐,同熬成粥,或不用乞马亦可。

[注释]

①河西:元代时期,河西主要是指黄河以西的西夏党项羌族居住的地区。由此可以推断,河西米汤粥是党项羌族地区的主要代表性食物之一。河西米汤粥有补气益中之效果,做法简单,原料也较为常见。

撒速汤[①](系西天茶饭名)　治元藏虚冷,腹内冷痛,腰脊酸疼。

羊肉(二脚子,头蹄一付),草果(四个),官桂(三两),生姜(半斤),哈昔泥(如回回豆子两个大)。

右件,用水一铁络熬成汤,于石头锅内盛顿,下石榴子一斤,胡椒二两,盐少许,(炮)〔泡〕石榴子用小油一杓,哈昔泥如豌豆一块,炒鹅黄色微黑,汤末子油去净,澄清,用甲香[②]、甘松[③]、哈昔泥、酥油烧烟熏瓶,封贮任意。

[注释]

①撒速汤：古代从印度或者西藏高原传入中原地区的一种极富地域特色的食品。

②甲香：别名"水云母""海月""催生子"等。为蝾螺科动物蝾螺或其近缘动物的掩厣。内面略平坦，显螺旋纹，有时附有棕色薄膜状物质；外面隆起，有显著或不显著的螺旋状隆脊，凹陷处密被小点状突起。质坚硬而重，断面不平滑。气微，味咸。对治疗痢疾、淋病、痔瘘、疥癣等有一定疗效。《新唐书·地理志》："广州南海郡，中都督府。土贡：银、藤簟、竹席、荔皮……沉香、甲香、詹糖香。"《唐本草》："主心腹满痛，气急，止痢，下淋。"《本草拾遗》："主甲疽，瘘疮，蛇蝎蜂螫，疥癣，头疮，嚼疮。"《海药本草》："和气清神，主肠风痿痔。"

③甘松：又名"甘松香"。为多年生草本甘松的干燥根茎及根。春秋季采挖，晒干或阴干。味辛、甘、温。归脾、胃经。能行气止痛，开郁醒脾，外用祛湿消肿。主治中焦寒凝气滞，脾胃不和，食欲不振，呕吐。《本草纲目》："甘松，芳香能开脾郁，少加入脾胃药中，甚醒脾气。"《本草汇言》："甘松，醒脾畅胃之药也。《开宝方》主心腹卒痛，散满下气，皆取温香行散之意。其气芳香，入脾胃药中，大有扶脾顺气，开胃消食之功。"

炙羊心① 治心气惊悸，郁结不乐。

羊心（一个，带系桶），咱夫兰（三钱）。

右件，用玫瑰水②一盏，浸取汁，入盐少许，签子签羊心，于火上炙，将咱夫兰汁徐徐涂之，汁尽为度。食之，安宁心气，令人多喜。

[注释]

①炙羊心：元代宫廷中"回回食品"中的一种。以"玫瑰水"沾上"咱夫兰"，"入盐少许"，将羊心或者羊腰子放到火上炙，肉美味鲜。

②玫瑰水：玫瑰花泡制而成的一种汁液。据《维吾尔药志》记载，玫瑰花具有"理气解郁，镇静安神，和血、养血、调经"等效果。有学者研究认为，这种以玫瑰水、咱夫兰为调料的食品制作方法明显受到波斯或阿拉伯饮食传统的影响。

炙羊腰　治卒患腰眼疼痛者。

羊腰（一对），咱夫兰（一钱）。

右件，用玫瑰水一杓，浸取汁，入盐少许，签子签腰子火上炙，将咱夫兰汁徐徐涂之，汁尽为度。食之，甚有效验。

攒鸡儿

肥鸡儿（十个，择洗净，熟切攒），生姜汁（一合），葱（二两，切），姜末（半斤），小椒末（四两），面（二两，作面丝）。

右件，用煮鸡儿汤炒，葱、醋入姜汁调和。

炒鹌鹑

鹌鹑（二十个，打成事件），萝卜（二个，切），姜末（四两），羊尾子（一个，各切如色数），面（二两，作面丝）。

右件，用煮鹌鹑汤炒，葱、醋调和。

盘兔①

兔儿（二个，切作事件），萝卜（二个，切），羊尾子（一个，切片），细料物（二钱）。

右件，用炒，葱、醋调和，下面丝二两，调和。

[注释]

①盘兔：中国古代菜名。宋代就有"盘兔糊"的名菜，元朝盘兔成为

宫廷名菜，明代盘兔菜已在各地流行。这道菜的主要做法是将兔肉切丝烹制至熟之后，配以萝卜丝、葱白丝等调料，盛到炸成的鸟巢形的细条上，故得此名。

河西肺[①]

羊肺（一个），韭（六斤，取汁），面（二斤，打糊），酥油[②]（半斤），胡椒（二两），生姜汁（二合）。

右件，用盐调和匀，灌肺，煮熟，用汁浇食之。

[注释]

①河西肺：元代时期类似于今天西北流行的民间食品"面肺子"的一种食物，主要是将羊肺、韭菜汁、面粉、酥油、胡椒、生姜汁用盐调和，煮熟后蘸汁而食。元代，这种食品从西夏地区传入中原，故有此名。《居家必用事类全集》"庚"集所载"灌肺"做法与此相似："养肺带心一具，洗干净如玉叶，用生姜六两取自然汁。如无，以干姜末二两半代之。麻泥、杏泥共一盏，白面三两，豆粉二两，熟油二两，一处拌匀，入盐、肉汁，看肺大小用之。灌满煮熟。又法：用面半斤，豆粉半斤，香油四两，干姜末四两，共打成糊，下锅煮熟，依法灌之，用慢火煮。"

②酥油：从牛、羊奶中提炼出来的一种乳制品。关于酥油的制作方法，元代农学家鲁明善在《农桑衣食撮要》中就记载："以酪盛于桶内或瓮中安置，近屋柱边可将竹篾或桑条作二小圈或用小木板各凿一空，亦得于木柱或树旁上下以绳栓定，二小圈或二木板别作一木钻下钉圆板，一半放置桶中，一半套于上、下圈内，却于两圈中间木钻上以皮条或绳子缠两遭，两手牵拽钻之令转，生沫倾于凉水中凝定，候聚得多却于慢火炼过去，浮上焦沫即成好酥。"

姜黄腱子

羊腱子（一个，熟），羊肋枝（二个，截作长块），豆粉（一斤），白面（一斤），咱夫兰（二钱），栀子^①（五钱）。

右件，用盐、料物调和，搽腱子，下小油炸。

[注释]

①栀子：又名黄栀子、山栀、白蟾。常绿灌木，高达两米。具有泻火除烦、清热利湿、凉血解毒的功效。《本草图经》记载："栀子，今南方及西蜀州郡皆有之。木高七八尺，叶似李而厚、硬，又似樗蒲子，二三月生白花，花皆六出，甚芬芳。"

鼓儿签子

羊肉（五斤，切细），羊尾子（一个，切细），鸡子（十五个），生姜（二钱），葱（二两，切），陈皮（二钱，去白），料物（三钱）。

右件，调和匀，入羊白肠内，煮熟切作鼓样，用豆粉一斤，白面一斤，咱夫兰一钱，栀子三钱，取汁，同拌鼓儿签子，入小油炸。

带花羊头

羊头（三个，熟切），羊腰（四个），羊肚、肺（各一具，煮熟切，攒胭脂染），生姜（四两），糟姜（二两，各切），鸡子（五个，作花样），萝卜（三个，作花样）。

右件，用好肉汤炒，葱、盐、醋调和。

鱼弹儿

大鲤鱼（十个，去皮、骨、头、尾），羊尾子（二个，同剁为泥），生姜（一两，切细），葱（二两，切细），陈皮末（三钱），胡椒末（一两），哈昔泥（二钱）。

右件，下盐，入鱼肉内拌匀，丸如弹儿，用小油炸。

芙蓉鸡

鸡儿（十个，熟攒），羊肚、肺（各一具，熟切），生姜（四两，切），胡萝卜（十个，切），鸡子（二十个，煎作饼，刻花样），赤根①、芫荽（打糁），胭脂、栀子（染），杏泥（一斤）。

右件，用好肉汤炒，葱、醋调和。

[注释]

①赤根：菠菜。

肉饼儿

精羊肉（十斤，去脂膜筋，捶为泥），哈昔泥（三钱），胡椒（二两），荜拨（一两），芫荽末（一两）。

右件，用盐调和匀，捻饼，入小油炸。

盐肠

羊苦肠（水洗净）。

右件，用盐拌匀，风干，入小油炸。

脑瓦剌

熟羊胸子（二个，切薄片），鸡子（二十个，熟）。

右件，用诸般生菜，一同卷饼。

姜黄鱼

鲤鱼（十个，去皮鳞），白面（二斤），豆粉（一斤），芫荽末（二两）。

右件，用盐、料物腌拌过搭鱼，入小油炸熟，用生姜二两，切丝。芫荽叶，胭脂染，萝卜丝炒，葱调和。

攒雁

雁（五个，煮熟，切攒），姜末（半斤）。

右件，用好肉汤炒，葱、盐调和。

猪头姜豉

猪头（二个，洗净，切成块），陈皮（二钱，去白），良姜（二钱），小椒（二钱），官桂（二钱），草果（五个），小油（一斤），蜜（半斤）。

右件，一同熬成，次下芥末炒，葱、醋、盐调和。

蒲黄瓜齑

净羊肉（十斤，煮熟，切如瓜齑），小椒（一两），蒲黄（半斤）。

右件，用细料物一两，盐同拌匀。

攒羊头

羊头（五个，煮熟攒），姜末（四两），胡椒（一两）。

右件，用好肉汤炒，葱、盐、醋调和。

攒牛蹄 马蹄、熊掌一同。

牛蹄（一付，煮熟，攒），姜末（二两）。

右件，用好肉汤同炒，葱、盐调和。

细乞思哥

羊肉（一脚子，煮熟，切细），萝卜（二个，熟，切细），羊尾子（一个，熟切），哈夫儿（二钱）。

右件，用好肉汤同炒，葱调和。

肝生[①]

羊肝（一个，水浸，切细丝），生姜（四两，切细丝），萝卜（二个，切细丝），香菜、蓼子（各二两，切细丝）。

右件，用盐、醋、芥末调和。

[注释]

①肝生：制作方法与"肝肚盛"制作方法相似。《居家必用事类全集》记载："精羊肉并肝，薄批摊纸上，血尽缕切，羊百叶亦缕细，装碟内，簇嫩韭、芫荽、萝卜、姜丝，用醋浇、炒葱、油抹过，肉不腥。"

马肚盘

马肚肠（一付，煮熟，切），芥末（半斤）。

右件，将白血灌肠，刻花样，涩脾，和脂剁心子攒成炒，葱、盐、醋、芥末调和。

炸牒儿（系细项）

牒儿（二个，卸成各一节），哈昔泥（一钱），葱（一两，切细）。

右件，用盐一同腌拌，少时，入小油炸熟。次用咱夫兰二钱，水浸汁，下料物、芫荽末，同糁[①]拌。

[注释]

①糁：民间方言，即煮熟的米粒。

熬蹄儿

羊蹄（五付，退洗净，煮软，切成块），姜末（一两），料物（五钱）。

右件，下面丝炒，葱、醋、盐调和。

66　博雅经典

熬羊胸子

羊胸子（二个，退毛洗净，煮软，切作色数块），姜末（二两），料物（五钱）。

右件，用好肉汤，下面丝炒，葱、盐、醋调和。

鱼脍

新鲤鱼（五个，去皮、骨、头、尾），生姜（二两），萝卜（二个），葱（一两），香菜、蓼子（各切如丝），胭脂（打糁）。

右件，下芥末炒，葱、盐、醋调和。

红丝

羊血同白面（依法煮熟），生姜（四两），萝卜（一个），香菜、蓼子（各一两，切细丝）。

右件，用盐、醋、芥末调和。

烧雁（鹅鹚、鸭子水札同）

雁（一个，去毛、肠、肚，净），羊肚（一个），芫荽末（一两）。

右件，用盐同调，入雁腹内烧之。

烧水札①

水札（十个，捋洗净），芫荽末（一两），葱（十茎），料物（五钱）。

右件，用盐同拌匀烧，或以肥面包水札，就笼内蒸熟亦可。或以酥油水和面包水札，入炉鏊②内炉熟亦可。

[注释]

①水札：水鸟名。

②鏊：通"鏖"，一种铁制炊具，即如今在河北、辽宁、吉林、北京等

地流行的锅贴、水煎包的制作炊具。

柳蒸羊[①]

羊（一口，带毛）。

右件，于地上作炉，三尺深，周回以石，烧令通赤，用铁芭[②]盛羊，上用柳子盖覆，土封，以熟为度。

[注释]

①柳蒸羊：实际上，虽然说是蒸，但是相当于如今新疆地区的"馕坑烤全羊"，在制作过程中一点都不用水。

②铁芭：用铁条制作的专门用于烘烤食物的火篦子。

仓馒头[①]

羊肉、羊脂[②]、葱、生姜、陈皮（各切细）。

右件，入料物、盐、酱，拌和为馅。

[注释]

①馒头：中国传统面食。主要做法是面粉加水、糖等调匀，发酵后蒸熟，成品为半球形或长条形。最初馒头是带馅的，而且个头很大。《三国演义》中有诸葛亮用馒头祭祀泸水神的记述。据传，诸葛亮在收服孟获班师回朝路过泸水时，突然狂风大作，浪击千尺，鬼哭狼嚎，大军无法渡江。于是，诸葛亮召来孟获问明原因。原来，两军交战，阵亡将士无法返回故里与家人团聚，故兴风作浪，阻挠众将士回程。大军若要渡江，必须用49颗蛮兵的人头祭江，方可风平浪静。诸葛亮心想：两军交战死伤难免，岂能再杀49条人命？他想到这儿，生一计，即命厨子以米面为皮，内包黑牛白羊之肉，捏塑出49颗人头。然后，陈设香案，洒酒祭江。从此，在民间就有了"馒头"一说，诸葛亮也被尊奉为面食行的祖师爷。明代郎瑛在《七修类稿》中就如此记载："馒头本名'蛮头'，蛮地以人头祭神，诸葛之征孟获，

命以面包肉为人头以祭,谓之'蛮头',今讹而为馒头也。"诸葛亮所始创的馒头,里面加了牛羊肉馅等,工序复杂且花费较多。后人便将做馅的工序省去,渐渐也就成了现在的馒头。由于我国地域广阔,民族众多,饮食习惯和饮食原料也多有不同,于是就出现了很多富有地域和民族特色的馒头,如白面馒头、玉米面馒头、菜馒头、肉馒头、生煎馒头、油炸馒头等,各地叫法也不尽相同,如蒸饼、饽饽、馍馍、大馍等。

②羊脂:即羊油。

鹿奶肪馒头(或做仓馒头,或做皮薄馒头皆可)

鹿奶肪、羊尾子(各切如指甲片),生姜、陈皮(各切细)。

右件,入料物、盐,拌和为馅。

茄子馒头

羊肉、羊脂、羊尾子、葱、陈皮(各切细),嫩茄子(去穰)。

右件,同肉作馅,却入茄子内蒸,下蒜酪、香菜末,食之。

剪花馒头

羊肉、羊脂、羊尾子、葱、陈皮(各切细)。

右件,依法入料物、盐、酱拌馅包馒头,用剪子剪诸般花样,蒸,用胭脂染花。

水晶角儿①

羊肉、羊脂、羊尾子、葱、陈皮、生姜(各切细)。

右件,入细料物、盐、酱拌匀,用豆粉②作皮包之。

[注释]

①角儿:元朝时期民间的一种面食。

②豆粉:也就是淀粉,是把大豆经烘烤和粉碎而制成的食品。

酥皮奄子①

羊肉、羊脂、羊尾子、葱、陈皮、生姜（各切细，或下瓜哈孙、系山丹根）。

右件，入料物、盐、酱拌匀，用小油、米粉与面，同和作皮。

[注释]

①奄子：从制作方法来看，类似于今天北方人常食用的"合子"，基本制作方法是将面粉加少许盐拌匀，再加开水揉成面团。然后将各种馅与调料拌匀，取出揉好的面团，揪出大小均匀的剂子，擀成厚薄均匀的原皮，包入菜馅，并将边缘卷成瓦楞形。在平底锅放入适量油，八成热后将合子放入，小火慢慢煎至金黄色即可。

撇列角儿

羊肉、羊脂、羊尾子、新韭（各切细）。

右件，入料物、盐、酱拌匀，白面作皮，鏊上炮熟，次用酥油、蜜，或以葫芦、瓠子作馅亦可。

莳萝角儿

羊肉、羊脂、羊尾子、葱、陈皮、生姜（各切细）。

右件，入料物、盐、酱拌匀，用白面、蜜与小油拌入锅内，滚水搅熟作皮。

天花包子①（或作蟹黄亦可。藤花包子一同）

羊肉、羊脂、羊尾子、葱、陈皮、生姜（各切细），天花（滚水烫熟，洗净，切细）。

右件，入料物、盐、酱拌馅，白面作薄皮，蒸。

[注释]

①天花包子：其制作方法是将各种原料切细之后，与盐水、酱等调料拌和成馅，再用白面做薄皮，一起蒸熟后即可食用。

荷莲兜子

羊肉（三脚子，切），羊尾子（二个，切），鸡头仁（八两），松黄（八两），八檐仁（四两），蘑菇（八两），杏泥（一斤），胡桃仁（八两），必思答仁（四两），胭脂（一两），栀子（四钱），小油（二斤），生姜（八两），豆粉（四斤），山药（三斤），鸡子（三十个），羊肚肺（各二副），苦肠（一副），葱（四两），醋（半瓶），芫荽叶。

右件，用盐、酱、五味调和匀，豆粉作皮，入盏内蒸，用松黄汁浇食。

黑子儿①烧饼

白面（五斤），牛奶子（二升），酥油（一斤），黑子儿（一两，微炒）。

右件，用盐、减②少许，同和面作烧饼。

[注释]

①黑子儿：黑芝麻。
②减：现代写成"碱"。

牛奶子烧饼

白面（五斤），牛奶子（二升），酥油（一斤），茴香（一两，微炒）。

右件，用盐、减少许，同和面作烧饼。

蒸饼（经卷儿一同）

白面（十斤），小油（一斤），小椒（一两，炒去汁），茴香（一两，炒）。

右件，隔宿用酵子、盐、碱、温水，一同和面。次日入面接肥，再和成面。每斤作二个，入笼内蒸。

颇儿必①汤（即羊辟膝骨） 主男女虚劳，寒中，羸瘦，阴气不足。利血脉，益经气。

颇儿必（三四十个，水洗净）。

右件，用水一铁络，同熬。四分中熬取一分，澄滤净，去油、去滓，再凝定。如欲食，任意多少。

[注释]

①颇儿必：蒙古语汉译，意思为"羊膝盖"。

米哈讷关列孙① 治五劳七伤，藏气虚冷。常服补中益气。

羊后脚一个（去筋膜，切碎）。

右件，用净锅内干煴②熟。令盖封闭，不透气，后用净布绞纽取汁。

[注释]

①米哈讷关列孙：元代宫廷菜肴。在蒙古语中，"米哈讷"意思是"肉"。"关列孙"语意待考。

②煴（làn）：烧炙之意。宋代林洪《山家清供》："适有人携双鸳至，得之燖以油煴，下酒酱香料爊熟。"

[评论]

本部分共记载95方。从食物的种类看，主要是汤菜、面食、羹、粥类、馒头、烧饼等。从食物原料来看，不仅有植物的根、叶、花、果实等，而且还有动物的内脏、肢体、肉、骨等。主要动物为羊、熊、雁、鹿等。尤其是对羊记载较多。可见，元朝时期，人们对自然界动植物与人类的饮食之间的密切关系有了较为深刻的认识和把握，对自然的认识和利用也较为深入。

　　作为人类社会与文化体系的重要组成部分之一，人类的饮食和饮食文化系统都与其所处的生态环境密不可分。从饮食人类学的角度来说，人类饮食的种类、饮食质量的高低以及饮食文化水平都与社会生态环境密切相关。所以，上述饮食的种类、菜品等甚至整部《饮膳正要》都是元朝时期我国各族先民认识自然生态、运用自然资源在饮食文化上的重要体现，在一定意义上展示了元朝时期我国先民的一种自然观和饮食文化观，也在一定程度上揭示了元朝时期我国饮食文化发展的基本情况。

卷二

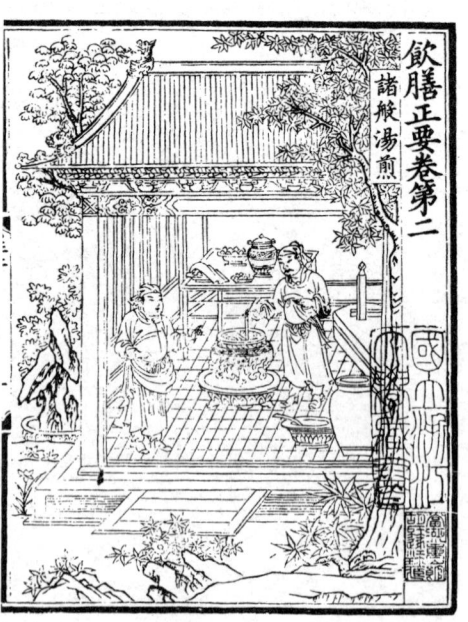

飲膳正要卷第二
諸般湯煎

诸般汤煎

桂浆 生津止渴，益气和中①，去湿逐饮②。

生姜（三斤，取汁），熟水（二斗），赤茯苓（三两，去皮为末），桂（三两，去皮为末），曲末（半斤），杏仁（一百个，汤洗去皮、尖，生研为泥），大麦蘖③（半两，为末），白沙蜜④（三斤，炼净）。

右件，用药前，蜜水拌和匀，入净磁罐内，油纸封口数重，泥固济，冰窖内放三日方熟，绵滤冰浸，暑月饮之。

[注释]

①和中：调和中焦，健脾养胃。因为脾胃属于中焦，脾主升，胃主降，作用非常重要。

②饮：病症名。《金匮要略》中载："夫饮有四……有痰饮，有悬饮，有溢饮，有支饮。"

③大麦蘖（niè）：即麦芽，别称麦蘖、大麦毛、大麦芽。为发芽的大麦颖果。将大麦（粒）以水浸透，捞出置筐内，上盖蒲包，经常洒水，待芽长达3~5毫米时，取出晒干。其味甘，性微温。麦芽因含消化酶及维生素B，故有助消化作用。

④白沙蜜：即蜂蜜，又叫冬酿。中国是世界上较早驯化蜜蜂的国家之一，早在汉代蜂蜜已作为普遍的饮品。《本草纲目》："入药之功有五，清热也，补中也，解毒也，润燥也，止痛也。生则性凉，故能清热；熟则性温，故能补中；甘而平和，故能解毒；柔而濡泽，故能润燥；缓可去急，故能止心腹肌肉疮疡之痛；和可致中，故能调和百药，而与甘草同功。"

桂沉浆 去湿逐饮，生津止渴，顺气。

紫苏叶①（一两，剉②），沉香③（三钱，剉），乌梅④（一两，取肉），沙糖（六两）。

饮膳正要

右件，四味，用水五六碗，熬至三碗，滤去滓，入桂浆一升，合和作浆饮之。

[注释]

①紫苏叶：别称苏叶。为尖紫苏、皱紫苏等的叶。具有特异芳香，呈紫色或绿紫色。其味辛，性温。能发表、散寒、理气、和营。鲜叶可做生食蔬菜。

②剉（cuò）：斩截成小段，或剖成粉末。此取剉成粉末之意。

③沉香：中药名。别称蜜香。为白木香或沉香含树脂的心材。味辛、苦，性温。入肺、脾、肾经。能降气、调中、暖肾。沉香是中国名贵中草药材，也是稀有的高级香料，还是佛教修行的上等贡品。

④乌梅：中药名。别名酸梅、黄仔、合汉梅、干枝梅，为蔷薇科植物梅（春梅）的近成熟果实，经烟火熏制而成。若用青梅以盐水日晒夜浸，十日后有白霜形成，叫作白霜梅，其功效类似，宜忌相同。味酸，性平，入肝、脾、肺、大肠经，能敛肺、涩肠、生津、安蛔。乌梅中含钾多而含钠较少，因此，需要长期服用排钾性利尿药者宜食之。梅子中含儿茶酸，能促进肠蠕动，因此便秘之人宜食之。梅子中含多种有机酸，有改善肝脏机能的作用，故肝病患者宜食之。梅子中的梅酸可软化血管，推迟血管硬化，具有防老抗衰作用。

荔枝膏　生津止渴，去烦。

乌梅（半斤，取肉），桂（十两，去皮，剉），沙糖（二十六两），麝香①（半钱，研），生姜汁（五两），熟蜜（一十四两）。

右件，用水一斗五升，熬至一半，滤去滓，下沙糖、生姜汁再熬，去粗②，澄定少时，入麝香搅匀，澄清如常，任意服。

[注释]

①麝香：常用中药，别称寸香、元寸、当门子。为鹿科动物麝雄体香囊

中的干燥分泌物，干燥后呈颗粒状或块状，有特殊的香气，有苦味，可以制成香料，也可以入药。味辛，性温。能开窍、避邪、活血、散结。麝香是配制高级香精的重要原料。古代文人、诗人、画家都在上等墨中加少许麝香，制成"麝墨"写字、作画，芳香清幽，若将字画封妥，可长期保存，防腐防蛀。

②柤（zhā）：煎药后的渣滓。

梅子丸 生津止渴，解化酒毒，去湿。

乌梅（一两半，取肉），白梅①（一两半，取肉），干木瓜②（一两半），紫苏叶（一两半），甘草③（一两，炙），檀香④（二钱），麝香（一钱，研）。

右件，为末，入麝香和匀，沙糖为丸如弹大。每服一丸，噙化。

[注释]

①白梅：别称盐梅、霜梅、白霜梅。为蔷薇科植物梅（春梅）的未成熟果实，经盐渍而成，外有"白霜"，故名。其味酸、咸、涩，药性平和，无毒。

②干木瓜：中药名。为蔷薇科植物贴梗海棠的果实。味酸，药性温和，无毒。有平肝和胃，祛湿舒筋的作用。

③甘草：一种补益中草药。药用部位是根及根茎。味甘，平，无毒。可以和百药，解诸毒。具有清热、祛痰、止咳等功效。喜阳光充沛，日照长气温低的干燥气候，多生长在干旱、半干旱的荒漠草原、沙漠边缘和黄土丘陵地带。

④檀香：中药名。别称朗檀、白檀、白檀香、黄檀香、真檀、浴香。为檀香科植物檀香的心材。主产于印度、印度尼西亚等地。主含挥发油（白檀油）。用水浸泡，镑片或劈碎，晾干，用之。其味辛，性温，无毒。有理气和胃之功效。

饮膳正要

五味子[1]**汤**（代葡萄酒饮）　生津止渴，暖精[2]益气。

北五味[3]（一斤，净肉），紫苏叶（六两），人参[4]（四两，去芦，剉），沙糖（二斤）。

右件，用水二斗，熬至一斗，滤去滓，澄清，任意服之。

[注释]

①五味子：俗称山花椒、秤砣子、药五味子、面藤、五梅子等，为木兰科植物五味子的干燥成熟果实。《新修本草》载"五味皮肉甘酸，核中辛苦，都有咸味"，故有五味子之名。中药功效在于滋补强壮之力，药用价值极高。性温，味酸，微苦。味厚气轻，阴中微阳，无毒。治咳，补真气。

②暖精：指能治男子"精冷"。中医认为，精冷也称精寒，病证名见《辨证录·种嗣门》：男子精寒，肾中之精寒也。由命门及心包火衰所致，症见泄精清冷，多影响生育，精虽射入子宫，而元阳不足，则阴无以化，是以不孕。西医则认为，精冷属于弱精子症，包括精液温度偏低、精子浓度偏稀、精子活动力不足等症状。

③北五味：即主产于辽宁、吉林、黑龙江、河北等地的五味子，商品名习称为"北五味子"。为木兰科植物五味子的果实。北五味子比南五味子优良。北五味子呈不规则的球形或扁球形。果肉气微，味酸；种子破碎后，有香气，味辛、微苦。

④人参：别称鬼盖、土精、神草、黄参、血参、地精、百尺杵、金井玉栏、孩儿参。为五加科植物人参的根。主含人参皂、糖类和挥发油等。其味微苦，性温，无毒。大补元气，固脱生津，安神。

人参汤（代酒饮）　顺气、开胸膈，止渴生津。

新罗参[1]（四两，去芦，剉），橘皮[2]（一两，去白[3]），紫苏叶（二两），沙糖（一斤）。

右件，用水二斗，熬至一斗，去滓，澄清，任意饮之。

[注释]

①新罗参：即朝鲜产的人参。新罗，朝鲜古国。人参历来被人们视作滋补佳品，其中高丽（新罗）参较为有名。宋、元两代由海道输往中国南方的高丽商品中，人参都在贵重货物之列。本书中使用人参或新罗参的食品及汤剂有"人参汤""五味子汤""橘皮醒醒汤""渴忒饼儿""官桂渴忒饼儿""荅必纳饼儿"等。可见，新罗参不仅用于汤饮，还可以做成各类实用饼。

②橘皮：又称陈皮、贵志、红皮、黄橘皮。为芸香科植物福橘或朱橘等多种橘类的果皮。橘皮（陈皮）药材分"陈皮"和"广陈皮"。味甘，药性平和，无毒。止消渴，开胃气，下痰，破冷积。有理气调中、燥湿化痰的功效，可用于治疗脾胃气滞，脘腹胀满，呕吐，或湿浊中阻所致的胸闷、纳呆、溏便。但阴津亏损，内有实热者慎用。

③去白：指去掉橘皮内层里黄白色海绵状的薄层块片状物（橘白）。橘白为芸香科植物福橘或朱橘等多种橘类果皮的白色内层部分。干燥内层果皮呈黄白色海绵状的薄层块片，内表面常有橘络的痕迹。质疏松轻软，有弹性。气芳香，味微苦而甘。以片大、质轻软者佳。《中国医学大辞典》：苦辛，温，无毒。功效：和胃，化浊腻。

仙术①**汤** 去一切不正之气，温脾胃，进饮食，辟瘟疫②，除寒湿。

苍术③（一斤，米泔浸三日④，竹刀子切片，焙干，为末），**茴香**（二两，炒，为末），**甘草**（二两，炒，为末），**白面**（一斤，炒），**干枣**⑤（二升，焙干，为末），**盐**（四两，炒）。

右件，一同和匀。每日空心白汤⑥点服。

[注释]

①仙术（zhú）：即苍术。

②辟（bì）瘟疫：驱除瘟疫病。瘟疫，或作温疫。是感受疫疠之邪而发

饮膳正要 79

生的多种急性传染病的统称。其特点是发病急剧，病情险恶，有强烈的传染性，易引起大流行。常见的有两类：一是温热秽浊之疫，以恶寒壮热、头疼身痛、苔白如积粉等为主症。一是暑热火毒之疫，以高热、烦燥、头痛如劈、腹痛吐泻或神昏发斑、身发臭气为主症。

③苍术：中药名。别称赤术、马蓟、青术、仙术。为菊科植物茅苍术、北苍术和关苍术的根茎，多年生草本。根据炮制方法的不同分为苍术、麸炒苍术、制苍术、炒苍术、焦苍术，炮制后贮干燥容器内，置阴凉干燥处，防潮，防泛油。阴虚内热、出血者禁服，气虚多汗者慎服。味辛、苦，性温；归脾、胃经；芳烈燥散，可升可降，走而不守；主治燥湿健脾，祛风散寒，明目。治湿阻脾胃，而见脘腹胀满、食欲不振、倦怠乏力、舌苔白腻厚浊等症，常与厚朴、陈皮等配伍同用；治寒湿白带，可配白芷同用，如湿热白带，又可配知母、苦参、墓头回；治湿热下注、脚膝肿痛、痿软无力，可配黄柏、牛膝、薏苡仁等同用；湿温病症可配石膏、知母等同用；用于风湿痹痛、肢体关节疼痛，与羌活、独活等同用；用于风寒表症，与羌活、细辛、防风等同用；用于夜盲、眼目昏涩，与猪肝或羊肝、石决明等配伍同用。

④米泔浸三日：指用淘米泔水浸泡三日。

⑤干枣：即大枣，别称干枣、良枣、红枣。枣树是鼠李科落叶灌木或小乔木植物，原产于中国，在中国南北各地都有分布。枣的品种繁多，大小不一。果皮和种仁药用，果皮能健脾，种仁能镇静安神；果肉可提取维生素C及酿酒；核壳可制活性炭。大枣最突出的特点是维生素含量高。国外的一项临床研究显示：连续吃大枣的病人，健康恢复比单纯吃维生素药剂快3倍以上。因此，大枣有"天然维生素丸"的美誉。一般人均可食用，枣忌与虾皮、葱、鳝鱼、海鲜、动物肝脏、黄瓜、萝卜等同食。

枣为中国原产，我国早已栽培。《诗经》已有"八月剥枣，十月获稻"的记载。《礼记》上有"枣栗饴蜜以甘之"，并用于菜肴制作。《战国策》有"北有枣栗之利……足食于民"，指出枣在中国北方的重要作用。《韩非子》还记载了秦国饥荒时用枣栗救民的事。所以民间一直视枣为"铁杆庄稼""木本粮食"之一。至今，枣都被视为重要滋补品，有"一日吃仨枣，一辈子不显老"之说。现在，枣仍是中国烹饪中的主要干果原料之一。

⑥空心：即空腹。白汤：即白开水。

杏霜汤① 调顺肺气，利胸膈，治咳嗽。

粟米（五升，炒为面），杏仁（二升，去皮、尖，麸炒，研），盐（三两，炒）。

右件，拌匀。每日空心白汤调一钱。入酥②少许尤佳。

[注释]

①杏霜汤：以杏仁（末）为主的糊状饮食。用"霜"字以表其"色味"之美。杏仁，别名杏核仁、杏子、木落子、苦杏仁、杏梅仁。蔷薇科木本植物杏或山杏的部分栽培种味甜的种仁。夏季果实成熟时采收，除去果肉（食用）及核壳，取种仁晒干用。性味甘、辛，苦杏仁性味苦、温。宣肺止咳，降气平喘，润肠通便，杀虫解毒。主治咳嗽，喘促胸满，喉痹咽痛，肠燥便秘，虫毒疮疡。杏仁富含蛋白质、脂肪、糖类、胡萝卜素、B族维生素、维生素C、维生素P以及钙、磷、铁等营养成分。其中胡萝卜素的含量在果品中仅次于芒果，人们将杏仁称为抗癌之果。素食者食用杏仁可以及时补充蛋白质、微量元素和维生素，例如铁、锌及维生素E。杏仁中所含的脂肪是人体健康所必需的，是一种对心脏有益的高不饱和脂肪。

②酥：酥油。是似黄油的一种乳制品，是从牛、羊奶中提炼出的脂肪，是藏族、蒙古族等地食品之精华。酥油滋润肠胃，和脾温中，含多种维生素，营养价值颇高。在食品结构较简单的地区，能补充人体多方面的需要。

山药汤① 补虚益气，温中润肺。

山药（一斤，煮熟），粟米（半升，炒为面），杏仁（二斤，炒令过熟②，去皮、尖，切如米）。

右件，每日空心白汤调二钱，入酥油少许，山药任意。

[注释]

①山药汤：指有山药调入的一种稀糊状饮食。中国栽培的山药主要有普通的山药和田薯两大类。其中尤以古怀庆府（今河南焦作境内，含博爱、沁阳、武陟、温县等县）所产山药名贵，习称"怀山药"，素有"怀参"之称，为全国之冠。山药味甘、性平，入肺、脾、肾经，不燥不腻。具有健脾补肺、益胃补肾、固肾益精、聪耳明目、助五脏、强筋骨、长志安神、延年益寿的功效。

②炒令过熟：即炒至大熟，色现焦黄。

四和汤① 治腹内冷痛，脾胃不和。

白面（一斤，炒），芝麻（一斤，炒），茴香（二两，炒），盐（一两，炒）。

右件并为末。每日空心白汤点服。

[注释]

①四和汤：即四种食料混合而成的一种稀糊状饮食。

枣姜汤 和脾胃，进饮食。

生姜①（一斤，切作片），枣（三升，去核，炒），甘草（二两，炒），盐（二两，炒）。

右件，为末，一处拌匀。每日空心白汤点服。

[注释]

①生姜：是植物姜的根状茎。嫩者称紫姜、子姜，老者称老姜、老生姜。一般所说生姜多指后者。中国大部分地区均有栽培。秋、冬季采收，除去须根，洗净鲜用。其味辛、性微温，归肺、脾、胃经。功效：发汗解表，温中止呕，温肺止咳，解鱼蟹毒，解药毒。含有辛辣和芳香成分，辛辣成分为一种芳香性挥发油脂中的"姜油酮"，其中主要为姜油萜、水茴香、樟脑

萜、姜酚、桉叶油精、淀粉、黏液等。有温暖、兴奋、发汗、止呕、解毒、温肺止咳等作用，特别对于鱼蟹毒，半夏、天南星等药物中毒有解毒作用。适用于外感风寒、头痛、痰饮、咳嗽、胃寒呕吐。在遭受冰雪、水湿、寒冷侵袭后，急以姜汤饮之，可增进血行，驱散寒邪。

茴香汤① 治元藏②虚弱，脐腹冷痛。

茴香（一斤，炒），川楝子③（半斤），陈皮（半斤，去白），甘草（四两，炒），盐（半斤，炒）。

右件为细末，相和匀。每日空心白汤点服。

[注释]

①茴香汤：以茴香为主料用白开水冲调成的汤液。

②元藏：指肾脏。藏，通"臟"（现代简化作"脏"）。肾位于腰部，脊柱之两侧，左右各一。肾脏由于有先天之精，为脏腑阴阳之本，也是人体生长、发育、生殖之源，是生命活动之根本，故中医相对于脾胃为后天之本而称肾为"先天之本"；肾中藏有元阴元阳，元阴属水，元阳属火，故肾又称为"水火之脏"。

③川楝（liàn）子：中药名，别称楝实、练实、金铃子、仁枣、苦楝子。为楝科植物川楝的果实。本品含川楝素，为驱除蛔虫的有效成分。其味苦，性寒，有毒。入肝、胃、小肠经。能除湿热、清肝火、止痛、杀虫、通大小便。需经炮制后使用。

破气汤① 治元藏虚弱，腹痛，胸膈闭闷。

杏仁（一斤，去皮、尖，麸炒，别研②），茴香（四两，炒），良姜③（一两），荜澄茄④（二两），陈皮（二两，去白），桂花⑤（半斤），姜黄（一两），木香⑥（一两），丁香⑦（一两），甘草（半斤），盐（半斤）。

右件为细末。空心白汤点服。

[注释]

①破气汤：破气本为中医理气法之一，指使用较峻烈的理药散气结、开郁滞的方法。此品所用之木香、丁香等，均有理气作用，但处方中又有别种补性药物配伍，故既能补肾脏虚弱，又能破除郁结之气，所以名之为"破气汤"。此汤是辅助治疗各种疾病、强身健体的疗膳。

②别研：指把杏仁和别种药分开，单研成碎末。

③良姜：为姜科植物高良姜的根茎。味辛，性温，无毒。主胃中冷逆、霍乱、腹痛，解酒毒。

④荜澄茄：中药名。别名山苍子、山香椒、山鸡椒、野胡椒，为胡椒科植物荜澄茄或樟科植物山鸡椒的果实。味辛，性温，无毒。消食下气，去心腹胀，令人能食。干燥综合征、结核病、糖尿病者忌食。

⑤桂花：为木樨科植物木樨的花，别称木樨花。花含芳香物质，入中药，其味辛，性温，无毒。能化痰散瘀。亦为烹调、制糕点的调味料。

⑥木香：中药名。别称蜜香、青木香、五香、五木香、南木香、广木香。为菊科植物云木香、越西木香、川木香等的根。其味辛、苦，性温，无毒。能行气止痛，温中和胃。阴虚津液不足者慎服。

⑦丁香：别称丁子香、支解香、雄丁香、公丁香。为桃金娘科植物丁香的花蕾。入中药，味辛，性温。能温中、暖肾、降逆。寒性胃痛、反胃呃逆、呕吐者宜食，口臭者宜食。胃热引起的呃逆或兼有口渴口苦口干者不宜食用，热性病及阴虚内热者忌食。

白梅汤① 治中热②，五心③烦躁，霍乱呕吐，干渴，津液不通。白梅肉④（一斤），白檀⑤（四两），甘草（四两），盐（半斤）。

右件为细末。每服一钱，入生姜汁少许，白汤调下。

[注释]

①白梅汤：以白梅肉为主料调制成的汤饮。是辅助治疗各种疾病、强身健体之疗膳。早在《礼记》中就有关于以梅做饮料的记载，宋代后，梅汁

饮料大量出现。酸梅中的枸橼酸能有效地抑制乳酸，并驱除使血管老化的有害物质。从中医上来讲，肝火旺的人更宜多吃酸梅，它不但能平降肝火，还能帮助脾胃消化、滋养肝脏。另外，酸梅还是天然的润喉药，可以温和滋润咽喉发炎的部位，缓解疼痛。但是，儿童最好少吃酸梅类食品。因为他们的胃黏膜结构薄弱，抵抗不了酸性物质的持续侵蚀，时间久了，容易引发胃和十二指肠溃疡。

②中热：病症名。指脾胃中热，夏季伤暑、中暑等症。中，指脾胃。

③五心：指两手心和两脚心发燥热，并自觉心胸烦躁不安。

④白梅肉：为蔷薇科植物梅的未成熟果实，经盐渍而成。其果肉称"白梅肉"。

⑤白檀（tán）：别称旃（zhān）檀、白檀香、黄檀香、真檀、浴香。为檀香科植物檀香的心材。入中药，分白檀香和黄檀香两种。白檀香质坚，色稍淡，香味浓厚。檀香主治风热肿毒，煎服，止心腹痛、霍乱肾气痛。散冷气，引胃上升，噎膈吐食。其味辛，性温，无毒。药材基源：为山矾科植物白檀的根、叶、花或种子。

木瓜①**汤**　治脚气不仁，膝劳冷痹疼痛②。

木瓜（四个，蒸熟，去皮，研烂如泥），白沙蜜（二斤，炼净）。

右件二味，调和匀，入净磁器内盛之。空心白汤点服。

[注释]

①木瓜：为贴梗海棠的果实，素有"百益果王"之称。入中药，又名铁脚梨、川木瓜、宣木瓜。清水洗净，稍浸泡，闷润至透，置蒸笼内蒸熟，乘热切片或去皮，研泥用之。果实可作蜜饯；又供药用，味酸，性温，无毒。能疏通经络，祛风活血，有强壮、兴奋、镇痛、平肝、和脾、化湿舒筋的效能，主治中暑、吐泻转筋、脚气、水肿、湿痹等症；浸酒（木瓜酒）服，治风湿性关节痛。

②膝劳冷痹疼痛：指风寒邪气闭阻肢体、经络、脏腑而引起膝部肌肉、

经脉及骨节间发冷、闭阻不通而疼痛。痹，在此是病理名，闭阻不通之意。《素问·痹论》说："寒气胜者，为痛痹。"痛痹也称寒痹，痹症类型之一。因为风寒湿邪侵袭，寒邪偏胜，使气血凝滞不通。表现为肢体酸痛，痛势较剧，遇寒痛增，得热痛减。此冷痹，即指寒痹。

橘皮醒醒①汤　治酒醉不解，呕噫吞酸②。

香橙皮③（一斤，去白），陈橘皮（一斤，去白），檀香（四两），葛花④（半斤），绿豆花⑤（半斤），人参（二两，去芦），白豆蔻仁⑥（二两），盐（六两，炒）。

右件为细末。每日空心白汤点服。

[注释]

①醒（chéng）：酒醉后神志不清有如患病的感觉。醒醒，即为醒酒、解醉之意。

②呕噫吞酸：中医症名。指人们因醉酒而引起的呕吐、嗳气、吞咽酸水等不适症状。古代文献多以有声无物为呕，有物无声为吐，有物有声为呕吐。现一般不区分，而将有声无物者，称为干呕。噫，即嗳气。

③香橙皮：即橙子的果皮，味苦，性辛、温。其含橙皮甙、挥发油、果胶、胡萝卜素等成分。橙子皮主要有快气利膈、化痰降逆、消食和胃、解醒、杀鱼蟹毒等作用。

④葛花：别称葛条花，为豆科植物葛的干燥花蕾。味甘，性凉。用于饮酒过度、头痛、头昏、烦渴、胸膈饱胀、呕吐酸水等伤及胃气之症。

⑤绿豆花：为豆科植物绿豆的花。绿豆，味甘，性寒，无毒。主治丹毒、风疹、烦热、中和五脏，畅通经脉。

⑥白豆蔻仁：别称多骨、壳蔻、白蔻，为姜科植物白豆蔻的果实。10至12月果实呈黄绿色尚未开裂时采收，除去残留的果柄，晒干。其干燥果实即称"豆蔻"。可用于化湿消痞，行气温中，开胃消食。

渴忒饼儿[1]　生津止渴，治嗽。

渴忒（一两二钱），新罗参（一两，去芦），菖蒲[2]（一钱，各为细末），白纳八[3]（三两，研，系沙糖）。

右件，将渴忒用葡萄酒[4]化成膏，和上项药末，令匀为剂，印[5]作饼。每用一饼，徐徐噙化。

[注释]

①渴忒饼儿：是以渴忒为主料的小药饼。渴忒，元代中药名，即"血竭"，别称海蜡、麒麟血、木血竭、麒麟竭。因其原植物麒麟竭，又称"渴留"，即"渴忒"。味甘咸，性平，有似栀子的香气，能除五脏邪气。内服活血散瘀，定痛，外用止血生肌，敛疮。

②菖蒲：中药名。为天南星科植物石菖蒲的根茎。气芳香，味苦、微辛。《重庆堂随笔》记载"石菖蒲，舒心气，畅心神，怡心情，益心志，妙药也"，说明石菖蒲是一味良药。但阴虚阳亢、烦躁多汗者慎服。

③白纳八：即白砂糖。白砂糖是食糖的一种，味甘，性平，无毒，归脾、肺经。有润肺生津、止咳、和中益肺、舒缓肝气、滋阴、调味、除口臭、解盐卤毒之功效。

④葡萄酒：是用新鲜的葡萄或葡萄汁经发酵酿成的酒精饮料。通常分红葡萄酒和白葡萄酒两种。前者是红葡萄带皮浸渍发酵而成的，后者是葡萄汁发酵而成的。其中红葡萄酒又可细分为干红葡萄酒、半干红葡萄酒、半甜红葡萄酒和甜红葡萄酒，白葡萄酒则细分为干白葡萄酒、半干白葡萄酒、半甜白葡萄酒和甜白葡萄酒。具有益气、调中、耐饥、强志的作用。含酒精比较低，气味甜、辣，性热，微毒。

⑤印：是通过一定的机械作用力，使得药物或饮品形成一定的形状，便于携带和储存。这种方法，类似于今天流行于西北地区的砖茶的制法。

官桂①**渴忒饼儿**　生津，止寒嗽②。

官桂（二钱，为末），渴忒（一两二钱），新罗参（一两二钱，去芦，为末），白纳八（三两，研）。

右件，将渴忒用玫瑰水③化成膏，和药末为剂，用诃子油④印作饼子。每用一饼，徐徐噙化。

[注释]

①官桂：为中药"肉桂""桂皮"的处方名。金代医学家张元素《医学启源》卷下记载说："肉桂气热，味大辛，补下焦火热不足，治沉寒痼冷之病，及表虚自汗，春夏二时为禁药也。"

②寒嗽：咳嗽的一种。因外感寒邪伤肺，或食生冷伤脾所致。

③玫瑰水：用水煎玫瑰花而得的汤液。也有把"玫瑰露"（玫瑰花的蒸馏液）称为玫瑰水的。玫瑰水有生津止咳的效能。此种制作方法显然受波斯或阿拉伯的影响。

④诃（hē）子油：用君子科植物诃子的果实制成的油。诃子，又名"诃黎勒""诃黎""随风子""大诃子"等。诃子的果实具有涩肠敛肺、降火利咽的功能。《唐本草》："主冷气心腹胀满，下宿物。"《日华子本草》："消痰，下气，除烦，治水，调中，止泻痢，霍乱，奔豚肾气，肺气喘急，消食开胃，肠风泻血，崩中带下，五膈气。怀孕未足月漏胎及胎动欲生，胀闷气喘。"

荅必纳饼儿①　清头目，利咽膈，生津止渴，治嗽。

荅必纳（即草龙胆）（二钱，为末），新罗参（一两二钱，去芦，为末），白纳八（五两，研）。

右件，用赤赤哈纳②（即北地酸角儿）熬成膏，和药末为剂，印作饼儿。每用一饼，徐徐噙化。

[注释]

①苔必纳饼儿：由草龙胆合制成的一种片剂。苔必纳，即中药"龙胆"。别称胆草、草龙胆、龙胆草、地胆草、山龙胆、水龙草、四叶胆、苦龙胆草。为龙胆科植物龙胆的根及根茎。其干燥根茎入中药，味苦，性寒，无毒。入肝、胆经。能泻肝胆实火，除下焦湿热。具有清热、泻肝、定惊之功效。《本草纲目》记载："性味苦，涩，大寒，无毒。主治骨间寒热、惊痫邪气，继绝伤，定五脏，杀虫毒。"

②赤赤哈纳：入中药，味甜，性凉。能清暑热，化积滞。春季采摘，除去种子，晒干备用。

橙香饼儿① 宽中②顺气，清利头目。

新橙皮（一两，焙③，去白），**沉香**（五钱），**白檀**（五钱），**缩砂**（五钱），**白豆蔻仁**（五钱），**荜澄茄**（三钱），**南硼砂**④（三钱，别研），**龙脑**⑤（二钱，别研），**麝香**（二钱，别研）。

右件为细末，甘草膏和剂印饼。每用一饼，徐徐噙化。

[注释]

①橙香饼儿：以橙皮和各种香料制成的片剂。

②宽中：亦称"宽胸"，与疏郁理气义同。是指治疗因情志抑郁而引起的气滞。症见胸膈痞闷、两肋及小腹胀痛等。

③焙（bèi）：用微火烘（药材、食品、烟叶、茶叶等）。

④南硼砂：即"硼砂"。为矿物硼砂经精制而成的结晶。入中药，其味甘、咸，性凉。归肺、胃经。外用清热解毒，消肿，防腐；内服清肺化痰。

⑤龙脑：别称脑子、瑞龙脑、梅花脑子、梅花片脑、片脑、梅花脑、冰片脑、梅片、梅冰。为龙胆香树脂的加工品。呈半透明块状、片状或颗粒状结晶，类白色至淡灰棕色。气清香，味清凉，嚼之则慢慢溶化。入中药，其

味辛、苦，性凉。通诸窍，散郁火，明目，消肿止痛。

牛髓膏子① 补精髓，壮筋骨，和血气，延年益寿。

黄精膏②（五两），地黄膏③（三两），天门冬膏④（一两），牛骨头内取油（二两）。

右件，将黄精膏、地黄膏、天门冬膏与牛骨油一同不住手用银匙⑤搅，令冷定，和匀成膏。每日空心温酒调一匙头。

[注释]

①牛髓膏子：由牛髓油合成的膏子。牛髓，为黄牛或水牛的骨髓。入中药，其味甘，性温，无毒。能润肺、补肾、填髓。

②黄精膏：以中药黄精熬制的药膏。黄精，为百合科植物黄精或囊丝黄精等的干燥根茎。黄精以根茎入药。具有补气养阴，健脾，润肺，益肾功能。用于治疗脾胃虚弱、体倦乏力、口干食少、肺虚燥咳、精血不足、内热消渴等症。对于糖尿病亦有疗效。

③地黄膏：以中药地黄熬制的药膏。地黄，即干地黄，也称干生地、生地。为玄参科多年生草本植物，因其地下块根为黄白色而得名地黄。入中药。可降血糖、止血，治疗白喉和肝炎，抗弥漫性血管内凝血。

④天门冬膏：以中药天门冬熬制的药膏。天门冬，别称天冬、武竹、天冬草等。为百合科植物天门冬的块根。入中药。性寒，味甘，微苦。具有养阴清热，润肺滋肾的功效。主治肺结核、支气管炎、白喉、百日咳、口燥咽干、热病口渴、糖尿病、大便燥结；外用治疮疡肿毒，蛇咬伤。

⑤银匙：银制的羹匙（小勺）。银离子有很强的杀菌作用，可以消灭650种病菌。能做验毒工具。对人体很有好处，可以加速创伤愈合、防治感染。古人说，有安五脏、定心神、止惊悸、除邪气的功用。

木瓜煎①

木瓜（十个，去皮穰，取汁，熬水尽），白沙糖（十斤，炼净）。

右件，一同再熬成煎。

[注释]

①木瓜煎：由木瓜（汁）熬成的汤饮。煎，在此是汤剂的另一种名称。

香圆煎①

香圆（二十个，去皮，取肉），白沙糖（十斤，炼净）。

右件，一同再熬成煎。

[注释]

①香圆煎：是有香果肉料物的一种饮料。香圆，为芸香科植物香圆的果实。成熟时为橙黄色，果汁无色，味酸甘，性平，无毒。下气，开胸膈。

株子煎①

株子（一百个，取净肉），白沙糖（五斤，炼净）。

右件，同熬成煎。

[注释]

①株子煎：由株子的种仁熬制的汤剂饮料。株子，为金橘类果品。味酸甘，性平，无毒，微寒，不可多食。

紫苏煎

紫苏叶（五斤），干木瓜（五斤），白沙糖（十斤，炼净）。

右件，一同熬成煎。

金橘煎[①]

金橘（五十个，去子，取皮），白沙糖（三斤）。

右件，一同熬成煎。

[注释]

①金橘煎：以金橘（皮）为料的一种汤剂饮料。金橘，别称卢橘、山橘。为芸香科植物金橘、金弹等的果实。其原植物金橘又名牛奶橘、牛奶柑、金枣、长金柑、寿星柑。入中药，其味辛、甘，性温。能理气、解郁、化痰、醒酒。治胸闷郁结、伤酒口渴、食滞胃呆。

樱桃煎[①]

樱桃（五十斤，取汁），白沙糖（二十五斤）。

右件，同熬成煎。

[注释]

①樱桃煎：以樱桃汁为主的一种汤饮。樱桃，为蔷薇科植物樱桃的果实。其果实味甘、酸，微涩，性温，用于治疗脾胃虚弱，少食腹泻，或脾胃阴伤，口舌干燥等症；其新鲜果实经加工取得的汁液名"樱桃水"，可治疹发不出、冻伤、烫火伤。中国樱桃著名品种有四川西昌的甜樱桃、江苏南京的垂丝樱桃、浙江诸暨的短柄樱桃、山东泰安的泰山樱桃、安徽太和的太和樱桃。

桃煎[①]

大桃（一百个，去皮，切片取汁），白沙蜜（二十斤，炼净）。

右件，一同熬成煎。

[注释]

①桃煎：以桃的果汁为主料的一种汤饮。桃种类繁多，利肺气，止咳逆上气，消心下坚积，除卒暴击血，破症瘕，通月水，止痛。桃仁止心痛。自古以来，桃始终被作为福寿吉祥的象征。故桃又有仙桃、寿果的美称。对桃的喜爱首先来自桃花，诸花之中，桃花虽然花期短，但有最完美的女性气质、娇艳、妩媚，因此古人用桃花运指代男性获得异性缘的好运。古人还用桃木做成桃符、桃人、桃木剑用来避邪驱怪。

石榴浆①

石榴子②（十斤，取汁），**白沙糖**（十斤，炼净）。

右件，一同熬成煎。

[注释]

①石榴浆：以石榴子汁为料物制成的浆液。

②石榴子：为石榴科植物石榴浆果的种子。石榴，别名安石榴、海榴。味甘、酸涩，性温，具有杀虫、收敛、涩肠、止痢等功效。石榴果实营养丰富，维生素C含量比苹果、梨要高出一二倍。

小石榴煎①

小石榴②（二斗，蒸熟，去子，研为泥），**白沙蜜**（十斤，炼净）。

右件，一同熬成煎。

[注释]

①小石榴煎：由小石榴子汁为料物熬制成的饮料。

②小石榴：石榴的一种，特点是果实小，果内种子间不具薄隔膜，别称山石榴。《本草图经》云："又有一种山石榴，形颇相类而绝小，不作房，

生青（州）、齐（州）间甚多，不入药。但蜜渍以当果，或寄京下，甚美。"

五味子舍儿别①

新北五味②（十斤，去子，水浸取汁），白沙糖（八斤，炼净）。

右件，一同熬成煎。

[注释]

①五味子舍儿别：以五味子汁为主熬制成的解渴的果子露。原目作"五味舍儿别"，误。舍儿别，为用汉字记音的阿拉伯语，也有写成"舍里八"的。意思应该是指冰果子露或果汁饮料。

②新北五味：指产在我国北方（辽宁、吉林、黑龙江、河北等地）的五味子（果实）。从药理上看，北五味子与人参相似，能增强机体对非特异性刺激的防御作用。其味酸，性温。

赤赤哈纳（系酸刺）

赤赤哈纳（不以多少，水浸取汁）。

右件，用银石器内熬成膏。

松子油①

松子（不以多少，去皮，捣研为泥）。

右件，水绞取汁熬成，取浮清油，绵滤净，再熬澄清。

[注释]

①松子油：用松科植物红松的种子熬制成的油。常见的食用方法是将松子油按1:10的比例兑到大豆油、菜籽油、花生油等中，然后按常规食用油的食用方法来食用即可。红松子里含有抑制寄生在人体和生物细胞中的病毒的物质，具有抗菌、抗癌、抗病毒、抗瘤，预防老化，降低胆固醇及治愈瘙

痒症等功能。

杏子油[1]

杏子（不以多少，连皮捣碎）。

右件，水煮熬，取浮油，绵滤净，再熬成油。

[注释]

①杏子油：以杏或山杏的果实熬制的油。杏子，别称杏实。为蔷薇科植物杏或山杏的果实。果实味酸、甘，性温。杏果有良好的医疗作用，在中草药中居重要地位，主治风寒肺病，生津止渴，润肺化痰，清热解毒。

酥油[1]

牛乳中取净凝，熬而为酥。

[注释]

①酥油：从牛乳或羊乳中提炼出来的脂肪。又称苏、酥、酪苏。味甘，性平，无毒。《日华子本草》云："牛酥，益心肺，止渴、嗽，润毛发，除肺痿、心热并吐血。"但是脾胃虚滑者禁用。

醍醐油[1]

取上等酥油，约重千斤之上者，煎熬过滤净，用大磁瓮贮之，冬月取瓮中心不冻者，谓之醍醐。

[注释]

①醍醐油：为牛乳制成的食用脂肪。"醍醐"一词源于天竺语，是一种凝乳，从酥油中提炼出来，其主要成分是脂肪，其中含饱和脂肪酸以及不饱和脂肪酸。唐代佛学大师慧琳《一切经音义》卷十一《大宝积经》卷五

"音义"中的"醍醐"条记载说:"案醍醐,酥之精粹也。乳中精者名酥,酥中精者名醍醐。"据此,"醍醐"源自印度,元代以前就已经传入中国,但"醍醐油"不见于前代史文记载,推断为元代创制。其味甘,性平,无毒。能养营、滋阴、润燥、止渴。但是中虚湿盛者忌之。

马思哥油①

取净牛奶子②,不住手用阿赤(即打油木器也),打取浮凝者为马思哥油。今亦云白酥油。

[注释]

①马思哥油:即比一般酥油更为纯净而白的酥油。可入药,可作制糕点和烹调的用料。其味甜,性微寒,无毒。马思哥,为蒙古语。实际上,本书此处所记之酥油、马思哥油、醍醐油,都是奶制酥油,可看作是下、中、上三等。

②净牛奶子:即纯净、质量好的牛奶。牛奶的营养成分很高,牛奶中的矿物质种类也非常丰富,除了我们所熟知的钙以外,磷、铁、锌、铜、锰、钼的含量都很多。最难得的是,牛奶是人体内钙的最佳来源,而且钙磷比例非常适当,利于钙的吸收。牛奶味甘,性平、微寒,入心、肺、胃经。

枸杞茶①

枸杞五斗,水淘洗净,去浮麦②,焙干,用白布筒净,去蒂萼、黑色,选拣红熟者,先用雀舌茶展溲碾子③,茶芽不用,次碾枸杞为细末。每日空心用匙头入酥油搅匀,温酒调下,白汤亦可。(忌与酪同食。)

[注释]

①枸杞茶:是以枸杞子的果实碾成细末为料物的茶汤饮料。此茶基本上

以枸杞为主料，再配以其他辅佐药物混制而成。它既不是纯粹的中草药汤剂，也不是我们现代意义上的饮料。这种用药材配制而成的药汤，在元代盛行不衰，反映了我国当时北方某些民族的饮食特征，甚至影响到宫廷。元代诗人王旭著有《兰轩集》，其中录有一首《枸杞茶》："为爱仙岩夜吠灵，故将服食助长生。和霜捣作丹砂眉，入水煎成滋味羹。颊舌留甘无俗味，旗枪通谱亦虚名。鸿儒要炼飞升骨，莫厌秋风古废城。"枸杞，即枸杞子，为茄科植物枸杞的成熟果实，别名苟起子、甜菜子、杞子、红青椒、枸蹄子、狗奶子、枸杞果、地骨子、枸茄茄、红耳坠、血枸子、枸地芽子、枸杞豆、血杞子。果中含胡萝卜素、硫胺素、核黄素、烟酸、抗坏血酸等。用时，簸净杂质，摘去残留的梗和蒂。入中药。其味甘，性平，无毒。

②浮麦：此处指入水选时，漂于水上，体小而轻或未长成的枸杞子。

③"先用"一句：用石碾子破碎枸杞之前，先用雀舌茶把石碾子浇一遍。

玉磨茶①

上等紫笋②五十斤，筛筒净，苏门炒米③五十斤，筛筒净，一同拌和匀，入玉磨内，磨之成茶。

[注释]

①玉磨茶：是一种流食性的茶汤。以同等数量的"紫笋茶"和"苏门炒米"同拌和匀，经过石质好的石磨细磨而成，故名。它是北方游牧民族的食物和南方饮料结合后生成的一种宫廷饮料。至今仍是蒙古族等北方民族喜爱的食品。

②上等紫笋：上等的紫笋雀舌茶。紫笋雀舌茶，茶叶名。名用"紫笋"，是表示这种茶是用茶叶的嫩芽尖儿，形如初生之竹笋芽；又用"雀舌"，是比喻此茶形状如雀舌般小而嫩。沈括《梦溪笔谈》："茶芽，古人谓之雀舌、麦颗，言其至嫩也。"这种茶在唐代就已经成为贡品。

③苏门炒米：即炒熟后的苏门答腊岛所产的稻米。炒米，是由北方传统粮食粟米经过炒制而成的方便食品。由于其具有干燥而不易于腐败的特点，因而可以用作人们在进行长途运输和旅行时候的食品。

金字茶[①]

系江南湖州[②]造进末茶。

[注释]

①金字茶:茶叶名,是元代时湖州制造的一种向皇家进贡的茶叶末。本茶加工方法比较复杂:先将茶叶炒干,然后在磨上将其研磨成很细的粉末,再将这些茶粉制成茶饼。饮用的时候,将茶饼捣碎研细,再用开水冲饮。其中的精品即所谓"蜡茶"。

②江南湖州:指长江以南的湖州。隋朝仁寿二年(602)置州,因地滨太湖得名。治所在乌程(今吴兴)。唐时,辖境相当于浙江吴兴、德清、安古、长兴等地。元时改为湖州路。

范殿帅茶[①]

系江浙庆元路[②]造进茶芽,味色绝胜诸茶。

[注释]

①范殿帅茶:元代一种向皇家进贡的茶芽的名字,为浙东地区的贡茶。此中"范殿帅"当指南宋降元著名将领范文虎(?—1302年),他在南宋朝曾任殿前副都指挥使、领禁军,故有"殿帅"之称。他曾向朝廷进献"日铸茶",即为该茶另外一个名称。《至正四明续志·草木》记载:"茶,出慈溪县民山,在资国寺冈山者为第一,开寿寺侧者次之。每取化安寺水蒸造,精择如雀舌细者入贡。"而《天启慈溪县志·县治》则明确指出这就是"范殿帅茶"。

②庆元路:古代行政区域府、路名。辖境相当于今浙江省甬江流域及慈溪、象山、定海、岱山、普陀等地。宋时属两浙东路,元朝时改为"庆元路"。

紫笋雀舌茶

选新嫩芽蒸过,为紫笋。有先春、次春、探春,味皆不及紫笋雀舌。

女须儿[①](出直北地面[②],味温甘)

[注释]

①女须儿:茶叶名。一说即是中药"女儿茶",一说是一种用青桐(梧桐)嫩叶(芽)制成的茶。

②直北地面:北京以北、长城以南地区。因为茶树生长环境是受到气候条件制约的,有些茶树难以在黄河流域乃至蒙古高原、东西伯利亚地区成长,故而"女须儿"应该是当时北方某些游牧民族用来充当日常饮料的一种植物。

西番茶[①](出本土,味苦涩,煎用酥油)

[注释]

①西番茶:指古代中国西部的少数民族地区,主要指藏族地区所产的茶。该茶与现代藏族的酥油茶应该有渊源关系。

川茶、藤茶、夸茶[①](皆出四川)

[注释]

①夸茶:也称作"銙茶"。在宋代,夸茶是贡茶中的极品。《元史·食货志二》称其为"建宁夸茶"。关于它的制作,宋代人熊蕃在《宣和北苑贡茶录》中记载曰:"将已拣热茶再剔去,只取其心一缕,用珍器贮清泉渍之,光明莹洁若银线然。以制方寸新銙,有小龙蜿蜒其上……"

燕尾茶[1]（出江浙、江西）

[注释]

①燕尾茶：宋代已经出现。"燕尾"是茶芽的形状，类似于燕子的尾巴。宋代人熊蕃在《宣和北苑贡茶录》中记载曰："茶芽有数品……次曰中茶，乃一茶芽带两叶，号一枪两旗。"一枪两旗，形状类似燕尾，因此得名。

孩儿茶[1]（出广南[2]）

[注释]

①孩儿茶：中药名。别称儿茶、乌爹泥、乌垒泥、乌丁泥、西谢，为豆科植物儿茶的枝干或茜草科植物儿茶钩藤的枝叶煎汁浓缩而成的干燥浸膏。商品有"儿茶膏""方儿膏"两种。主要含儿鞣酸和儿茶素。是海外出产的一种药物，元代以前已经传入中国。元代常以此物和其他香料碾细混合加工成块状，用来含嚼，有生津醒酒的功效，颇为流行。到了明代，孩儿茶仍然是由海外进口的货物之一，但此时主要作为外用的药物。其味苦、涩，性凉，无毒。以有香味者为最佳。入心、肺经。能清热，化痰，止血，消食，生肌，定痛。

②广南：元代广南东路治所在今广州，广南西路治所在今桂林。

温桑[1]茶（出黑峪[2]）

凡诸茶，味甘苦微寒，无毒。去痰热，止渴，利小便，消食下气，清神少睡。

[注释]

①温桑：早在金代人们就已经开始种植、培育这种茶树，政府也设置官坊进行加工制造。不过，当地的主管官员"不亲尝其味，但采民言为温桑，实非茶也"。这种植物似乎与南方真正的茶树是有区别的。

②黑峪：亦称"黑谷"。依照陈高华先生的说法，即今日北京市延庆区

以北的地区。

清茶①
先用水滚过滤净，下茶芽，少时煎成。

[注释]

①清茶：这是一种烹茶的办法，又是一种茶饮的名称，因系用清净之水煎烹茶芽而成，无别的料物相配，故名曰清茶。这种茶饮相当于我们现代日常饮用的"沏茶""泡茶"。元代的清饮占有相当大的比重，即人们在饮茶方式上钟情于茶的本色本味，从而追求心境的清静安宁。

炒茶①
用铁锅烧赤，以马思哥油②、牛奶子、茶芽同炒成。

[注释]

①炒茶：这是古代牧区人民制茶的方法，也是一种茶名。以白酥油和牛奶作辅料来炒制茶的嫩叶，成为一种别具风味的"炒茶"。炒茶是元代皇帝享用的一种奶茶，可能也是现代蒙古人日常饮用的奶茶的前身。由于元代藏族与蒙古族关系密切，故而在当时宫廷中出现的"炒茶"等很可能是受"西番茶"的启发而制成的。

②马思哥油：马思哥，即"乌思哥"，是用马奶或牛奶熬制而成的饮料。在搅拌奶子的过程中提取的奶油称为"马思哥油"。

兰膏①
玉磨末茶三匙头，面、酥油同搅成膏，沸汤②点之。

[注释]

①兰膏：是一种把高等茶叶末、小麦面和酥油一同拌均匀后而成的糊

状、流食茶汤。用"兰"以形容其气味香美。这种饮品并不限于宫廷。元代文人许有壬在其《咏酒兰膏次恕斋韵》中对"兰膏"的成分表述甚是明晰:"世以酥入茶为兰膏。"民间流行的生活类书《居家必用事类全集》己集《诸品茶》中也记载有"兰膏茶"。

②沸汤:即烧开的水。

酥签①

金字末茶两匙头,入酥油同搅,沸汤点服。

[注释]

①酥签:古代游牧民族流传下来的一种"油茶",用酥油搅拌茶叶末做成。元杂剧《吕洞宾三醉岳阳楼》中,茶坊出卖各种茶汤,其中便有"酥签"。

建汤①

玉磨末茶一匙,入碗内研匀,百沸汤②点之。

[注释]

①建汤:即用多次煮沸的水沏玉磨茶而成的茶饮。建,指建茶,古代福建省建州地区出产的一种高等末茶,曾为向皇帝进献的贡品。后来其他地区所产的末茶,也冒称建茶、玉磨茶。

②百沸汤:指多次煮开,去尽微生物及杂质的水。百,形容次数多,非真指一百。

香茶①

白茶②(一袋),龙脑③成片者(三钱),百药煎④(半钱),麝香(二钱)。

同研细,用香粳米熬成粥,和成剂,印作饼。

[注释]

①香茶：这是一种以茶叶和中药、粳米粥合制成的一种供口含服用的茶剂。

②白茶：属轻微发酵茶，是我国茶类中的特殊珍品。因其成品茶多为芽头，满披白毫，如银似雪，因而得名。白茶的历史十分悠久，迄今已有800余年。白茶制法的特点是既不破坏酶的活性，又不促进氧化作用，且保持毫香显现，汤味鲜爽。

③龙脑：即中药龙脑冰片。龙脑冰片，又名片脑、龙脑香、梅花冰片、羯布罗香、梅花脑、冰片脑、梅冰等，是从龙脑香科植物龙脑香的树脂和挥发油加工品中提取获得的结晶，是近乎纯粹的右旋龙脑。

④百药煎：中药名。为五倍子同茶叶等经发酵制成的块状物。为灰褐色的小方块，表面间有黄白色斑点，微具香气。其味酸，性平，无毒。能润肺化痰，生津止泻。《本草纲目》云："（百药煎）但经酿造，其体轻虚，其性浮收，且味带余甘，治上焦心肺咳嗽，痰热渴诸病，含噙尤为相宜。"

[评论]

本篇所载诸汤，均选用各种名贵中药，精细调制而成，经过蒸或炒等加工、研细、调和煎熬成汤液，使其有效成分得以充分析出，更利于人体吸收，从中可见我国古代保健饮品之一斑。其成分配制、饮用方法等方面均严谨而规范，多为补脾益肾、调神益智、养阳生津之品，可作为延年益寿保健饮品及日常佐餐饮品。

本篇中记载了用药材、香料、茶叶、果品、奶油等物制成的50多种具有养生滋补作用的汤饮，如生津解渴的桂浆、桂沉浆、石榴浆、五味子汤、杏霜汤、白梅汤、橘皮醒醒汤，健脾理气的人参汤、破气汤、茴香汤、仙术汤、四和汤、枣姜汤、木瓜汤，润肠通便的松子油、杏子油、酥油、醍醐油、马思哥油、枸杞茶、玉磨茶、金字茶，祛湿醒脾的范殿帅茶、紫笋雀舌茶、女须儿、西番茶、藤茶、燕尾茶、孩儿茶、温桑茶、清茶、炒茶、兰膏、酥签、建汤、香茶，润肤养颜的木瓜煎、香圆煎、紫苏煎、金橘煎、樱桃煎、桃煎等。

诸　水

玉泉水①

甘平，无毒。治消渴、反胃、热痢。今西山②有玉泉水，甘美味胜诸泉。

[注释]

①玉泉水：指北京西部玉泉山的泉水。玉泉山因泉得名。泉水自山间石隙喷涌，水卷银花，宛如玉虹，自古以来就是京郊有名的风景游览地。玉泉山的水质，甘洌醇厚，天下闻名。《元史》记载元代水利专家郭守敬曾经"中都旧漕河，东至通州，引玉泉水以通舟，岁可省雇车钱六万缗"。显然，元代引玉泉等十一处泉水，凿成通惠河，便利了交通运输，对大都的建设发挥了积极的作用。

过去，人们常以水之轻重衡量水质，轻者优，重者劣。乾隆为了评判天下各泉名水，令内务府制银斗测量，其结果是：济南珍珠泉斗重一两二厘，长江金山水重一两三厘，惠山虎跑泉水重一两四厘，平山水重一两六厘，凉山、白沙、虎丘、碧云寺诸水重一两一分，只有玉泉、伊逊两地之水重一两，水轻质甘气美。从此，玉泉水被定为清宫专门饮用之水，乾隆亲题"天下第一泉"碑。

②西山：指北京西郊之山。为太行山北端余脉，历今房山、门头沟、石景山、昌平等几个区县，古称无定河的永定河贯穿其中，将西山截为南北两段。陈志岁《夏栖西山》诗曰："暂绝去来心，西山一片林。枯根滴泉响，嫩蝶抱花沉。日午蝉声懒，庭荫榻迹深。白云如有意，穿竹伴清吟。"

井华水①

甘、平，无毒。主人九窍大惊出血②，以水噀面③，即住。及洗人目翳④。投酒、醋中，令人损败，平旦⑤汲者是也。今内府御用之水，常于邹店取之。缘自至大⑥初武宗皇帝幸柳林飞放⑦，请皇太后同往观焉。由是道经邹店，因渴思茶，遂命普兰奚国公金界奴朵儿只煎造。公亲诣诸井选水，惟一井水，味颇清甘。汲取煎茶以进，上称其茶味特异。内府常进之，茶味色两绝。乃命国公于井所建观音堂，盖亭井上，以栏翼之，刻石纪其事。自后御用之水，日必取焉。所造汤茶，比诸水殊胜，邻左有井，皆不及也。此水煎熬过，澄莹如一。常较其分两与别水增重。

[注释]

①井华水：指人工凿的水井中的水。其水冠以"华"字，以称其美。

②"主人"句：主治病人因受大惊而九窍出血的病症。九窍，指人的双眼、双耳、双鼻孔、口及前阴尿道、后阴肛门。这九处都为通体内外的孔穴。

③噀（xùn）面：以水喷脸。噀，含在口中而喷出。

④目翳（yì）：眼病。眼内生遮蔽物，影响视力。翳，遮蔽。

⑤平旦：天刚亮的时候。古时候，我国把一日分为"十二时"。太阳露出地平线之前，天刚蒙蒙亮的一段时间称"平旦"，也就是我们现在所说的黎明之时。用地支表示这个时段则为寅时，即每天清晨的3~5时，即是我们古时讲的五更。其别称有平明、旦明、黎明、早旦、日旦、昧旦、早晨、早夜、早朝、昧爽、旦日、旦时等。

⑥至大：元朝武宗皇帝的年号。至大元年为1308年。本年，元武宗加封孔子为"大成至圣文宣王"，白莲教被禁止。

⑦武宗皇帝幸柳林飞放：元朝武宗皇帝到近郊一个叫柳林的地方去放鹰游春。幸，封建时代皇帝到某地去，叫"幸某地"。飞放，元朝时，皇帝到郊外去放鹰的游戏叫"飞放"。《宸垣识略》云："元时，冬春之交，天子幸近郊，纵鹰搏击，以为游豫之度，谓之飞放。至顺二年，筑柳林海子堤堰。"当时，北京南郊之南苑就叫"飞放泊"。

饮膳正要

[评论]

　　此处介绍了两种井水，读后我们明白：虽然世上井水随处可见，但其质地各异。古人没有化验等生物化学手段，但凭直觉能感知其特异之处。用我们今天的观点来看，质地优良的水，其净化程度、微量元素及矿物质等成分的含量，远远超过普通水。故此，若要养生，优质水的选择，也是十分必要的。

神仙服饵①

　　铁瓮先生琼玉膏②　　此膏填精补髓，肠化为筋，万神具足，五脏盈溢，髓实血满，发白变黑，返老还童，行如奔马。日进数服，终日不食亦不饥，开通强志，日诵万言，神识高迈，夜无梦想。人年二十七岁以前，服此一料，可寿三百六十岁。四十五岁以前服者，可寿二百四十岁。六十三岁以前服者，可寿一百二十岁。六十四岁以上服者，可寿百岁。服之十剂，绝其欲，修阴功，成地仙③矣。一料分五处，可救五人痈疾，分十处，可救十人劳疾。修合之时，沐浴至心，勿轻示人。

　　新罗参（二十四两，去芦），生地黄（一十六斤，汁），白茯苓（四十九两，去黑皮），白沙蜜（一十斤，炼净）。

　　右件，人参、茯苓为细末，蜜用生绢滤过，地黄取自然汁，捣时不用铜铁器，取汁尽，去滓，用药一处拌和匀，入银石器或好磁器内封，用净纸二三十重封闭，入汤内，以桑柴火煮三昼夜。取出，用蜡纸数重包瓶口，入井口去火毒一伏时。取出再入旧汤内煮一日，出水气，取出开封，取三匙作三盏，祭天地百神，焚香设拜，至诚端心。每日空心，酒调一匙头。

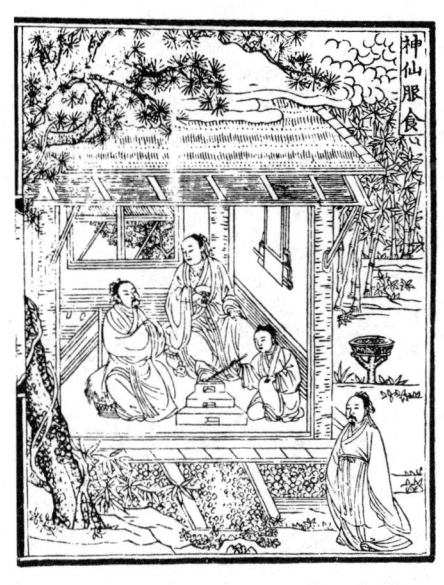

[注释]

①神仙服饵：此篇列出的处方，都是从神话传说或医家、道家书中摘选来的。读者很容易看出其内容绝大部分既不符合实际，又远乖情理，更无科学道理可言。但其中大部分是用滋补性的中药组成的单方或配方，虽带有玄妄、浓厚的封建迷信色彩，但还不至于伤人。唯其中有引人长期或大量服用某一单方时，则有"过而成害"的大弊，切不可轻信之。饵，一作"食"。

②铁瓮先生琼玉膏：这是一种制作方法比较精细的饮料。其性滋补，有益于人。但其中所说的能使人活一百至几百岁，使人能成仙，以及服前焚香、祭天地等都是迷信的说法。

③地仙：《天隐子》："在天曰天仙，在地曰地仙。"《仙术秘库》："地仙者有神仙之才，无神仙之分，得长生不老，而作陆地游闲之神仙，为仙乘中之中乘者也。"此观点仅供参考。

地仙煎① 治腰膝疼痛，一切腹内冷病。令人颜色悦泽，骨髓坚固，行及奔马。

山药（一斤），杏仁（一升，汤泡，去皮、尖），生牛奶子（二升）。

右件，将杏仁研细，入牛奶子、山药，拌搅取汁，用新磁瓶密封，汤煮一日。每日空心，酒调一匙头。

[注释]

①地仙煎：这是一种制作很精细也很好的饮料。据其所用物料，中医认为能滋肾、治腰膝疼。但是说服后行走能追及奔马，是夸张的说法。

金髓煎① 延年益寿，填精补髓，久服发白变黑，返老还童。

枸杞（不以多少，采红熟者）。

右用无灰酒②浸之，冬六日，夏三日，于沙盆内研令烂细，然后以布袋绞取汁，与前浸酒一同慢火熬成膏，于净磁器内封贮。重汤煮之，每服一匙头，入酥油少许，温酒调下。

[注释]

①金髓煎：以枸杞为主料熬制成的膏子，与酒同饮，与现代的枸杞酒同功，有补肾之功效。返老还童之说是不可信的。枸杞是茄科枸杞属的多分枝灌木植物。枸杞全身是宝，明李时珍《本草纲目》记载："春采枸杞叶，名天精草；夏采花，名长生草；秋采子，名枸杞子；冬采根，名地骨皮。"现代研究认为，枸杞子有降低血糖、抗脂肪肝作用，并能抗动脉粥样硬化。枸杞味甘，性平，归肝、肾经，具有滋补肝肾、养肝明目的功效，常与熟地、菊花、山药、山萸肉等药同用。

②无灰酒：没有杂质的纯白酒。白酒是中国特有的一种蒸馏酒，用淀粉或糖质原料（主要为粮谷）制成酒醅或发酵醪经蒸馏而得，又称烧酒、老白干、烧刀子等。酒质无色（或微黄）透明，气味芳香醇正，入口绵甜爽净，酒精含量较高，经贮存老熟后，具有以酯类为主体的复合香味。中国白酒之酒液清澈透明，质地纯净、无混浊，口味芳香浓郁、醇和柔绵、刺激性较强，饮后余香回味悠久。

天门冬膏[1]　去积聚、风痰、癫痰、三虫、伏尸[2]，除瘟疫。轻身，益气，令人不饥，延年不老。

天门冬（不以多少，去皮，去根、须，洗净）。

右件捣碎，布绞取汁，澄清滤过，用磁器、沙锅或银器，慢火熬成膏。每服一匙头，空心温酒调下。

[注释]

①天门冬膏：以中药天门冬为主料熬制成的药膏。本条夸大了天门冬的疗效。天门冬，中药名，为百合科植物天门冬的块根，别称萤冬、大当门根、天冬。其味甘、苦，性寒，无毒。能滋阴，润燥，清肺，降火。天门冬主含天门冬素、黏液质、木糖和葡萄糖等。

②三虫、伏尸：古代中医学指潜伏于人体内、能使人受害致死的三种寄生虫病。三虫，具体所指说法不一，一般认为是蛔虫、绦虫、蛲虫。《本经》说："三虫、伏尸，即虫枯液燥之劳瘵。"伏尸，指病隐伏在人的五脏内，积年不除。

服天门冬

道书《八帝经》：欲不畏寒，取天门冬、茯苓为末服之。每日顿服，大寒时汗出，单衣。[1]

《抱朴子》[2]云：杜紫微服天门冬，御八十妾[3]，有子一百四十人，日行三百里。

《列仙子》[4]云：赤松子食天门冬，齿落更生，细发复出。

《神仙传》[5]：甘始者，太原人。服天门冬，在人间三百年。

《修真秘旨》[6]：神仙服天门冬，一百日后怡泰和颜，赢劣者强。三百日，身轻。三年，身走如飞。

[注释]

①此为道家玄虚无稽之谈,尤其说"每日顿服天门冬茯苓末",过多出汗,其实有伤身体。

②《抱朴子》:道家书名,东晋葛洪著。分内外篇,共七十篇。《抱朴子》总结了战国以来神仙家的理论,从此确立了道教神仙理论体系;又继承魏伯阳炼丹理论,集魏晋炼丹术之大成;它也是研究我国晋代以前道教史及思想史的宝贵材料。其中有用植物治疗疾病,用矿物炼丹药、炼金银等记载,对化学制药学的发展有一定贡献。但其中也有荒诞不经或封建迷信的内容,本条所引说杜紫微服天门冬等就属此类。

③御八十妾:指杜紫微娶八十个小老婆,和八十个女子过性生活。这是道家修炼的"房中术",与俗世乱伦的男女性生活不是一回事,它有严格的操作技术与程序,且须在修炼层次达到一定水平后进行,否则御女过多将大损生命。但是道家"房中术",我们只把它作为一种文化稍微了解即可,断然不可盲从。

④《列仙子》:道教书名,即《列仙传》。旧题汉刘向撰。后人断为伪托,当为东汉人所作,二卷。记赤松子等神仙故事七十则。晋代以后言神仙故事者,皆依据此书;历代文人亦多引为典实。此条内容也是虚妄的说法。

⑤《神仙传》:道教书名。内容叙述古代传说中九十四个神仙的故事,大体为继刘向《列仙传》而作。但其中容成公、彭祖二条则与《列仙传》重出。此条云服食天门冬能活三百年也是妄诞之谈。

⑥《修真秘旨》:古代讲修身养性的书籍。亦多妄谈,本条便是一例。

服地黄①

《抱朴子》云:楚文子服地黄八年,夜视有光,手上车弩②。

[注释]

①地黄:为玄参科多年生草本植物,因其地下块根为黄白色而得名地黄。其根部为传统中药之一,最早典出于《神农本草经》。鲜地黄为植物的

新鲜块根,味甘、苦,性寒,清热凉血,生津润燥。干地黄为植物的干燥块根,味甘、苦,微寒,滋阴清热,凉血补血。熟地黄为植物的块根经加工蒸晒而成,味甘,性温,补血滋润,益精填髓。脾胃有湿邪及阳虚者均忌服之。地黄叶、地黄花、地黄子均可食,并入药。

②手上车弩:力气大,能用手拉开远射的兵弩,置于发机之上。

服苍术

《抱朴子》云:南阳文氏,值乱逃于壶山,饥困,有人教之食术①,遂不饥。数年乃还乡里,颜色更少,气力转胜。

《药经》云:心欲长生,当服山精。是苍术也。

[注释]

①术(zhú):为菊科植物白术的根茎,别称山蓟、山精、杨枪蓟、山芥、天蓟、山姜、乞伽力、山连、冬白术。其味甘、苦,性温。能补脾、益胃、燥湿、和中。

服茯苓①

《抱朴子》云:任季子服茯苓一十八年,玉女②从之,能隐彰,不食谷,面生光。

《孙真人枕中记》③:茯苓久服,百日百病除。二百日,夜昼二服后,役使鬼神。四年后,玉女来侍。

[注释]

①茯苓:俗称云苓、松苓、茯灵,为寄生在松树根上的菌类植物,形状像甘薯,外皮黑褐色,里面白色或粉红色。其原生物为多孔菌科真菌茯苓的干燥菌核,多寄生于马尾松或赤松的根部。古人称茯苓为"四时神药",因为它功效非常广泛,不分四季,将它与各种药物配伍,对寒、温、风、湿诸疾,都能发挥其独特功效。茯苓味甘、淡,性平,入药具有利水渗湿、益脾

和胃、宁心安神之功用。现代医学研究发现茯苓能增强机体免疫功能，茯苓多糖有明显的抗肿瘤及保肝脏作用。

②玉女：仙女王子登。《汉武帝内传》载："帝闲居承华殿，忽见一女子，著青衣。帝愕然问之，女对曰：'我墉宫玉女王子登也！为西王母所使。'"

③《孙真人枕中记》：传为唐代医学家孙思邈著。

服远志①

《抱朴子》云：陵阳仲子服远志二十年，有子三十人，开书所见，便记不忘。

[注释]

①本条亦是空言。远志，中药名，为远科植物细叶远志的根。其味辛、苦，性温，入心、肾经。能安神益智，祛痰，解郁。《本草纲目》云："其功专于强志益彰，治善忘。"但查古今医著或医案文献，《抱朴子》外，尚无说远志有"久食远志，能使人有特殊记忆力"的记载。且久服、多服，不但不能补益人，反致伤人。

服五加皮①**酒**

《东华真人煮石经》②：舜常登苍梧山③，曰厥金玉香草，即五加也，服之延年。故云：宁得一把五加，不用金玉满车；宁得一斤地榆④，安用明月宝珠。昔鲁定公母，单服五加皮酒，以致长生。如张子声、杨始建、王叔才、于世彦等，皆古人服五加皮酒而房室不绝，皆寿三百岁，有子二三十人。世世有服五加皮酒而获年寿者甚众。

[注释]

①五加皮：别称南五加皮，为五加科植物五加或无梗五加、刺五加、糙

叶五加、轮伞五加等的根皮。其味辛，性温。能祛风湿，壮筋骨，活血去瘀。五加皮酒，即以五加皮为主料，加白酒炮制成的药酒。

②《东华真人煮石经》：又称《东华真人煮石法》。为古代道教炼丹煮石的方书，其内容也多有虚妄者。此条举传说中的高寿人物为服五加皮酒而长寿作论据，殊不可信。

③苍梧山：出自《山海经·海内南经》。原文是："苍梧之山，帝舜葬于阳，帝丹朱葬于阴。"苍梧山即现湖南宁远境内之九嶷山，"舜巡狩，死于苍梧而葬之，商均因留，死亦葬焉"。墓在今九嶷之中。

④地榆：中药名，为蔷薇科植物地榆的根及根茎，别称白地榆、鼠尾地榆、涩地榆、马连鞍薯、山红枣根、赤地榆、紫地榆、枣儿红、岩地芰、红地榆、水橄榄地、花椒地榆、线性地榆、水槟榔、山枣参、黄根子、蕨苗参。其味苦、酸，性寒。能凉血止血、清热解毒。

服桂①

《抱朴子》云：赵他子服桂二十年，足下毛生，日行五百里，力举千斤。

[注释]

①本条更是无根据的传说。桂，属木樨科常绿乔木，高3~15米，枝灰色。叶对生，革质，长椭圆形，长6~12厘米，宽2~4.5厘米，全缘。花簇生于叶腋，淡黄白色，4裂。核果椭圆形，熟时紫黑色。花芳香，可供提取芳香油，制桂花浸膏，可用于食品、化妆品的生产。花入药有散寒破结、化痰生津的功效。果榨油，食用。亦是观赏植物。味甘、辛，性大热，有毒。治心腹寒热，冷痰，利肝肺气。

服松子①

《列仙传》：偓佺②食松子，能飞，行健，走如奔马。

《神仙传》：松子不以多少，研为膏，空心温酒调下一匙头，日三服则不饥渴。久服日行五百里，身轻体健。

[注释]

①松子：味甘，性温，无毒。治诸风头眩，散水气，润五脏，延年。

②偓佺（wò quán）：传说是槐山的采药鼻祖，喜欢吃松子，身体上长毛，又厚又长足有七寸，双眼可以变换朝不同的方向看，奔走如飞。他曾经送给尧松子，但尧却没空吃。他送的这种松子不是凡品，都是超过三百年的老松树结出来的果实，吃了能延年益寿。

服松节酒①

《神仙传》：治百节疼痛，久风虚，脚痹痛。松节酿酒，服之神验。

[注释]

①此条虽对松节酒的疗效有所夸大，但尚无玄虚的迷信胡说。松节，中药名，为松科植物油松、马尾松或云南松的松干的结节。别称黄松木节、油松节。主要含纤维素、木质素、少量挥发油和树脂。其味苦，性温，无毒。

服槐实①

《神仙传》：槐实于牛胆②中渍浸百日，阴干。每日吞一枚，十日身轻，二十日白发再黑，百日通神。

[注释]

①槐实：即槐角，别称槐子、槐豆、槐连灯、九连灯、天豆、槐连豆，俗名槐树豆子。为豆科植物槐的果实。其种子含油。其味苦，性寒。能清热、润肝、凉血、止血。

②牛胆：为牛科动物黄牛或水牛的苦胆。牛胆汁味苦，性大寒。能清肝明目、利胆通肠、解毒消肿。

服枸杞

《食疗》①云：枸杞叶②能令人筋骨壮，除风补益，去虚劳，益阳事。春夏秋采叶，冬采子，可久食之。

[注释]

①《食疗》：亦称《食疗本草》，药书。三卷。唐孟诜撰。为记述可供食用、疗病的料物的本草专著。其后，张鼎又作了补充。但原书已散佚，逸文散见于《证类本草》《医心方》等书中。书中除收有许多卓有疗效的药物和单方外，还记载了某些药物禁忌。该书是我国现存最早的食疗专著，也是世界上现存最早的食疗专著，后世多有引用，是一部研究食疗和营养学的重要文献。

②枸杞叶：为茄科植物枸杞的嫩茎叶，别称地仙苗、甜菜、枸杞尖、天精草、枸杞苗、枸杞菜、枸杞头。其味苦、甘，性凉，能补虚益精，清热，止渴，祛风明目。

服莲花①

太清诸本草②：七月七日采莲花七分，八月八日采莲根③八分，九月九日采莲子④九分，阴干食之，令人不老。

[注释]

①莲花：为睡莲科植物莲的花，别称菡萏、荷花、水花。其味甘，性温，无毒。能活血止血，祛湿消风。莲花的全株植物体都有利用价值。《本草纲目》中记载有"医家取为服食，百病可却"。莲花味苦、甘，性平，归心、肝经。具有清心解暑、散瘀止血、消风祛湿的功效。

②太清诸本草：指道教各种有关药物的著作。此条内容虽无大虚妄之处，但言令人不老，也是夸大的说法。莲根、莲花、莲子虽都可入中药，且各有所治，但亦无"令人不老"之神奇之效。

③莲根：即"藕"，又名"光旁"。味甘，性平，无毒。主补中，养神，益气，除百疾，消热渴，散血。藕可制成粉，能消食止泻，开胃清热，滋补养性，预防内出血，是妇孺童娅、体弱多病者上好的流质食品和滋补佳珍。

④莲子：为睡莲科植物莲的种子，别称藕实、水芝丹、莲实、泽芝、莲蓬子。砸碎、去皮、去心（莲子心）用。入中药，也当食品用。其味甘、涩，性平，无毒。能养心，益肾，补脾，涩肠。

服栗子

《食疗》云：如肾气虚弱，取生栗子①不以多少，令风干之。每日空心细嚼之三五个，徐徐咽之。

[注释]

①生栗子：别称板栗、栗果、大栗，为壳斗科植物栗的种仁。果实入中药，味咸，性温，无毒。主益气，厚肠胃，补肾虚，炒食，壅人气。与桃、杏、李、枣并称"五果"。《经验方》："治肾虚、腰膝无力；栗楔风干，每日空心食七枚，再食猪肾粥。栗楔，栗房当心一子，谓之栗楔。"

服黄精①

神仙服黄精成地仙：昔临川②有士人虐其婢，婢乃逃入山中。久之，见野草枝叶可爱，即拔取食之，甚美。自是常食之，久而不饥，遂轻健。夜息大木下，闻草动以为虎，惧而上木避之，及晓下平地，其身歘然，凌空而去，或自一峰之顶，若飞鸟焉，数岁。其家采薪见之，告其主，使捕之，不得。一日，遇绝壁下，以网三面围之，俄而腾上山顶。其主异之，或曰：此婢安有仙风道骨？不过灵药服食。遂以酒馔五味香美，置往来之路，观其食否，果来食之，遂不能远去，擒之。问以述其故，所指食之草，即黄精也。谨按：黄精宽中益气，补五藏，调良肌肉，充实骨髓，坚强筋骨，延年不老，颜色鲜明，发白再黑，齿落更生。

[注释]

①此条举谣传的神话故事,以证服食黄精能成地仙,甚是怪诞。黄精,为百合科植物黄精的根茎(各有学名,从略),别称龙衔、太阳草、白及、兔竹、垂珠、鸡格、鹿竹、重楼、萎蕤、苟格、马箭、笔菜、黄芝、笔管菜、生姜、野生姜、野仙姜、山生姜、玉竹黄精、白发黄精、阳雀蕻、土灵芝、老虎姜、山捣臼、鸡头参、黄鸡菜、山姜。其味甘,性平,无毒。多与其他药配合使用。

②临川:即今江西省抚州,位于江西东部抚河中游。

神枕法①

汉武帝②东巡泰山下,见老翁锄于道,背上有白光高数尺。帝怪而问之,有道术否?老翁对曰:臣昔年八十五时,衰老垂死,头白齿落,有道士者,教臣服枣,饮水,绝谷,并作神枕法,中有三十二物。内二十四物善,以当二十四气③;其八物毒,以应八风④。臣行转少,黑发更生,堕齿复出,日行三百里。臣今年一百八十矣,不能弃世入山,顾恋子孙,复还食谷,又已二十余年,犹得神枕之力,往不复老。武帝视老翁,颜壮当如五十许人,验问其邻人,皆云信然。帝乃从授其方作枕,而不能随其绝谷、饮水也。

[注释]

①在此法中,三十二味中草药,既不能内服,也不能外涂,仅作"药枕"之用,竟能使人更齿变发,百年长寿,缺乏科学依据。

②汉武帝(前156—前87):西汉皇帝。武帝为了显示他的文治武功,曾前后八次巡幸、封禅泰山。

③"内二十四"二句:指其中有二十四味无大毒之良药,用以适应一年中的二十四节气。这是一种主观臆造,并无科学依据。二十四气,即二十四节气。二十四节气的划分,起源于我国黄河流域,远在春秋时代,已运用

圭表测日影的方法定出春分、夏至、秋分、冬至四大节气；以后，通过农业生产实践，又逐渐充实改善，到秦汉间，二十四个节气已完全确立：立春、雨水、惊蛰、春分、清明、谷雨、立夏、小满、芒种、夏至、小暑、大暑、立秋、处暑、白露、秋分、寒露、霜降、立冬、小雪、大雪、冬至、小寒、大寒。

④ "其八物"二句：指其中有八味有毒性的药，以应对自然界的八风。八风，一般指东北、东、东南、南、西南、西、西北、北八方之风。但此条之"八风"似应指"八节之风"——我国古代指二十四节气中的二分（春分、秋分）、二至（夏至、冬至）、四立（立春、立夏、立秋、立冬）这八个节气的风。《观象玩占·八力暴风占》："北方坎风，名曰广莫风，又曰大刚风，主冬至四十五日。东北方艮风，名曰条风，主立春四十五日。东方震风名，名曰明庶风，主春分四十五日。东南巽风，名曰具明风，主立夏四十五日。南方离风，名曰景风，主夏至四十五日。西南坤风，名曰凉风，主立秋四十五日。西方兑风，名曰阊阖凉风，主秋分四十五日。西北乾风，名曰不周风，主立冬四十五日。"

神枕方

用五月五日，七月七日，取出林柏以为枕。长一尺二寸，高四寸，空中容一斗二升，以柏心赤者为盖，厚二分，盖致之令密，又使开闭也。又钻盖上为三行，每行四十九孔，凡一百四十七孔，令容粟大。用下项药：芎䓖①、当归、白芷、辛夷、杜衡、白术、藁本、木兰、蜀椒、桂、干姜、防风、人参、桔梗、白薇、荆实、肉苁蓉、飞廉、柏实、薏苡仁、款冬花、白衡、秦椒、麋芜，凡二十四物，以应二十四气。

乌头、附子、藜芦、皂角、菵草、矾石、半夏、细辛，八物毒者，以应八风。

右三十二物各一两，皆㕮咀②。以毒药上安之，满枕中，用囊以衣枕。百日而有光泽，一年体中诸疾一一皆愈而身尽香。四年白发变黑，齿落重生，耳目聪明。神方验秘，不传非人也。武帝以问东方朔[3]，答云：昔女廉以此传玉青，玉青以传广成子，广成子以传黄帝。近者谷城道士淳于公枕此药，枕百余岁而头发不白。夫病之来皆从阳脉起，今枕药枕，风邪不得侵入矣。又虽以布囊衣枕，犹当复以帏囊重包之，须欲卧时乃脱去之耳。诏赐老翁匹帛，老翁不受，曰：臣之于君，犹子之于父也，子知道以上之于父，义不受赏。又臣非卖道者，以陛下好善，故进此耳。帝止而更赐诸药。

[注释]

①芎䓖：亦称"川芎"，多年生草本植物，叶子像芹菜，秋天开花，白色，全草有香气，地下茎可以入药。金代医学家张元素撰著《珍珠囊》记载说："芎䓖，辛，纯阳，散诸经之风。"

②㕮咀（fū jǔ）：语出《灵枢经·寿天刚柔》，咬嚼的意思。古代没有刀的时候，把药物咬成粗粒，加水煎服。后人改用刀切或捣、割等法。此处用㕮咀之法来破碎所用之药，无非是故弄玄虚，以示法古，又有避铁器之意。

③东方朔：人名，西汉文学家，字曼倩，平原厌次（今山东惠民）人。武帝时，为太中大夫，喜辞赋，性诙谐滑稽。

服菖蒲[1]

《神仙服食》：菖蒲，寻九节者，窨干百日[2]，为末，日三服。久服，聪明耳目，延年益寿。

《抱朴子》云：韩聚服菖蒲十三年，身上生毛，日诵万言，冬袒不寒。须得石上生者，一寸九节，紫花尤善。

[注释]

①菖蒲：即天南星科植物菖蒲的根茎。含挥发油及氨基酸、有机酸和糖类。入中药，其味辛，性微温，无毒。能开窍、豁痰、理气、活血、散风、祛湿。但阴虚阳亢、烦躁汗多者慎服。

② "寻九节"二句：寻找那种有九节的菖蒲，窖藏起来使之阴干百日。窖，《说文》："地室也。"此处用作动词，是窖藏之义。《本草原始》说："石菖蒲色紫，折之有肉，中实多节者良，不必拘泥于九节，咀忌铁。"

服胡麻①

《神仙服食》：胡麻，食之能除一切痼疾②，久服长生，肥健人，延年不老。

[注释]

①胡麻：即黑芝麻。为胡麻科植物芝麻的黑色种子。味甘，性微寒。胡麻榨制的油，通大便，治胞衣不下。

②痼疾：泛指一切日久年深，难治愈的顽固病症。

服五味①

《抱朴子》：服五味十六年，面色如玉，入火不灼，入水不濡。

[注释]

①五味：即五味子，中药名。为木兰科植物五味子的果实。味酸，性温，无毒。益气，补精，温中，润肺，养脏强阴。

服藕实

《食医心镜》①：藕实，味甘平，无毒。补中养气，清神，除百病。久服令人止渴悦泽②。

[注释]

①《食医心镜》：又称《食医心鉴》，唐代昝殷著。原书自宋以后即散佚，现有影印本，乃日本人把朝鲜学者从各种古书中引用《食医心鉴》之条目集锦而成的。《食医心鉴》是一部专讲"食物疗法"的古书，后世之医

家、烹饪家等多引其文,甚受学术界重视。该书甚少妄诞无稽之谈。

②悦泽:指人的精神气色好,肤色健康光润。

服莲子、莲蕊

《日华子》①云:莲子并石莲②去心,久食令人心喜,益气、止渴。治腰痛、泄精、泻痢。日华子云:莲花蕊③,久服镇心益色,驻颜轻身。

[注释]

①《日华子》:《日华子本草》的简称。日华子,唐代本草学家。原名大明,号日华子,以号行,四明(今浙江宁波市鄞州区)人,一说雁门(今属山西)人。据《古今医统》《鄞县志》等文献记载,他精研药性,集诸家本草。所用药,按寒温性味、花实虫兽分类,编成《大明本草》(又称《日华子诸家本草》或《日华子本草》),已散佚,其逸文散见于后代各家本草,如《本草纲目》。

②石莲:经霜老熟而带有灰黑色的果壳,别称甜石莲、壳莲子、带皮莲子。石莲子除去果壳的种子称为"莲肉"。

③莲花蕊:即"莲须",为睡莲科植物莲的雄蕊,别称金樱草、莲花须、莲蕊须。在夏季荷花盛开的时候,采取雄蕊阴干。能清心、益肾、涩精、止血。

服何首乌①

《日华子》云:何首乌,味甘,无毒,久服壮筋骨,益精髓,黑髭鬓②,令人有子。

[注释]

①何首乌:中药名。为蓼科多年生缠绕藤草本。根细长,末端为肥大的块根,外表红褐色至暗褐色。又名首乌、地精、赤敛、红内消、山奴、山

哥、山伯、山翁、山精、血娃娃、铁秤砣、赤首乌、山首乌、药首乌、何相公。多在秋季霜降后、茎叶枯萎时采收，挖出块根。味苦、甘、涩，性微温。养血滋阴，润肠通便，截疟，祛风，解毒。大便清泄及有湿痰者不宜。忌铁器。

②髭鬓（zī bìn）：胡须和鬓发。

[评论]

本篇所介绍的食疗及其他方面（如神枕）的药方，都是道家修行实证过的良方，平常人依照施行，同样有益于身体强健。但是必须指出的是，人世间的一切都是相对的，不可将其当作"绝对真理"对待，而且，道家在服食养生良药的同时，还配合其他修行长寿方术，在这些因素的综合作用下，才可能产生神奇的效果。我们在参照他们的良方的同时，也必须修炼切实有益的对抗衰老的功法，这样效果才能够更好。至于文中提到的多子、高寿等神奇的疗效，则只适宜当作神话来看待，不可以等同于现实。

四时所宜

春三月①，此谓发陈②，天地俱生，万物以荣，夜卧早起，广步于庭，被③发缓形，以使志生④，生而勿杀，予而勿夺，赏而勿罚⑤，此春气之应，养生之道也。逆之则伤肝⑥，夏为寒变⑦，奉长者少⑧。

春气温，宜食麦，以凉之，不可一于温也⑨。禁温饮食及热衣服。

[注释]

①春三月：指农历春季的三个月，包括立春、雨水、惊蛰、春分、清明、谷雨六个节气。

②发陈：即推陈出新的意思。发，指生发。陈，指过去。马莳注解：

"阳气已生,最能发生而敷陈之,故气象谓之发陈也。"

③被:同"披",披散。被发缓形,意思就是拨开束发,松缓发带,让形体舒展。

④以使志生:使人的意志顺着春天生发之气而舒畅活泼。

⑤"生而"三句:生、予、赏,皆所以应春阳生发之气;杀、夺、罚,皆所以逆春阳生发之气。勿杀、勿夺、勿罚,是说人要顺应春日生发的规律而内存进取、向上、和平、愉快的意志。

⑥逆之则伤肝:违背了这种养生的规律,就会损伤人的肝脏。因为中医以五行(金、木、水、火、土)对应人体五脏(肝、心、脾、肺、肾)和自然界四季(春、夏、秋、冬)。肝属于"木",春也是属于"木",如果春季养生不得其法,就会使肝脏受伤害(生发不足)。

⑦寒变:指人体因阳气不足而致的寒性病变。所谓寒变者,夏月得病的总称。肝伤则至夏为寒变之病,因奉养者少故也。盖木伤而不能生火,故于夏月火令之时,反变而为寒病。

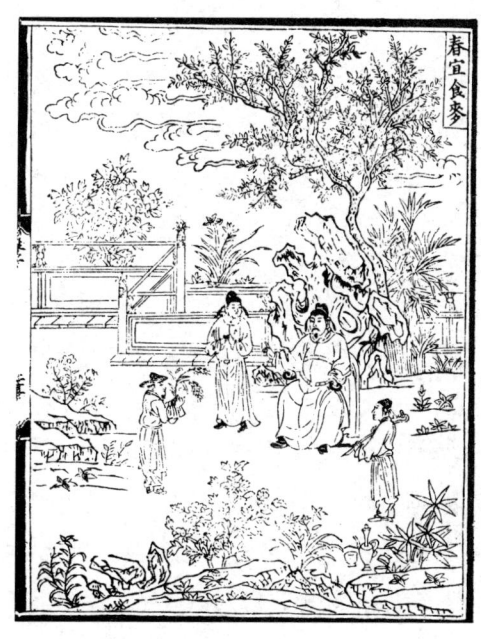

⑧奉长者少：因在春季生发不足，到了夏季的时候，供给成长的物质基础就薄弱了。奉，供给的意思。长，指"夏长"，在夏季向上健康成长的条件（物质基础）。下文奉收、奉藏、奉生之意皆仿此。

⑨不可一于温也：指人的衣食住行均不可偏近温热，要缓解、调节其温热，以达到人体与自然界气候的"平衡"。此句有"不可专守春温之气"的意思。

夏三月①，此谓蕃秀②，天地气交③，万物华实，夜卧早起，无厌于日④，使志无怒，使华英成秀⑤，使气得泄，若所爱在外⑥，此夏气之应，养长之道也。逆之则伤心，秋为痎疟⑦，奉收者少，冬至重病⑧。

夏气热，宜食菽⑨，以寒之，不可一于热也。禁温饮食、饱食、湿地、濡衣服。

[注释]

①夏三月：指农历夏季的三个月，包括立夏、小满、芒种、夏至、小暑、大暑六个节气。

②蕃秀：草木茂盛秀丽。又《云笈七签》卷二十六"蕃"作"播"，是草木盛长、播扬秀美的意思。两种说法都可以解释通顺。

③天地气交：指天地阴阳之气上下交通相感媾应的意思。张景岳："岁气阴阳盛衰，其交在夏，故曰天地气交。斯时也，阳气生长于前，阴气收成于后，故万物华实。"《脉要精微论》曰："夏至四十五日，阴气微上，阳气微下。"

④无厌于日：各家注释不同，一说是不要厌恶夏季日长之苦，又一说是不要被烈日所酷晒。《黄帝内经》此"无"字作"毋"，有劝阻之意。以上下文照应看来，此句实有"既要得到足够的日照（以使华英成秀），又要躲避烈日酷晒（以防中暑伤身）"的双重含义。

⑤使华英成秀：使人的面容气色健美。华英，在此是指人的面容之色，并非指草木开花秀穗（结果）。秀，秀美、秀丽，此处有旺盛意。

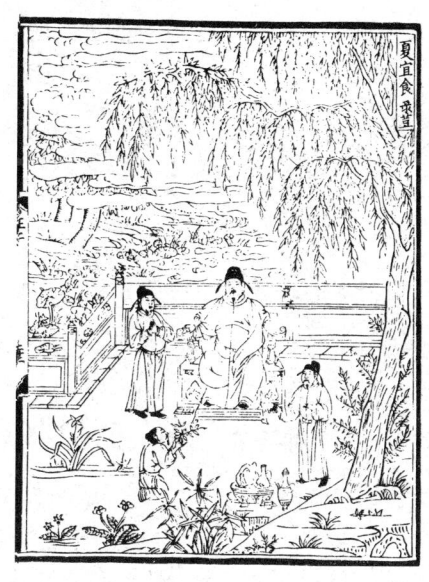

⑥若所爱在外：杨上善曰："内者为阴，外者为阳，诸有所爱，皆欲在阳。"此句的意思是说，人在夏季，要使腠理宣通，使夏气得疏泄，像"阳气主外"那样，心中没有郁怒、滞结，自然就能气色好、身心健康了。

⑦痎（jiē）疟：疟疾病。南方俗称"打摆子"，北方俗称"发疟（yào）子"，以寒战、壮热、出汗、定期发作为特征。痎，在古书上为各种疟疾病的通称。此句是说在夏季如果违背了"养长"的自然气候规律，就使人的心脏受伤，夏无所"长"，秋必无可"收"，供给秋收的能力差了，是要得疟疾病的。

⑧冬至重病：到冬天得重病。古代各个注家对此句的含义看法不一，有的说这四个字是多余的文字，有的说是因在夏季盛长不利，损伤了心，到秋季无以为收，至冬季寒时无阳热温配、调剂，故形成重病。当依后说较妥。

⑨菽（shū）：古指大豆，后为豆类的总称。

秋三月①，此谓容平②，天气以急，地气以明，早卧早起，与鸡俱兴③，使志安宁，以缓秋刑④，收敛神气，使秋气平，无外其志⑤，使肺气清，此秋气之应，养收之道也。逆之则伤肺⑥，冬为飧泄⑦，奉藏者少。

秋气燥，宜食麻⑧，以润其燥。禁寒饮食、寒衣服。

[注释]

①秋三月：指农历秋季的三个月，包括立秋、处暑、白露、秋分、寒露、霜降六个节气。

②容平：是说到了秋季，草木由华秀而结实，处于收容、平定的收成季节。容，是收容的意思。平，有平定、定型之义，引申为成熟的意思。

③与鸡俱兴：鸡叫后，人即醒来。兴，起也。此句意为人之起居时间与鸡之起居时间一致。

④以缓秋刑：用适应秋季的养生法来缓解秋天的"肃杀之气"。秋刑，是指秋天的气候主肃杀，使草木凋谢、人志萧索。

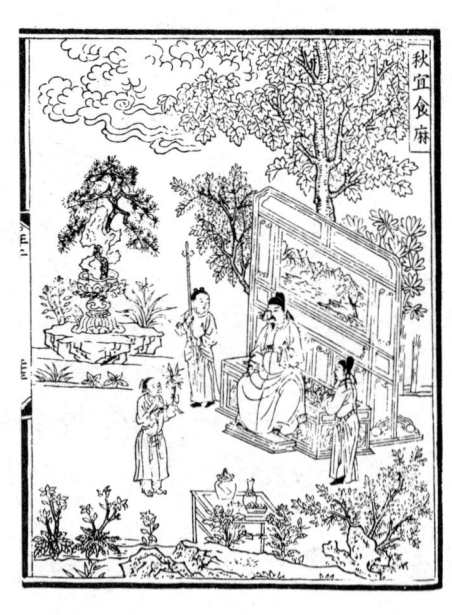

⑤无外其志:指人在秋季要屏绝外虑。

⑥逆之则伤肺:中医认为肺脏和自然界的秋季都是属于"金"的,所以,二者如不相适应,就使人的肺脏受伤。明人张介宾注解:"肺属金,王于秋,秋失所养,故伤肺。肺伤则肾水失其所生,故当冬令而为肾虚飧泄。飧泄,水谷不分而为寒泄也。"

⑦飧(sūn)泄:病名。消化不良,拉肚子。

⑧麻:指芝麻一类的油料作物。

冬三月①,此谓闭藏②,水冰地坼③,无扰乎阳,早卧晚起,必待日光,使志若伏若匿,若有私意,若已有得④,去寒就温,无泄皮肤,使气亟夺⑤,此冬气之应,养藏之道也。逆之则伤肾⑥,春为痿厥⑦,奉生者少。

冬气寒,宜食黍⑧,以热性治其寒。禁热饮食,温炙衣服。

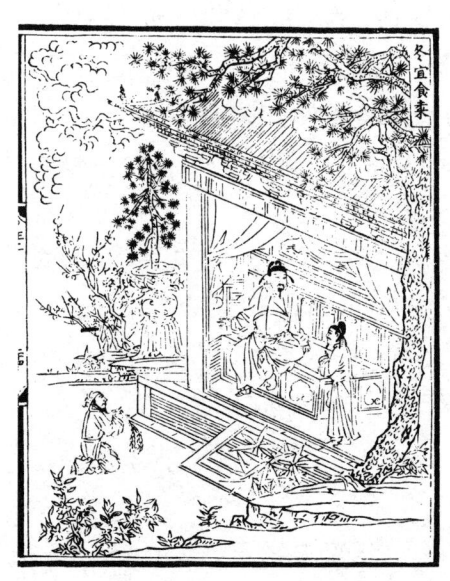

[注释]

①冬三月：指农历冬季的三个月，包括立冬、小雪、大雪、冬至、小寒、大寒六个节气。

②闭藏：是生机潜伏的意思。指冬季是万物避严寒而使生机潜伏起来的"闭藏"之季。马莳注解："阳气已伏，万物潜藏，故气象谓之闭藏。"

③地坼（chè）：大地裂开口子，天寒地冻。

④"使志"三句：此三句谈如何顺应冬气，用"闭藏"来养生。意思是使自己的神气内守，不妄动，不使体内的阳气受到扰动。清人张志聪说："若伏若匿，使志无外也。若有私意，若已有得，神气内藏也。"

⑤使气亟夺：使人身的阳气迅速地被外界冬寒所夺去。气，指人身内阳气。

⑥逆之则伤肾：指违背冬日养生的规律，会使人肾脏受伤。因人之肾脏与自然界的冬季均是属于"水"的，因此说伤肾。明人张介宾注解："肾主水，王于冬，冬失所养，故伤肾。肾伤则肝木失其所生，肝主筋，故当春令而筋病为痿。阳欲藏，故冬不能藏而阳虚为厥。"

⑦春为痿厥：春天时，形成四肢枯萎、厥冷、软弱不举的病。这是因为在冬季肾脏受了损伤，肾主骨，肾伤则必使骨（肢体）生病。痿，是肢体萎弱废用的一类病症。初起多见下肢无力，渐至手足软弱、肌肉麻木不仁、皮肤干枯失泽等。厥，指突然昏倒，不省人事，四肢厥冷，但不久能逐渐苏醒的一类病症。

⑧黍：古代专指一种籽实叫黍子的一年生草本植物，是重要的粮食作物之一。亦称稷、糜子。叶子线形，籽实淡黄色，去皮后叫黄米，其籽实煮熟后有黏性，可以酿酒、做糕等。味甘，性平，无毒。主益气补中，多热，令人烦。久食昏人五脏，令人好睡，肺病者宜食。

[评论]

本篇阐述了自然界四季气候的正常变化规律：春生、夏长、秋收、冬藏。对于人来说，四季是外在客观环境的一个主要方面，而人体内在的精神意志活动是内脏器官活动的主宰，但是人体的活动必须与外在环境统一协调，才能保持身心健康。反之，则必有伤于身心。

本篇按四季时序分为四个部分来阐述，每个部分均包括两个自然段，其中的第一自然段均系引自《黄帝内经·素问·四气调神大论》，第二自然段是作者博采群书中的有关资料而写成的。本篇的主旨是说自然界四时气候的变化对人体有很大影响，故自古以来，我国传统养生法中即有"四时调摄"之说。其中，饮食也是一个方面。随四时变化而调节饮食，对保证人体健康也很重要。但是，因四时不同，饮食调摄亦有侧重。

一般认为，春季，万物萌生，阳气生发，人体之阳气亦随之而生发，此时要扶助阳气，在饮食上也须注意多吃大葱、芫荽、麦子、豆豉、红枣、花生等。

夏季，万物生长旺盛，阳气盛而阴气弱，此时，要少食用辛甘燥烈的食品，以免过分损伤阴气，宜多食用甘酸清润之品，例如绿豆、青菜、乌梅、西瓜等。但是热天不宜过分贪凉饮冷，过食生冷，易伤脾胃。

秋季，是果实成熟的季节，天气转凉，气候干燥。在饮食上要注意少用辛燥食品，如辣椒、生葱等。宜食用芝麻、糯米、粳米、蜂蜜等柔润的食物。老年人可采取晨起食粥法，以便益胃生津。

冬季，是万物潜藏的季节，天气寒冷，因此要保阴潜阳，宜食用稻谷、羊肉、甲鱼、乌龟、木耳等食品，注意吃热食，用以保护阳气。对体虚、年老之人，冬季是饮食进补的最好时机。

人如果顺应四时天气的变化，就能保全"生气"，延年益寿。本篇所论述的春养生气，夏养长气，秋养收气，冬养藏气，其中养生、养长即养阳，养收、养藏即养阴，就是"春夏养阳，秋冬养阴"这一四时养生的主要原则。这一原则体现了中医学"天人相应"的整体观思想，又说明中医学的预防思想和养生方法是融为一体的。

随着现代科学的发展，人与自然、人与环境之间的关系愈来愈受到人们的重视，祖国医学的养生整体观念将会对人类的健康产生不可低估的作用，值得我们很好地继承并发展。

饮膳正要

五味偏走①

酸涩以收，多食则膀胱不利，为癃闭②。
苦燥以坚，多食则三焦③闭塞，为呕吐。
辛味薰蒸，多食则上走于肺，荣卫不时而心洞④。
咸味涌泄，多食则外注于脉，胃竭，咽燥而病渴。
甘味弱劣，多食则胃柔缓而虫过，故中满而心闷。

[注释]

①五味偏走：五味指食物和药物的酸、辛、苦、甘、咸五种味道。偏，指人对五味中某一种味道的偏嗜而言。走，则指五味各有其所归于的人体某一个内脏。但是，观此篇内容，不仅谈到五味偏走，还涉及五味禁忌等内容。故注者把本篇分为三个小段，加"五味所禁""五味禁忌""食助益充"三个标题。

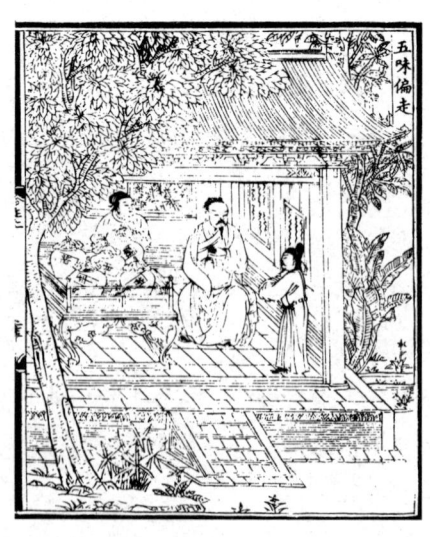

②癃（lóng）闭：小便不通的病。

③三焦：六腑之一，是脏腑外围最大的腑，又称外腑、弧腑。有主持诸气、疏通水道的作用。所谓"部位三焦"说，认为三焦并非是一个独立的脏腑器官，而是用以划分人体部位及内脏的特殊概念。根据三焦有上焦、中焦、下焦之别，把人体划分成上、中、下三个生理病理区域，将人体重要内脏器官分别辖于这三个区域之中。

《内经》对上、中、下三焦的位置及分界已有粗略描述，如《灵枢·营卫生会》说"上焦出于胃上口，并咽以上，贯膈而布胸中"；"中焦亦并胃中，出上焦之后"；"下焦者，别回肠，注于膀胱而渗入焉"。原文大体指出了膈上为上焦，胃部为中焦，胃以下为下焦。《难经·三十一难》说"上焦者，在心下，下膈，在胃上口"；"中焦者，在胃中脘，不上不下"；"下焦者，当膀胱上口"。以膈作为上、中两焦的分界处，以胃下口作为中、下两焦的分界处。对上、中、下三焦的部位划分已较明确：膈上胸中为上焦，膈下脐上腹部为中焦，脐下腹部为下焦。

④"辛味"三句：意思是多食用辛辣之物，就容易使之入肺脏，使人体内的营卫之气的作用失调，从而引起心气不足的"心洞"之症状。荣卫，中医学名词。荣指血的循环，卫指气的周流。荣气行于脉中，属阴；卫气行于脉外，属阳。荣卫二气散布全身，内外相贯，运行不已，对人体起着滋养和保卫作用。也可以泛指气血、身体。《抱朴子·道意》："若乃精灵困于烦扰，荣卫消于役用。"心洞，即"心气不足"。症状为心悸、气短（活动时加剧）、胸闷不舒、自汗、脉细弱或结代。

五味所禁①

辛走气，气病勿多食辛②。

咸走血③，血病勿多食咸。

苦走骨④，骨病勿多食苦。

甘走肉⑤，肉病勿多食甘。

酸走筋⑥，筋病勿多食酸。

[注释]

①五味所禁：此段系摘自《黄帝内经·宣明五气篇·五味所禁》，只删去原文中标题性的首句。主旨以五味各归所喜之脏的规律为基础，阐述饮食与药物的禁忌。

②"辛走气"二句：辛味之气属阳，出于上焦之气，布散卫气，开发腠理，宣通阳气，开毛窍而汗出。辛味走气，病在气，不能食辛。下四条之意皆类此。

③咸走血：五味所属，为咸走肾，肾主骨。今云咸走血，根据《太素·调食》注解："肾主于骨，咸味走于中焦血脉之中，咸味走骨，言走血者，以血为水也。"

④苦走骨：苦属火，入心，今曰走骨，《类经》注解："苦味性坚而沉，故走骨。"

⑤甘走肉：五味所属，甘入脾，脾主肌肉，故言"甘走肉"。

⑥酸走筋：五味所属，酸入肝，肝主筋，故言"酸走筋"。

五味禁忌①

肝病禁食辛，宜食粳米、牛肉、葵②、枣之类。

心病禁食咸，宜食小豆、犬肉、李、韭之类。

脾病禁食酸，宜食大豆、豕肉、栗、藿③之类。

肺病禁食苦，宜食小麦、羊肉、杏、薤④之类。

肾病禁食甘，宜食黄黍、鸡肉、桃、葱之类。

[注释]

①五味禁忌：辛走气入肺，五行属金，肝属木，金克木，故肝病禁食辛。五味所属为咸走肾，五行属水，心属火，水克火，故心病禁食咸。酸入肝属木，脾属土，木克土，故脾病禁食酸。苦入心属火，肺属金，火克金，故肺病禁食苦。甘入脾属土，肾属水，土克水，故肾病禁食甘。

②葵：指"冬葵"，我国古代重要蔬菜之一。可腌制，称葵菹。《说

文》："菜也。"《诗·豳风·七月》："七月亨葵及菽。"《仪礼·士虞礼记》："夏用葵。"《植物名实图考》："冬葵，湖南呼葵菜，亦曰冬寒菜，江西叫蕲菜；蕲、葵，一声之转。"

③藿（huò）：可供食用的豆科作物的叶子。《广雅·释草》："豆角谓之荚，其叶谓之藿。"

④薤（xiè）：多年生草本植物，地下有鳞茎，又名藠头或作莜头、小蒜、薤白头、野蒜、野韭等。江西新建被中国农业部命名为"中国藠头之乡"。薤起源于中国，中国自古栽培。据记载我国殷商时即有种植和食用薤的习惯。

多食酸，肝气以津，脾气乃绝①，则肉胝䐢而唇揭②。
多食咸，骨气劳短③，肥气折④，则脉凝泣而变色⑤。
多食甘，心气喘满，色黑，肾气不平⑥，则骨痛而发落⑦。
多食苦，则脾气不濡，胃气乃厚⑧，则皮槁而毛拔⑨。
多食辛，筋脉沮弛，精神乃央⑩，则筋急而爪枯⑪。

[注释]

①"多食"三句：引自《黄帝内经·生气通天论》："是故味过于酸，肝气以津，脾气乃绝。"句意是，多吃酸味的东西，会使肝气凑聚，失去条达，脾气因而受到克制，就可能呈现衰弱。津，有"聚"义，见《史记·天官书》。酸入肝，过则肝气凑聚，失其条达，木郁克土，故脾气不运。

②则肉胝䐢而唇揭：此句引自《黄帝内经·五藏生成篇》："多食酸，则肉胝䐢而唇揭。"肉胝䐢而唇揭，本句应依《千金》作"则肉胝而唇褰"。胝，有厚义。褰，作皱缩解。"肉胝䐢而唇褰"谓肉厚而唇缩。另一解认为即皮肉坚厚皱缩，口唇掀起。《黄帝内经·五藏生成篇》："多食酸，则肉胝䐢而唇揭，多食甘则骨痛而发落。"

③"多食"二句：引自《黄帝内经·生气通天论》："味过于咸，大骨气劳，短肌，心气抑。"大骨，《太素》"大"上有"则"字。《云笈七签》

饮膳正要 133

引无"大"字。综合以上所引，本句似应为"则骨气劳"。因为咸味能软坚，过多食用则伤骨，所以说"则骨气劳"。劳，有"病"义。本条作"骨气劳短"，也是伤骨，不得正常屈伸之义。

④肥气折：与下文之"变色"同指皮肉肤色不健康。

⑤则脉凝泣而变色：此句引自《黄帝内经·五藏生成篇》："是故多食咸，则脉凝泣而变色。"凝泣，是凝结而不畅通的意思。句意是，多吃咸味的东西，会使血脉凝滞，而面色失去光泽。

⑥"多食"四句：引自《黄帝内经·生气通天论》："味过于甘，心气喘满，色黑，肾气不衡。"句意是，过多吃甜东西，甜味弱劣，多食使人中满心闷，故喘满，面色不光泽。心肾为"君相"之关系，故心气不好，肾则无力。此句有一种解释认为"甘"应为"苦"。《太素》此处之"甘"即作"苦"。《素问绍识》说："作苦，是。味过于苦，心气过实。以为喘满，火亢血燥，水火不济，故肾气不衡。"

⑦"则骨痛"句：此句引自《黄帝内经·五藏生成篇》："多食甘，则骨痛而发落。"

⑧"多食"三句：引自《黄帝内经·生气通天论》："味过于苦，脾气不濡，胃气乃厚。"关于此句，有两种见解：一种认为"苦"应为"甘"，《太素》就把此处之"苦"作"甘"。又《素问绍识》说："作甘，是。味过于甘，则脾气过实，胃气因而致病。"另一种见解认为此处就是"苦"字，马莳说："苦所以生心也，味过于苦，则苦反伤心，母邪乘子，火气燥土，脾气不能濡泽，胃气反加厚矣。"又任应秋说："胃气强厚，即脾约证。"《伤寒论》："趺阳脉浮而涩，浮则胃气强，涩则小便数，浮涩相搏，大便则坚，其脾为约，麻子仁丸主之，是其例。"当以后者之说为宜。句意是，过多吃苦味，苦味反伤心经，致使与心经有直接联系的脾气不能濡泽，从而更使胃气反加厚了。

⑨则皮槁而毛拔：此句引自《黄帝内经·五藏生成篇》："多食苦，则皮槁而毛拔。"拔，《周礼·秋官》注："拔，除也。"引申为脱落之意。

⑩"多食"三句：句意是，过多吃辛辣之味，会使筋脉渐渐衰败，精神也就颓靡了。此句引自《黄帝内经·生气通天论》："味过于辛，筋脉沮

弛，精神乃央。"沮，渐渐败坏之意。弛，弛缓，弛懈。央，通"殃"。俞樾说："央，尽也。"有颓靡的意思。味过于辛，使金气偏盛，则肝气受伤，故筋脉懈。肝藏血，心主血脉而藏神，故肝气受伤，精神不振。张隐庵说："辛甚则燥，津液不能相成，而精神乃受其殃。"

⑪则筋急而爪枯：此句引自《黄帝内经·五藏生成篇》："多食辛，则筋急而爪枯。"筋急，筋拘挛。爪枯，手指甲枯槁。

食助益充

五谷为食，五果为助，五肉为益，五菜为充。气味合和而食之，则补精益气。①

虽然五味调和，食饮口嗜，皆不可多也。多者生疾，少者为益。百味珍馔，日有慎节，是为上矣。②

[注释]

① "五谷为食"六句：引自《黄帝内经·藏气法时论》："五谷为养，五果为助，五畜为益，五菜为充。气味合而食之，以补精益气。"意思为五谷是用来补充营养的，五果是用来作为辅助的，五肉是用来补益的，五菜是用来充养的。五谷：粳米、小豆、麦、大豆、黄黍。五果：桃、李、杏、栗、枣。五畜（肉）：牛、羊、豕、犬、鸡。五菜：葵、藿、薤、葱、韭。

② "虽然"八句：是本章的结语。意思是五味调和的食物，虽然人人爱吃喜用，但是，一定不要用过量。不管多么好的饮食，也要天天有所节制，有所选择，这样做，才是最好的防病、治病、养生之道。

[评论]

食物有酸、苦、辛、甘、咸五种味道，对于人体的作用各有不同，本篇论述了五味的作用和禁忌以及食助益充诸问题。

本篇认为，五味调和，有利于健康，五味过偏，会引起疾病的发生。中医学十分重视五味的调和，《黄帝内经·生气通天论》说："谨和五味，骨正筋柔,气血以流,腠理以密,如是则骨气以精,谨道如法,长有天命。"说明五味调和得当对人体有很大的好处。

中国古代养生学是反对五味偏嗜的,人体的营养虽然来源于饮食五味,但五味过偏,又易使人体受伤。因此,饮食五味宜适当,切忌偏亢,否则伤及五脏,于健康不利。

在对以上这样一种五味与五脏的特殊关系的认识基础上,中医将五味调和放在饮食养生的第一位,如《黄帝内经·藏气法时论》指出:"五谷为食,五果为助,五肉为益,五菜为充。气味合和而食之,则补精益气。此五者,有辛、酸、甘、苦、咸,各有所利,或散或收,或坚或软,四时五藏,病随五味所宜也。"忽思慧照录了以上一些话后,提出了自己的见解,他认为:"虽然五味调和,食饮口嗜,皆不可多也。多者生疾,少者为益。百味珍馔,日有慎节,是为上矣。"这就是说,饮食要有节制,养成良好的进食习惯,这才是饮食养生的要领。

食疗诸病[①]

生地黄鸡　治腰背疼痛,骨髓虚损,不能久立,身重气乏,盗汗[②],少食,时复吐利。

生地黄(半斤),饴糖[③](五两),乌鸡[④](一枚)。

右三味,先将鸡去毛、肠、肚净,细切,地黄与糖相和匀,内[⑤]鸡腹中,以铜器中放之,复置甑[⑥]中蒸,炊饭熟成,取食之。不用盐醋,唯食肉尽却饮汁。

[注释]

①食疗诸病:本篇专谈以食为主来治疗疾病,继承和发扬了我国"医食同源"的理论,至今,仍很有参考价值。

②盗汗:又称寝汗,是中医的一个病证名。是以入睡后汗出异常、醒后

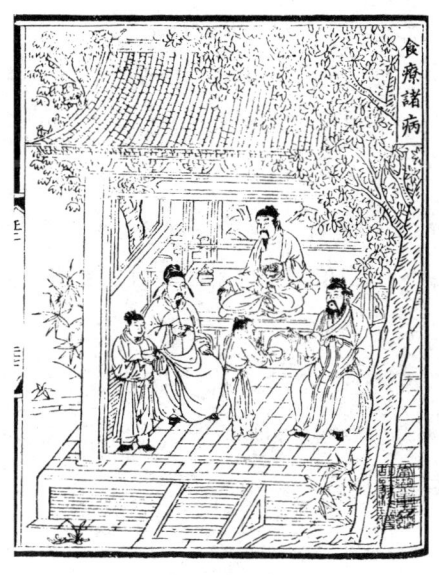

汗泄即止为特征的一种病征。盗汗有生理性和病理性之分。中医运用脐疗的方法治疗盗汗效果非常显著，盗汗病人应注意自我养护，加强体育锻炼，合理食疗调养。

③饴糖：是以高粱、米、大麦、粟、玉米等淀粉质的粮食为原料，经发酵糖化制成的食品，又称饧、胶饴。主要含麦芽糖，并含维生素B和铁等。有软、硬之分，软者为黄褐色黏稠液体，硬者系软饴糖经搅拌混入空气后凝固而成，为多孔之黄白色糖块。药用以软饴糖为好。味甘，性温。能补中缓急，润肺止咳，解毒。溶化饮，入汤药，噙咽，或入糖果等。脾胃湿热、中满呕哕者不宜。

④乌鸡：又称武山鸡、乌骨鸡，此处指雁科动物乌骨鸡（家鸡之一种）除去内脏的全体。它源自于江西省的泰和县武山。乌鸡不仅喙、眼、脚是乌黑的，而且皮肤、肌肉、骨头和大部分内脏也都是乌黑的。从营养价值上看，乌鸡的营养远远高于普通鸡，口感也非常细嫩。至于药用和食疗作用，更是普通鸡所不能相比的，被人们称作"名贵食疗珍禽"。中医认为其味甘，性平，入肝、肾经，能养阴、退热、补中。

饮膳正要

⑤内：同"纳"，为装入、塞进的意思。

⑥甑：古代炊具，底部有许多小孔，放在鬲上蒸食物。这种炊具最早是一种瓦制炊具，相当于现代的"蒸锅"。

羊蜜膏 治虚劳，腰痛，咳嗽，肺痿①，骨蒸。

熟羊脂②（五两），熟羊髓③（五两），白沙蜜（五两，炼净），生姜汁（一合），生地黄汁（五合）。

右五味，先以羊脂煎令沸，次下羊髓又令沸，次下蜜、地黄、生姜汁，不住手搅，微火熬数沸成膏。每日空心温酒调一匙头。或作羹汤，或作粥食之亦可。

[**注释**]

①肺痿：一作肺萎。是阴虚肺伤的慢性衰弱疾患。主要症状为咳嗽、吐出稠痰白沫，或伴有寒热、形体消瘦、精神萎靡、心悸气喘、口唇干燥、脉象虚数等症。本病多续发于其他疾病或经误治之后，津液一再耗损，阴虚内热，肺受熏灼而致。若病久伤气或肺中虚寒而致者，则表现为阳虚，患者多涎唾，常吐出涎沫而无咳嗽，可伴有眩晕、遗尿等症状。

②羊脂：为山羊或绵羊的脂肪油。中医认为其味甘，性温。能补虚，润燥，祛风，化毒。可以治疗下痢腹痛、汗出不止、虚劳口干、产后虚弱、小儿口疮等。

③羊髓：山羊或绵羊的骨髓或脊髓。中医认为其味甘，性温，无毒。能养阴补髓，润肺泽肌。

羊藏羹① 治肾虚劳损，骨髓伤败。

羊肝、肚、肾、心、肺（各一具，汤洗净），牛酥（一两），胡椒（一两），荜拨（一两），豉②（一合），陈皮（二钱，去白），良姜（二钱），草果③（两个），葱（五茎）。

右件，先将羊肝等，慢火煮令熟，将汁滤净。和羊肝等并药，一同入羊肚内，缝合口，令绢袋盛之，再煮熟，入五味，旋旋④任意食之。

[注释]

①此羹是以羊的内脏和一些调味品为原料制作而成的羹食，是元代宫廷的疗膳佳肴。

②豉：一种用熟的黄豆或黑豆经发酵后制成的食品。有咸、淡二种。供调味用。淡的也可入药。如：豉酒（用豆豉浸渍的酒，可供药用）、豉羹（即豆豉）。豆豉，是我国传统发酵而成的豆制品。古代称豆豉为"幽菽"，也叫"嗜"。最早的记载见于汉代刘熙《释名·释饮食》一书中，誉豆豉为"五味调和，需之而成"。《食经》一书中还有"作豉法"的记载。古人不但把豆豉用于调味，而且用于入药，对它极为看重。《史记》《汉书》《齐民要术》《本草纲目》等，都有此记载。我国台湾人称豆豉为"荫豉"，日本人称豆豉为"纳豉"，东南亚各国也普遍食用豆豉。

③草果：姜科豆蔻属植物草果的果实，别名草果仁、草果子。质坚硬，破开后，内为灰白色。气微弱，种子破碎时发出特异的臭气，味辛辣。以个大、饱满、色红棕、气味浓者为佳。草果味辛，性温；归脾、胃经；具有燥湿温中、辟秽截疟的功效。

④旋旋：随时。

羊骨粥① 治虚劳，腰膝无力。

羊骨（一付，全者，捶碎），陈皮（二钱，去白），良姜（二钱），草果（二个），生姜（一两），盐（少许）。

右水三斗，慢火熬成汁，滤出澄清，如常作粥，或作羹汤亦可。

[注释]

①羊骨粥：羊骨，山羊或绵羊的骨头，有补肾、强筋的作用。粥，是中

国古代各族人民的主要食品之一。古人有喝粥的习惯，即便在宋元时代的漠北草原也是如此。其时蒙古人尽管多吃干饭，但是早餐也必须要有带乳、肉的稀粥。意大利人加宾尼在《出使蒙古记》中谈到蒙古人的饮食时说："蒙古人早晨吃些小米稀粥，白天他们就不再吃东西；不过，在晚上，他们每人都吃一点肉，并且喝肉汤。夏天多喝马奶，少吃肉。"这里提到的稀粥，乃是史料中经常出现的"乳粥"。其做法是以粮食煮粥并且添加牛、羊乳汁。此种风气后来又传进元朝宫廷，乃至中原。见于《饮膳正要》的除"羊骨粥"外，还有"乞马粥""汤粥""粱米淡粥""河西米汤粥""生地黄粥""荜拨粥""良姜粥""桃仁粥""鸡头粥""萝卜粥""小麦粥""荆芥粥""麻子粥"等多种粥饭的做法。"羊骨粥"是元代宫廷的高级营养佳肴。其主要原料除各种米、羊骨外，还包括各种天然滋补品。

羊脊骨[①]**羹** 治下元久虚[②]，腰肾伤败。

羊脊骨（一具，全者，捶碎），**肉苁蓉**[③]（一两，洗，切作片），草果（三个），荜拨（二钱）。

右件，水熬成汁，滤去滓，入葱白、五味，作面羹食之。

[注释]

①羊脊骨：山羊或绵羊的脊骨。其味甘，性热，无毒。能补肾虚，治腰痛下痢。

②下元久虚：即肾气久虚。下元，为下焦的元气，中医学上认为肾气为下元。因五脏位置肾居最下，藏有元阴、元阳，为元气之本，故称"下元"。如"下焦虚冷""下元亏虚"，皆指肾气不足，有共同的病理基础。但"下焦虚冷"重在肾阳虚、命门火衰。命门之火，简称命火，临床上命门火衰与肾阳虚弱很难截然分开（下焦虚冷主要原因当责之命门火衰）。而"下元亏虚"既有肾阳不足，也有肾阴亏虚。此为两者主要不同的病理基础。"下焦虚冷"所致的遗精当温补命火以固精止泄，"下元亏虚"则应滋补肾阴、温补肾阳以固精止遗。

③肉苁蓉：属列当科濒危种，别名大芸、寸芸、苁蓉、查干告亚（蒙古语）。肉苁蓉是一种寄生在沙漠树木梭梭、红柳根部的寄生植物，分布于内蒙古、宁夏、甘肃和新疆，素有"沙漠人参"之美誉，具有极高的药用价值，是我国传统的名贵中药材，也是历代补肾壮阳类处方中使用频度最高的补益药物之一。《本草拾遗》中曾记载："肉苁蓉三钱，三煎一制，热饮服之，阳物终身不衰。"但肉苁蓉极其稀有，濒临灭绝，而中国也只在新疆天池峡谷中才有少量分布，产量极其稀少，当地百姓称为"活黄金"，民间也流传着"宁要苁蓉一筐，不要金玉满床"的谚语，它与人参、鹿茸一起被列为中国三大补药。

白羊肾羹[①]　治虚劳，阳道衰败，腰膝无力。

白羊肾（二具，切作片），肉苁蓉（一两，酒浸，切），羊脂（四两，切作片），胡椒（二钱），陈皮（一钱，去白），荜拨（二钱），草果（二钱）。

右件相和，入葱白、盐、酱，煮作汤，入面饼子，如常作羹食之。

[注释]

①现在仍有此道菜肴，属浙江菜系。特点：壮肾，暖脾胃。适用于肾虚阳道衰败、腰膝无力、脾虚食少、胃寒腹痛等症。白羊肾，白山羊或白绵羊的腰子。又称"肾羊子"，应去筋膜后用之。

猪肾[①]**粥**　治肾虚劳损，腰膝无力，疼痛。

猪肾（一对，去脂膜，切），粳米（三合），草果（二钱），陈皮（一钱，去白），缩砂[②]（二钱）。

右件，先将猪肾、陈皮等煮成汁，滤去滓，入酒少许，次下米成粥，空心食之。

[注释]

①猪肾：猪腰子。味甘、咸，性平，无毒。能补肾气，利水，作用缓和。李时珍云"方药所用，借其引导而已"。可作为食疗辅助之品。如治肾虚腰痛，《本草权度》将本品以椒、盐腌去腥水，入杜仲末10克，用荷叶包煨食之；治肾虚久泻，《濒湖集简方》用本品掺入骨碎补末，煨熟食。猪腰子具有补肾气、通膀胱、消积滞、止消渴之功。

②缩砂：姜科，多年生草本，栽培或野生。分布于越南、泰国、缅甸、印度尼西亚等地。缩砂味辛，性温，无毒。主虚劳冷泻、宿食不消，下气。

枸杞羊肾粥　治阳气衰败，腰脚疼痛，五劳七伤①。

枸杞叶（一斤），羊肾（一对，细切），葱白（一茎），羊肉（半斤，炒）。

右四味拌匀，入五味，煮成汁，下米熬成粥，空腹食之。

[注释]

①五劳七伤：形容人身体虚弱多病。其实，"五劳七伤"包含着丰富的内容，其形成因素也包含着多个方面。在人们的日常生活中，"五劳七伤"实际上是经常被人忽略的，所以才会"积劳成疾"。五劳所伤，指久视伤血，久卧伤气，久坐伤肉，久立伤骨，久行伤筋。七伤，指大饱伤脾，大怒气逆伤肝，强力举重、久坐湿地伤肾，形寒饮冷伤肺，忧愁思虑伤心，风雨寒暑伤形，恐惧不节伤志。可以看出，视、卧、坐、立、行是人们日常生活中最普通的活动，这些活动对人的影响也最大，互相之间也可以相互影响，互为协调。所以，每个人在日常的生活和工作中都要注意，不论是劳身还是劳心都要有节制，不可过度，要注意劳逸结合，调节神经和身心，这样才是正确的养生之道。

鹿肾①羹　治肾虚耳聋。

鹿肾（一对，去脂膜，切）。

右件于豆豉中，入粳米三合，煮粥或作羹，入五味，空心食之。

[注释]

①鹿肾：又名鹿鞭、鹿腰子，是雄性梅花鹿或马鹿的阴茎及睾丸部分。味甘，性平，气微腥。主要产于东北、河北、青海、甘肃、四川等地。具有补肾壮阳、下乳的功效。

羊肉①**羹** 治肾虚衰弱，腰脚无力。

羊肉（半斤，细切），萝卜（一个，切作片），草果（一钱），陈皮（一钱，去白），良姜（一钱），荜拨（一钱），胡椒（一钱），葱白（三茎）。

右件，水熬成汁，入盐、酱熬汤，下面饵子，作羹食之。将汤澄清，作粥食之亦可。

[注释]

①此处应用羊"磨档"（尾下臀部上）部分的肉。

鹿蹄①**汤** 治诸风②、虚③，腰脚疼痛，不能践地。

鹿蹄（四只），陈皮（二钱），草果（二钱）。

右件，煮令烂熟，取肉，入五味，空腹食之。

[注释]

①鹿蹄：指鹿的四蹄之肉。其性平。治风寒湿痹、腰脚酸痛。

②风：中医病因学概念，又称风邪。风邪致病有外因和内因之分。外风本指自然界中因空气流动而形成的一种气候或环境状态，为春季的主气，属六气之一。这种气候或环境状态能使正气虚弱或体质易感的人发生疾病，对

这些人来说，外风便成为致病因素，属六淫之一。内风则指由多种原因引致的体内阳气亢逆变动所形成的病理状态，与肝的病变密切相关。外风与内风虽有区别，但在临床上都有发病迅速、变化多端的特点。

③虚：指正气不足，以正气虚损为矛盾主要方面的病理反应，表现为机体的精、气、血、津液亏少和功能衰弱，脏腑经络的功能低下，抗病能力减退，可见各种虚弱不足的证候。

鹿角①**酒**　治卒患腰痛，暂转不得②。

鹿角（新者，长二三寸，烧令赤）。

右件，内酒中浸二宿，空心饮之立效。

[注释]

①鹿角：别名斑龙角，为鹿科动物梅花鹿或马鹿已骨化的老角。其味咸，性温，无毒。入肝、肾经。能行血、消肿、益肾。主恶疮痈肿，逐邪气，除小腹血急痛、腰脊痛及留血在阴中。

②暂转不得：突然不能转动。暂，在此为"猝然，突然"之意。

黑牛髓①**煎**　治肾虚弱，骨伤败②，瘦弱无力。

黑牛髓（半斤），生地黄汁（半斤），白沙蜜（半斤，炼去蜡③）。

右三味和匀，煎成膏，空心酒调服之。

[注释]

①黑牛髓：黑色牛的骨髓。古中药学家认为黑牛、黄牛者良。但均需炼过用。

②骨伤败：精髓亏虚，骨痿无力。

③炼去蜡：指把蜂蜜经熬炼，去掉其中的蜡质。

狐肉①**汤** 治虚弱，五藏邪气。

狐肉（五斤，汤洗净），草果（五个），缩砂（二钱），葱（一握②），陈皮（一钱，去白），良姜（二钱），哈昔泥③（即阿魏）（一钱）。

右件，水一斗，煮熟，去草果等，次下胡椒二钱，姜黄一钱，醋、五味，调和匀，空心食之。

[注释]

①狐肉：为犬科动物狐的肉。其味甘，性温，能补虚暖中，解疮毒，治虚劳等。

②一握：即一把。

③哈昔泥：又叫阿魏，新疆一种独特的药材。分新疆阿魏和圆茎阿魏两种，属伞形科，多年生草本植物。阿魏味辛，性温，有理气消肿、活血消疲、祛痰和兴奋神经的功效。维吾尔族医生还用它驱虫、治疗白癜风等。分布于中亚地区及伊朗和阿富汗。

乌鸡汤 治虚弱，劳伤，心腹邪气。

乌雄鸡①（一只，揩洗净，切作块子），陈皮（一钱，去白），良姜（一钱），胡椒（二钱），草果（二个）。

右件，以葱、醋、酱相和，入瓶内，封口，令煮熟，空腹食。

[注释]

①乌雄鸡：雄性乌骨鸡，家鸡的一种。其味甘，性平，无毒。入肝、肾经。能养阴退热。

醍醐①**酒** 治虚弱，去风湿。

醍醐（一盏）。

右件，以酒一杯和匀，温饮之，效验。

[注释]

①醍醐：按古法经若干复杂工序从酥酪中提制出的一种质地黏厚的发酵乳脂。

山药饦① 治诸虚，五劳七伤，心腹冷痛，骨髓伤败。

羊骨（五七块，带肉），萝卜（一枚，切作大片），葱白（一茎），草果（五个），陈皮（一钱，去白），良姜（一钱），胡椒（二钱），缩砂（二钱），山药（二斤）。

右件同煮，取汁澄清，滤去滓，面二斤，山药二斤，煮熟，研泥，搜面作饦②，入五味，空腹食之。

[注释]

①饦：即"馎饦"，亦做"不托"、汤饼，今江淮间谓之切面，也就是面片汤。《齐民要术·饼法》："馎饦，挼拨如大指许，二寸一断，著水盆中浸，宜以手向盆旁挼使极薄，皆急火逐沸煮熟。"《新五代史·李茂贞传》："朕与六宫皆一日食粥，一日食不饦。"

②搜（shǎo）面作饦：即和面做成饼。搜，用水调和。

山药粥 治虚劳，骨蒸，久冷①。

羊肉（一斤，去脂膜，烂煮熟，研泥），山药（一斤，煮熟，研泥）。

右件，肉汤内下米②三合，煮粥，空腹食之。

[注释]

①骨蒸，久冷：指久患虚劳之症，骨发燥热而身感寒冷。"骨"表示深层的意思，"蒸"是熏蒸的意思。骨蒸，用以形容阴虚潮热的热气自里透发而出。骨蒸是虚热的一种，临床常称作"骨蒸潮热"。骨蒸潮热乃久病阴虚而致，即感觉有热感自骨内向外透发。治疗需要补肾滋阴，如用六味地黄

丸、大补阴丸、知柏地黄丸等。

②米：此处指粳米。粳米是粳稻的种仁，又称大米。其味甘淡，其性平和，每日食用，百吃不厌，是天下第一补人之物。粳米，也有人称作"蓬莱米"，它的样子是圆圆短短的，吃起来口感软硬适中，所以我们平时所吃的米大多是属于这种粳米。

酸枣粥　治虚劳，心烦，不得睡卧①。

酸枣仁②（一碗）。

右用水，绞取汁，下米三合煮粥，空腹食之。

[注释]

①《得配本草》云："（酸枣仁）肝旺烦躁，肝强不眠（者），禁用。"《本草拾遗》云："（用酸枣仁）睡多（者）生使，不得睡（者）炒熟（使）。"

②酸枣仁：又称酸枣核、山枣仁、酸枣子、棘仁、棘实、棘刺实。为鼠李科植物酸枣的成熟种子。以粒大、有光泽、外皮红棕色、种仁色黄白者为佳。内有实邪郁火及肾虚滑泄梦遗者慎服。其味甘、微酸，性平。归心、肝、胆经。

关于酸枣仁的传说：唐代永淳年间，相国寺有位和尚名允惠，患了癫狂症，经常妄哭妄动，狂呼奔走。病程半年，虽服了许多名医的汤药，均不见好转。允惠的哥哥潘某，与名医孙思邈是至交，潘恳请孙思邈设法治疗。孙详询病情，细察苔脉，然后说道："令弟今夜睡着，明日醒来便愈。"潘某听罢，大喜过望。孙思邈吩咐："先取些成食给小师父吃，待其口渴时再来叫我。"到了傍晚时分，允惠口渴欲饮，家人赶紧报知孙思邈，孙取出一包药粉，调入约半斤白酒中，让允惠服下，并让潘某安排允惠住一间僻静的房间。不多时，允惠便昏昏入睡，孙再三嘱咐不要吵醒病人，待其自己醒来，直到次日半夜，允惠醒后，神志已完全清楚，癫狂痊愈，潘家重谢孙思邈，并问其治愈道理。孙回答："此病是用朱砂酸枣仁乳香散治之，即取朱砂一两，酸枣仁及乳香各半两，研末，调酒服下，以微醉为度，服毕令卧睡，病轻者，半日至一日便醒，病重者二三日方觉，须其自醒，病必能愈，若受惊而醒，则不可能再治了。昔日吴正肃，也曾患此疾，服此一剂，竟睡了五日才醒，醒来后病也好了。"这一巧治癫狂之法，取酸枣仁有安神之功，配伍朱砂，故收到理想疗效。

生地黄粥 治虚弱骨蒸，四肢无力，渐渐羸瘦，心烦不得睡卧。

生地黄汁①（一合），酸枣仁（二两，水绞，取汁二盏）。

右件，水煮同熬数沸，次下米三合煮粥，空腹食之。

[注释]

①生地黄汁：为用玄参科植物地黄之新鲜根茎绞取的汁液。其味甘、苦，性寒。入心、肝、肾经。能清热、凉血、生津。《本草汇合》："生地（鲜地黄），为补肾要药，益阴上品。"

椒面羹① 治脾胃虚弱，久患冷气，心腹结痛，呕吐不能下食。

川椒②（三钱，炒，为末），白面（四两）。

右件同和匀，入盐少许，于豆豉作面条，煮羹食之。

[注释]

①椒面羹：其名曰羹，实即类似现代的"椒盐豆豉汤面"，唯以炒川椒末直接和入面中，香麻辛辣之味更浓。其做法不同于今之以料味调汤、以纯面条入汤而制成的汤面。

②川椒：即四川产的花椒，又称"蜀椒"。为芸香科植物花椒的一种。为四川菜使用最多的调料，常用于配制卤汤、腌制食品或炖制肉类，有去膻增味作用。亦为"五香粉"原料之一。花椒始见载于《诗经》。古代常将花椒与酒配制，称作椒酒。《齐民要术》多次提到用于调味。明代李时珍在《本草纲目》中明确指出"其味辛而麻"的特点。除各种肉类的腥气；促进唾

液分泌，增加食欲；使血管扩张，从而起到降低血压的作用。一般人群均能食用，孕妇、阴虚火旺者忌食。

荜拨粥 治脾胃虚弱，心腹冷疼①痛，妨闷不能食。

荜拨（一两），胡椒（一两），桂（五钱）。

右三味为末。每用三钱，水三大碗，入豉半合，同煮令熟，去滓，下米三合作粥，空腹食之。

[注释]

①疼（jiǎo）：腹部绞痛。《康熙字典》引《方书》云："疼气感触邪热而发之病，俗作疞。"《说文》："腹中急也。"

良姜粥 治心腹冷痛，积聚，停饮①。

高良姜②（半两，为末），粳米（三合）。

右件，水三大碗，煎高良姜至二碗，去滓，下米煮粥，食之效验。

[注释]

①积聚，停饮：指因水饮内停所造成的腹内结块、或胀或痛的病症。

②高良姜：别称良姜、小良姜。为姜科植物高良姜的根茎。多年生草本。原产于亚洲热带地区。我国云南、广东、广西及台湾等地区均有栽种。喜生于山坡草地或灌木丛中。其味辛，性热。归脾、胃经。功效：散寒止痛，温中止呕。可以治疗胃寒冷痛。本品辛散温通，能散寒止痛，为治胃寒脘腹冷痛之常用药，每与炮姜相须为用，如二姜丸（《和剂局方》）；治胃寒肝郁，脘腹胀痛，多与香附合用，以疏肝解郁，散寒止痛，如良附丸（《良方集腋》）；治卒心腹绞痛如剧，两胁支满，烦闷不可忍者，可与厚朴、当归、桂心等同用，如高良姜汤（《千金方》）。亦可治疗胃寒呕吐：本品性热，能温散寒邪，和胃止呕。治胃寒呕吐，多与半夏、生姜等同用；治虚寒

呕吐，常与党参、茯苓、白术等同用。

吴茱萸[①]**粥**　治心腹冷气冲[②]，胁肋[③]痛。

吴茱萸（半两，水洗，去涎[④]，焙干，炒，为末。）

右件，以米三合，一同作粥，空腹食之。

[注释]

①吴茱萸：为芸香科植物吴茱萸的未成熟果实，别名曲药子、伏辣子、臭泡子。生于温暖地带的山地、路旁或疏林下。分布于广东、广西、贵州、云南、四川、陕西、湖南、湖北、福建、浙江、江西。入中药。其味苦，微辛辣，性温，香气浓烈，有毒。能温中、止痛、理气、燥湿。

②气冲：气，指足阳明胃经穴内气血物质。冲，突也。足阳明胃经穴在腹股沟稍上方，当脐中下五寸，距前正中线两寸。该穴名意指本穴的气血物质为气，其运行状况是冲突而行。本穴物质来源有二，一为归来穴下行的细小经水，二为体内冲脉外传体表之气。由于冲脉外传体表之气强劲有力，运行如冲突之状，故名。

③胁肋，指从腋下到腰上部分。肋，指胸部的侧面。

④水洗，去涎：指用水泡去吴茱萸所含的烈汁。水洗应为"水泡"。

牛肉脯[①]　治脾胃久冷，不思饮食。

牛肉[②]（五斤，去脂膜，切作大片），胡椒（五钱），荜拨（五钱），陈皮（二钱，去白），草果（二钱），缩砂（二钱），良姜（二钱）。

右件为细末，生姜汁五合，葱汁一合，盐四两，同肉拌匀，淹二日，取出焙干，作脯，任意食之。

[注释]

①牛肉脯：即牛肉干。色泽棕红，食而不腻，别有风味，一般人都可食用。牛肉干的膳食纤维较粗，不易消化，有很高的胆固醇，高蛋白低脂肪，

老年人、儿童及消化力弱的人不宜一次性多吃,若要食用可以采用少食多餐的方法;感染性疾病、肝病、肾病的人慎食。追溯牛肉干历史,早在成吉思汗建立蒙古帝国时,蒙古骑兵与牛肉干就有着不解之缘,"出入只饮马乳,或宰各类牛肉干为粮"。只要有供马匹和畜群食用的水草,蒙古人就可以自给。一头牛宰杀后,百十公斤重的牛肉晾干捻成末后,只有十几斤,装袋后背在身上,只要有水便可冲饮。即使饮食缺乏,还可以射猎作为补充。牛肉干在远征作战中起着很重要的作用。草原牧民自古就有晾晒牛肉干的习俗,是招待贵客的食品。

②牛肉:此品用牛肋部精肉较为适宜。

莲子[①]**粥** 治心志不宁。补中强志,聪明耳目。

莲子(一升,去心[②])。

右件煮熟,研如泥,与粳米三合,作粥,空腹食之。

[注释]

①莲子:是睡莲科植物莲的种子,又称莲实、莲米、莲肉。莲,又称芙蓉、水芝。我国大部分地区均有出产,而以江西广昌、福建建宁产者最佳。秋、冬季果实成熟时,割取莲房(莲蓬),取出果实;或取坠入水中,沉于泥内的果实,除去果壳,鲜用或晒干用,或剥去莲子的外皮和心(青色的胚芽)用,特称为莲肉。入脾、肾、心经。功效:清心醒脾,养心安神明目,补中养神,健脾补胃,止泻固精,益肾涩精止带,滋补元气。

②去心:似应为"去皮、心"。去掉莲子的皮,为的是去掉涩味。心,指莲子心,是莲子的绿色胚芽,味苦,性寒。去掉它,是为了去掉苦味和寒性。

鸡头粥 治精气不足,强志,明耳目。

鸡头实[①](三合)。

右件煮熟,研如泥,与粳米一合,煮粥食之。

[注释]

①鸡头实：中药材，别名芡实、鸡头米、鸡头苞、鸡头莲、刺莲藕等，为睡莲科植物芡的干燥成熟种仁。以颗粒饱满、均匀，粉性足，无破碎，干燥无杂质者为佳。味甘、涩，性平。归脾、肾经。具有益肾固精，补脾止泻、祛湿止带的功能。

鸡头粉羹　治湿痹①，腰膝痛。除暴疾，益精气，强心志，耳目聪明。

鸡头（磨成粉），羊脊骨（一付，带肉，熬取汁）。

右件，用生姜汁一合，入五味调和，空心食之。

[注释]

①湿痹：痹症的一种。指风寒湿邪侵袭肢节、经络，其中又以湿邪为甚的痹症，又称"着痹"。《素问·痹论》："湿气胜者为着痹也。"又名肌痹。《症治准绳·杂病》："湿痹者，留而不移，汗多，四肢缓弱，皮肤不仁。"《症因脉治》卷三："湿痹之症，或一处麻痹不仁，或四肢手足不举，或半身不能转侧，或湿变为热，热变为燥，收引拘挛作痛，蜷缩难伸，名曰着痹，此湿痹之症也。"

桃仁①粥　治心腹痛，上气咳嗽②，胸膈烦满，喘急。

桃仁（三两，汤煮熟，去尖、皮，研）。

右件取汁，和粳米同煮粥，空腹食之。

[注释]

①桃仁：为蔷薇科植物桃或山桃的种子。别名毛桃仁、扁桃仁、大桃仁。其味苦、甘，性平，无毒。《名医别录》云："（桃仁）止咳逆上气，消心下坚，除卒暴击血，破症瘕，通脉。止痛。"桃仁味苦而性平，能入心、

肝、大肠，活血祛瘀，作用甚广。桃仁与红花皆为活血祛瘀之药，作用均甚广泛，往往配合应用。唯桃仁善治肺痈肠痈，且有润肠通便之效；红花则善于活血调经。

②上气咳嗽：病证名。上气，指肺气上逆，症见呼多吸少，气息急促。

生地黄粥 治虚劳，瘦弱，骨蒸，寒热往来①，咳嗽唾血。

生地黄汁（二合）。

右件，煮白粥②，临熟时入地黄汁，搅匀，空腹食之。

[注释]

①寒热往来：病证名。亦称"往来寒热"。指忽寒忽热，寒与热互相往来，一天可发作数次。

②白粥：指不加任何咸味或其他调味料的粥。白粥具有滋补元气、生津液、畅胃气的功效。

鲫鱼①羹 治脾胃虚弱，泄痢，久不瘥②者，食之立效。

大鲫鱼（二斤），大蒜（两块），胡椒（二钱），小椒③（二钱），陈皮（二钱），缩砂（二钱），荜拨（二钱）。

右件，葱、酱、盐、料物、蒜，入鱼肚内，煎熟作羹，五味调和令匀，空心食之。

[注释]

①鲫鱼：属鲤形目鲤科鲫属，是一种主要以植物为食的杂食性鱼，喜群集而行，择食而居。鲫鱼肉质细嫩，肉味甜美，营养价值很高。其味甘，性平、温，入胃、肾经，具有和中补虚、除湿利水、补虚羸、温胃进食、补中生气之功效。

②瘥（chài）：病愈，病已去体，病有好转。

③小椒：灌木，成熟期早，果小，丰产性能好，品质佳。缺点是果实成

熟后发生裂果严重，需及时采收。

炒黄面[①]　治泄痢，肠胃不固。
白面[②]（一斤，炒令焦黄）。
右件，每日空心温水调一匙头。

[注释]

①炒黄面：本品应是现在加各种果料、牛髓等的"油炒面"的原祖。
②白面：小麦面。味甘，性凉。能养心，益肾，除热，止渴。

乳饼面[①]　治脾胃虚弱，赤白泄痢。
乳饼（一个，切作豆子样）。
右件，用面拌煮熟，空腹食之。

[注释]

①乳饼面：用乳饼拌和白面煮熟了食用的一种食品。乳饼，即"乳腐"，为乳类的加工制成品。《仙神隐书》："造乳饼法，以牛乳一斗，绢滤入釜，煎五沸水解之，用醋点入，如豆腐法，渐结成滩出，以帛裹之，用石压成，入盐釜底收之。"其味甘，性微寒，无毒。唐孟诜说："（乳饼）润五脏，利大小便，益十二经脉，微动气。"

炙黄鸡　治脾胃虚弱，下痢。
黄雌鸡[①]（一只，择净）。
右件以盐、酱、醋、茴香、小椒末同拌匀，刷鸡上，令炭火炙干焦，空腹食之。

[注释]

①黄雌鸡：其味咸、甘，性温。能温中、益气、补精、添髓。

牛奶子煎荜拨法①

贞观中②，太宗苦于痢疾，众医不效，问左右能治愈者，当重赏。时有术士进此方，用牛奶子煎荜拨，服之立瘥。

[注释]

①牛奶子煎荜拨法：原目缺"法"字，本条记制法甚略，且无用量可参。《本草纲目》记之较详："其方用牛乳半斤，荜拨三钱，同煎减半。空腹顿服。"

②贞观中：指唐代贞观年间。贞观，唐太宗李世民做皇帝时的年号（627—649）。此条中记唐太宗用牛奶子煎荜拨治好痢疾的事，见于《独异志》："唐太宗苦气痢，众医不效，下诏访问。金吾长张宝藏曾困此疾，即具疏以乳煎荜拨方上，服之立愈。"

猯肉①**羹**　治水肿，浮气，腹胀，小便涩少。

猯肉（一斤，细切），葱（一握），草果（三个）。

右件，用小椒、豆豉，同煮烂熟，入粳米一合作羹，五味调匀，空腹食之。

[注释]

①猯（tuān）肉：即猪獾肉。出自《本草图经》。《本草纲目》：猯，猪獾也；獾，狗獾也。二种相似而略殊。狗獾似小狗而肥，尖喙，矮足，短尾，深毛，褐色，皮可为裘须，亦食虫蚁瓜果。栖于山麓、灌丛、荒野及湖边、溪边。爪强，掘洞而居，黄昏或夜间活动，性较凶猛。分布几遍及全国各地。冬季捕捉，可用猎犬追捕、烟熏、枪杀等法。

黄雌鸡　治腹中水癖①，水肿②。

黄雌鸡（一只，捯净），草果（二钱），赤小豆③（一升）。

饮膳正要

右件，同煮熟，空心食之。

[**注释**]

①水癖：指潜匿于两肋之间形成的积块，平时摸不见，痛时摸之才觉有物的病证。

②水肿：病证名。又称水气、水胀、水满。指体内水湿停留，面目、四肢、胸腹甚至全身浮肿的一种病患。水肿是指血管外的组织间隙中有过多的体液积聚，为临床常见症状之一。水肿是全身气化功能障碍的一种表现，与肺、脾、肾、三焦各脏腑密切相关。依据症状表现不同而分为阳水、阴水二类，常见于肾炎、肺心病、肝硬化、营养障碍及内分泌失调等疾病。

③赤小豆：又名赤豆、红豆、红赤豆、小豆。赤小豆富含淀粉，因此又被人们称为"饭豆"。为豆科植物赤小豆或赤豆的种子。性平，味甘酸。健脾止泻，利水消肿。适宜各类型水肿之人，包括肾脏性水肿、心脏性水肿、肝硬化腹水、营养不良性水肿等，如能配合乌鱼、鲤鱼或黄母鸡同食，消肿力更好；适宜产后缺奶和产后浮肿，可单用赤小豆煎汤喝或煮粥食；适宜肥胖症之人食用。《食疗本草》："和鲤鱼煮烂食之，甚治脚气及大腹水肿。"《食性本草》："赤小豆坚筋骨，抽肌肉，久食瘦人。"《产书方》："下乳汁，煮赤小豆取汁饮。"《本草纲目》："通乳汁，和鲤鱼、鲫鱼、黄雌鸡煮食。"赤小豆能通利水道，故尿多之人忌食。南朝梁陶弘景云："性逐津液，久食令人枯瘦。"《本草新编》："赤小豆，可暂用以利水，而不可久用以渗湿。"《本草纲目》："赤小豆，其性下行，久服则降令太过，津液渗泄，所以令肌瘦身重也。"《随息居饮食谱》："赤小豆，蛇咬者百日内忌之。"按：赤小豆除含蛋白质、脂肪外，还含有维生素A、B、C和植物皂素及微量元素。另据元代贾铭《饮食须知》中介绍，赤小豆的花叫"腐婢"，能解酒毒，食之令人多饮不醉。

青鸭羹 治十肿①水病不瘥。

青头鸭②（一只，煺净），草果（五个）。

右件，用赤小豆半升，入鸭腹内煮熟，五味调，空心食。

[注释]

①十肿：古代医学家说的十种水肿病（浮肿）的总称。如《金匮要略》将水肿病分为"风水""皮水""正水""石水""黄汗"等类型。

②青头鸭：是雁形目鸭科鸭属。雄体头部通常为黑色，具金属光泽，雌体纯褐色。繁殖期雄鸭协助雌鸭选择营巢地点，在地面刨出浅坑或集一堆苇草筑巢。雌雄共同参与对雏鸟的养育。在沿海或较大的湖泊越冬。《本草纲目》云："治水利小便，宜用青头雄鸭。"

萝卜粥　　治消渴①，舌焦，口干，小便数。

大萝卜②（五个，煮熟，绞取汁③）。

右件，用粳米三合，同水并汁，煮粥食之。

[注释]

①消渴：是中国传统医学的病名，是指以多饮、多尿、多食及消瘦、疲乏、尿甜为主要特征的综合病证。若做化验检查，其主要特征为高血糖及尿糖。主要病变部位在肺、胃、肾，基本病机为阴津亏耗，燥热偏盛。

②大萝卜：即莱菔、芦菔。我国是莱菔的故乡，栽培食用历史悠久，早在《诗经》中就有关于莱菔的记载。它既可用于制作菜肴，炒、煮、凉拌俱佳；又可当作水果生吃，味道鲜美；还可用来腌制泡菜、酱菜。莱菔营养丰富，有很好的食用、医疗价值，有"冬吃莱菔夏吃姜，一年四季保安康"的说法。入药用大萝卜，多为大红萝卜（卞萝卜）、大水萝卜。其味辛、甘，性凉。消积滞，化痰热，下气，宽中，解毒。萝卜适用于烧、拌、做汤，也可做配料和点缀。萝卜种类繁多，生吃以汁多辣味少者为好，平时不爱吃凉性食物者以熟食为宜。萝卜除可生食、炒食外，还可做药膳、煮食，或煎汤、捣汁饮，或外敷患处。萝卜主泻，胡萝卜为补，所以二者最好不要同食。若要一起吃时应加些醋来调和，以利于营养吸收。

萝卜在我国民间有"小人参"之美称,也有"萝卜上市,医生没事""萝卜进城,医生关门""冬吃萝卜夏吃姜,不要医生开药方""萝卜一味,气煞太医"之说,还有一个俗语表现了萝卜的益处:"吃着萝卜喝着茶,气得大夫满街爬。"元代诗人为了赞美萝卜还写下了这样的诗句:"熟食甘似芋,生吃脆如梨。老病消凝滞,奇功真品题。"明代著名的医学家李时珍对萝卜也极力推崇,主张每餐必食,他在《本草纲目》中提到:萝卜能"大下气、消谷和中、去邪热气"。

③绞取汁:把熟萝卜用粗纱布包裹,拧绞取其汁液。

野鸡①**羹** 治消渴,口干,小便频数。

野鸡(一只,捋净)。

右入五味,如常法作羹臛②食之。

[注释]

①野鸡:即"雉",又名环颈雉。鸟纲雉科,种类较多。雄鸟羽色华丽,分布在中国东部的几个亚种,颈部都有白色颈圈,与金属绿色的颈部形成显著的对比;尾羽长而有横斑。雌鸟的羽色暗淡,大都为褐和棕黄色,而杂以黑斑;尾羽也较短。

②臛(huò):肉羹。在古代"羹"与"臛"是有区别的,"臛"专指以纯肉类为原料煮成的浓汁食品,而"羹"则是将肉与蔬菜合煮或完全用蔬菜熬制而成的浓汁食品。如果其中有一些蔬菜,就只能称作"羹"而不是"臛"。

鹁鸽羹 治消渴,饮水无度。

白鹁鸽①(一只,切作大片)。

右件,用土苏②一同煮熟,空腹食之。

[注释]

①白鹁(bó)鸽:即毛色纯白的家鸽。肉味咸,性平,无毒。能滋肾

益气、去风解毒。

②土苏：萝卜的别称，也作"土酥"。

鸡子黄[①]　治小便不通。

鸡子黄（一枚，生用）。

右件，服之不过三服，熟亦可食。

[注释]

①鸡子黄：中药名。为雉科动物家鸡的蛋黄、卵黄。鲜蛋去壳，去净蛋白，留蛋黄用。《本草再新》：补中益气，养肾益阴，润肺止咳，治虚劳吐血。现代研究证明，鸡蛋黄中的卵磷脂、甘油三酯、胆固醇和卵黄素，对神经系统和身体发育有很大的作用。卵磷脂被人体消化后，可释放出胆碱，胆碱可改善各个年龄组的记忆力。味甘，性平。归心、肾、脾经。滋阴润燥，养血熄风。

葵菜羹　治小便癃闭[①]不通。

葵菜叶[②]（不以多少，洗、择净）。

右件煮作羹，入五味，空腹食之。

[注释]

①癃闭：由于肾和膀胱气化失司导致的排尿困难的一种病证。其中以小便不利、点滴而短少、病势较缓者称为"癃"；以小便闭塞、点滴全无、病势较急者称为"闭"。

②葵菜叶：为锦葵科植物冬葵的嫩苗或叶，别称冬葵苗叶、芪葵巴巴叶、冬苋菜。为我国古代重要的蔬菜之一。入中药，其味甘，性寒，能清火、祛风、杀虫、解毒、通淋治痢、止带调经。

鲤鱼汤　治消渴，水肿，黄疸①，脚气②。

大鲤鱼（一头），赤小豆（一合），陈皮（二钱，去白），小椒（二钱），草果（二钱）。

右件，入五味，调和匀，煮熟，空腹食之。

[注释]

①黄疸：又称黄胆，俗称黄病，是一种由于血清中胆红素升高致使皮肤、黏膜和巩膜发黄的症状和体征。某些肝脏病、胆囊病和血液病经常会引发黄疸的症状。

②脚气：足癣的俗名，也称"香港脚"。有的人把"脚气"和"脚气病"混为一谈，这是不对的。医学上的"脚气病"是因维生素B_1缺乏引起的全身性疾病，而"脚气"则是由真菌（又称霉菌）感染所引起的一种常见皮肤病。

医学上通常将脚气分为三种类型：糜烂型、水疱型、角化型。1. 糜烂型脚气：好发于第三与第四，第四与第五趾间。初起趾间潮湿，浸渍发白或起小水疱，干涸脱屑后，剥去皮屑为湿润、潮红的糜烂面，有奇痒，易继发感染。2. 水疱型脚气：好发于足缘部。初起为壁厚饱满的小水疱，有的可融合成大疱，疱液透明，周围无红晕。自觉奇痒，搔抓后常因继发感染而引起丹毒、淋巴管炎等。3. 角化型脚气：好发于足跟。主要表现为皮肤粗厚而干燥，角化脱屑、瘙痒，易发生皲裂。本型无水疱及化脓，病程缓慢，多年不愈。

马齿菜①粥　治脚气，头面水肿，心腹胀满，小便淋涩②。

马齿菜（洗净，取汁）。

右件，和粳米同煮粥，空腹食之。

[注释]

①马齿菜：即"马齿苋"。别名长命草、五行草、瓜子菜、地马菜等，为马齿苋科一年生肉质草本植物。马齿苋为寒凉之品，脾胃虚弱者、受凉引

起的腹泻者、大便泄泻者及孕妇忌食；忌与胡椒、鳖甲同食。

②小便淋涩：病证名。指小便不利的淋病（热淋、血淋），滞涩。

小麦[①]**粥**　治消渴，口干。

小麦（淘净，不以多少）。

右以煮粥，或炊作饭，空腹食之。

[注释]

①小麦：为禾本科植物小麦的种子。小麦是小麦属植物的统称，是一种在世界各地广泛种植的禾本科植物，起源于中东地区。小麦是世界上总产量第二的粮食作物，仅次于玉米。小麦的颖果是人类的主食之一，磨成面粉后可制作面包、馒头等食物，发酵后可制成啤酒、酒精等。其味甘，性凉，无毒，能养心、益目、除热、止渴。

驴头羹　治中风头眩，手足无力，筋骨烦痛，言语謇涩[①]。

乌驴头[②]（一枚，㨍洗），胡椒（二钱），草果（二钱）。

右件，煮令烂熟，入豆豉汁中，五味调和，空腹食之。

[注释]

①言语謇涩：病证名。指发声困难，说话不利落。

②乌驴头：指毛色黑的驴头。主治中风头眩，消渴，黄疸。《千金方·食治》："头烧祛毛，煮取汁，以浸曲酿酒，甚治大风动摇不休者。"孟诜："煮头汁令服二三升，治多年消渴。"《日华子本草》："头汁，洗头风，风屑。"用法：内服，煮食。味甘、酸、微苦，入心、脾、肝、肾经。附方：治中风头眩，心肺浮热，手足无力，筋骨烦疼，言语似涩，一身动摇：乌驴头一枚，㨍洗如法，蒸令极熟，细切，更于豉汁内煮，着五味，调点少酥食。(《食医心镜》）治黄疸：驴头煮熟，以姜韭啖之，并随意饮汁。(《伤寒类要》）

饮膳正要

驴肉汤 治风狂①，忧愁不乐，安心气。

乌驴肉②（不以多少，切）。

右件，于豆豉中，烂煮熟，入五味，空心食之。

[注释]

①风狂：神志不清，情绪狂躁。

②乌驴肉：毛色黑的驴的肉。"天上龙肉，地上驴肉"，是人们对驴肉的最高褒扬。鲁西、鲁东南、皖北、皖西、豫西北、晋东南、晋西北、陕北、河北一带许多地方形成了独具特色的用驴肉制成的传统食品和地方名吃，如青州府夹河驴肉、肥东石塘训字驴肉、莒南老地方驴肉、高唐老王寨驴肉、河间驴肉烧饼、广饶肴驴肉、保定漕河驴肉火烧、曹记驴肉、上党腊驴肉、焦作闹汤驴肉等。其味甘、酸，性平。能补血，益气。治劳损，风眩，心烦。

狐肉①羹 治惊风，癫痫，神情恍惚，言语错谬，歌笑无度②。

狐肉（不以多少及五脏）。

右件，如常法入五味，煮令烂熟，空心食之。

[注释]

①狐肉：为犬科动物狐的肉。狐，又名龙狗、毛狗。外形似狗而略细长，四肢浅褐色或棕色，外侧有宽狭不等的黑褐色纹。狐肉味甘，性温。《食疗本草》："温，有小毒。"《日华子本草》："暖，无毒。"《本草纲目》："甘，温，无毒。"

②歌笑无度：指因精神不正常，而出现的时笑时唱，不能自持的病态。

熊肉①羹 治诸风，脚气，痹痛不仁，五缓筋急②。

熊肉（一斤）。

右件，于豆豉中，入五味、葱、酱，煮熟，空腹食之。

[注释]

①熊肉：为熊科动物黑熊或棕熊的肉。性温，味甘。《名医别录》：微温。《千金方·食治》：味甘，微温，无毒。补虚损，强筋骨。主治脚气，风痹，手足不随，筋脉挛急。《千金方·食治》：主风痹不仁，筋急五缓。孟诜：补虚羸。《医林纂要》：补中益气，润肌肤，壮筋力。用法：内服，煮食。附方：治中风心肺风热，手足不随及风痹不仁，筋脉五缓，恍惚烦躁：熊肉一斤。切，如常法调和作腌腊，空腹食之。（《食医心镜》）治脚气风痹不仁，五缓筋急：熊肉半斤。于豉汁中和姜、椒、葱白、盐、酱作腌腊，空腹食之。（《食医心镜》）

②五缓筋急：古病证名。指因外邪伤内脏而造成的脉缓迟、筋挛急。

乌鸡酒 治中风，背强①，舌直不得语，目睛不转，烦热。

乌雌鸡（一只，挦洗净，去肠肚）。

右件，以酒五升，煮取酒二升，去滓。分作三服，相继服之。汁尽，无时熬葱白、生姜粥投之，盖覆取汗。

[注释]

①背强：指背间肌肉筋脉牵强凝滞不舒。

羊肚①羹 治诸中风②。

羊肚（一枚，洗净），粳米（二合），葱白（数茎），豉（半合），蜀椒③（去目，闭口者，炒出汗，三十粒），生姜（二钱半，细切）。

右六味拌匀，入羊肚内烂煮熟，五味调和，空心食之。

[注释]

①羊肚：羊或绵羊的胃。味甘，性温，可补虚健胃，治虚劳不足、手足

烦热、尿频多汗等症。适宜人群：一般人群均可食用，尤适宜体质羸瘦、虚劳衰弱之人食用。用法：内服，煮食或煎汤。附方：治久病虚羸，不生肌肉，水气在胁下，不能饮食，四肢烦热：羊胃一枚，白术一升。切，水二斗，煮九升，分九服，日三。治胃虚消渴：羊肚烂煮，空腹食之。（《古今录验方》）治项下瘰疬：羊䏶胫，烧灰，香油调敷。（《本草纲目》）

②治诸中风：治疗各种中风的病证。

③蜀椒：又名巴椒、汉椒、川椒、南椒、点椒。气味：辛、温、有毒。主治：水气肿满、崩中带上、眼生黑花，年久不治。

葛粉羹 治中风，心脾风热①，言语謇涩，精神昏愦，手足不遂。

葛根②（半斤，捣，取粉四两），荆芥穗③（一两），豉（三合）。

右三味，先以水煮荆芥、豉，六七沸，去滓，取汁，次将葛粉作索面，于汁中煮熟，空腹食之。

[注释]

①风热：病证名，风和热相结合的病邪，表现为发热重、微恶风、头胀痛、有汗、咽喉红肿疼痛、咳嗽、痰黏或黄、鼻塞流黄涕、口渴喜饮、舌尖边红、苔薄白微黄。风热之邪犯表、肺气失和所致。治以疏风清热为主。

②葛根：为豆科植物葛的块根。是中国南方一些省区的一种常食蔬菜，其味甘凉可口，常作煲汤之用。可作为药物应用。其味甘，性大寒，无毒。解表退热，生津，透疹，升阳止泻。用于外感发热头痛、高血压颈项强痛、口渴、消渴、麻疹不透、热痢、泄泻。老少皆宜，特别适用于下列人群：高血压、高血脂、高血糖及偏头痛等心脑血管病患者、更年期妇女、易上火人群（包括孕妇和婴儿）、常用烟酒者、需滋容养颜的女性、中老年人等。

③荆芥穗：别名假苏，为唇形科植物荆芥的干燥花穗。夏、秋二季花开到顶、穗绿时采摘，除去杂质，晒干。气芳香，味微涩，性凉。荆芥有发汗解表作用，且有祛风功效。主要治疗感冒风寒、发热恶寒、无汗、头痛、身

痛等症，常与防风相需为用。但也可配辛凉解表药或清热解毒药治疗感冒风热、发热恶寒、目赤咽痛等症。荆芥有辛散作用，能助麻疹透发，常与薄荷、蝉衣、牛蒡子等配合应用。荆芥又常用于疮疡初起有表症者，可配伍防风、银花、连翘、赤芍等，既退寒热，又消痈肿。

荆芥粥 治中风，言语謇涩，精神昏愦，口面㖞斜①。

荆芥穗（一两），薄荷叶②（一两），豉（三合），白粟米③（三合）。

右件，以水四升，煮取三升，去滓，下米煮粥，空腹食之。

[注释]

①口㖞（wāi）斜：俗称"调线风"，西医称"颜面神经麻痹"。主要症状是嘴歪、眼皮不能闭合、流眼泪、味觉障碍、食物在口内有停滞感、喝水会流出来等，别人看来是嘴歪、眼斜的印象。保持正常生活作息，不熬夜，不暴饮暴食，摄取均衡的营养素，再加上规律的运动，可以让我们的身体保持最佳状态，提升免疫功能，避免颜面神经麻痹的发生。

②薄荷叶：为唇形科植物薄荷或家薄荷的叶子，味道清凉，薄荷叶具有医用和食用双重功能，主要食用部位为茎和叶，也可榨汁服。在食用上，既可作调味剂，又可作香料，还可配酒、冲茶等。用薄荷叶5～10克，以热开水冲泡，待香味溢出即可以饮用，这是最为方便快捷的饮用方式。如果夏季以带盖器皿冲泡，可以避免薄荷油挥发，待凉后饮用，会有"满腹清凉之感"，让人心旷神怡。薄荷味辛，性凉；归肺、肝经；清香升散，具有疏风散热、清头目、利咽喉、透疹、解郁的功效。

③白粟米：即白谷米。在我国北方广为栽培。秋季采收成熟果实，晒干去皮壳用。味甘、咸，性凉。能益脾胃，养肾气，除烦热，利小便。用于治疗脾胃虚热、反胃呕吐或脾虚腹泻、烦热消渴、口干、热结膀胱、小便不利等症。

麻子粥 治中风，五脏风热，语言謇涩，手足不遂，大肠滞涩。

饮膳正要　165

冬麻子①（二两，炒，去皮，研），白粟米（三合），薄荷叶（一两），荆芥穗（一两）。

右件，水三升，煮薄荷、荆芥，去滓，取汁，入麻子仁同（白粟米）煮粥，空腹食之。

[注释]

①冬麻子：即大麻仁，为桑科植物大麻的果实。又名大麻仁、麻子仁、麻子、火麻仁。功能主治：润燥滑肠通便。用于血虚、津亏肠燥便秘。大麻的雌花枝和果穗亦可入药，能镇痛、麻醉、致幻，有成瘾性。味甘，性平。

恶实菜①（即牛蒡子，又名鼠粘子）　治中风，燥热，口干，手足不遂及皮肤热疮。

恶实菜叶②（肥嫩者），酥油。

右件，以汤煮恶实叶三五升，取出，以新水淘过，布绞取汁，入五味，酥点食之。

[注释]

①恶实菜：此后括弧中之原注有误，牛蒡子、鼠粘子是恶实菜种子的别称。恶实菜，指菊科植物牛蒡的全草，又称鼠粘草、夜叉头、蒡翁菜、便牵牛、饿死囊中草、象耳朵、老母猪耳朵、疙瘩菜、老鼠愁、鼠见愁。牛蒡为我国古老的药食两用蔬菜，明朝李时珍称其"剪苗淘为蔬，取根煮，曝为脯，云其益人"，《本草纲目》中详载其"通十二经脉，除五脏恶气"。《名医别录》称其"久服轻身耐老"。宋人苏颂曾这样描写牛蒡："叶如芋而长，实似葡萄核而褐色，外壳如栗木小而多刺"，"根有极大者，作菜茹尤益人"。世界著名的营养保健专家艾尔·敏德尔博士在其所著的《抗衰老圣典》中这样描述："牛蒡的根部受到全世界人的喜爱，它是一种可以帮助身体维持良好工作状态的温和营养药草。牛蒡可每日食用而无任何副作用，且对体内各系统的平衡具有复原功能。全世界最长寿的民族——日本人常年食

用牛蒡根部。"牛蒡风靡日本和韩国，走俏东南亚，并引起西欧和美国有识之士的关注，可与人参媲美，有"东洋参"的美誉。

②恶实菜叶：又称大夫叶。此叶含抗菌物质最多，主含抗金黄色葡萄球菌的物质，最小抑制浓度为每毫升400微克，叶之浆汁亦有一定作用。抗菌成分在开花期含量最高；但此植物中又含氧化酶，能破坏抗菌成分。本方用嫩肥之恶实菜叶最为理想。

乌驴皮[①]**汤**　治中风，手足不遂，骨节烦疼，心燥，口眼面目㖞斜。

乌驴皮（一张，捋洗净）。

右件，蒸熟，细切如条，于豉汁中，入五味，调和匀，煮过，空心食之。

[注释]

①乌驴皮：毛皮为黑色的驴的去毛后的皮。驴皮是熬制"九朝贡胶"的主要原料，修治必用黑驴皮。陈修园说："必用黑皮者，以济水合于心，黑色属于肾，取水火相济之意也。"《本草纲目》记载："其胶以乌驴皮得阿井水煎成乃佳尔。"

炼制"九朝贡胶"须精选山东德州所产优良"乌头"驴种，放养于内蒙古赤峰昭乌达草原、新疆伊犁草原的天然牧场。此驴种体壮肉肥，毛色乌亮，其皮质地肥厚，是炼制极品贡胶的最佳原料。性平，味甘，无毒。入肺、肝、肾经。煎胶食用，治一切风毒、骨节疼痛。炼制"九朝贡胶"的黑驴皮必是冬至取皮，炼胶用的阿井水必是冬至子时之水，修治时间必是九天九夜。究其原因：一则冬至子时是阴极阳生之时，而东阿之水是天下至阴之水，择至阴之时，取至阴之水，选属阴之黑驴皮炼胶，其滋阴效果最佳。二则冬至前后，黑驴皮光亮厚实，营养物质储藏充沛，用其炼胶滋补效果最甚。

羊头脍^①　治中风，头眩，羸瘦，手足无力。

白羊头（一枚，择洗净）。

右件，蒸令烂熟，细切，以五味汁调和脍，空腹食之。

[注释]

①羊头脍：切得很细的羊头肉。脍，切得很细的肉。此膳健脾开胃，壮腰健肾、调理腹泻、便秘，补虚养身，气血双补。

野猪臛^①　治久痔，野鸡病^②，下血不止，肛门肿满。

野猪肉^③（二斤，细切）。

右件，煮令烂熟，入五味，空心食之。

[注释]

①野猪臛：野猪肉做成的肉羹。

②野鸡病：古病名。肛门红肿、下血，类似于外痔的病证。

③野猪肉：为猪科动物野猪的肉。野猪肉肉质鲜嫩香醇、野味浓郁、瘦肉率高、脂肪含量低、营养丰富。野猪为家猪的祖先，嘴较家猪的嘴长，肉可食，味甘、咸，性平，无毒。功用主治：治虚弱羸瘦、便血、痔疮出血。煮食。服巴豆药者忌之。野猪又称山猪。它们在世界上分布极广，不过由于人类猎杀、生存环境空间急剧减缩等原因，数量已急剧减少，并已经被许多国家列为濒危物种。

獭肝羹　治久痔下血不止。

獭肝^①（一付）。

右件，煮熟，入五味，空腹食之。

[注释]

①獭肝：即水獭肝。为鼬科动物水獭的肝，其味甘、咸，有鱼腥气。性

平，能养阴、除热、宁嗽、止血。水獭，食肉目鼬科，半水栖的哺乳动物。水獭是人们久闻其名的水陆"两栖动物"，它的大小同哈巴狗差不多，故有水狗之称。水獭肝入药，有补肝和止咳功能，对虚劳、盗汗、咳嗽、夜盲等症有一定疗效。由于过量捕猎，水獭已成罕见珍兽，现已被列为国家二级重点保护野生动物。

鲫鱼羹　治久痔，肠风①，大便常有血。

大鲫鱼（一头，新鲜者，洗净，切作片），**小椒**（二钱，为末），**草果**（一钱，为末）。

右件，用葱三茎，煮熟，入五味，空腹食之。

[注释]

①肠风：这里是指风痢，痢疾的一种。因内伏风邪，伤于脾胃所致。有先泻后痢、肠鸣腹痛或纯下鲜血而有后重感、脉沉细而弦等症。

[评论]

中国药膳，是在中医理论指导下，应用食物和天然营养食品以及食用性中药加工而成的一种特殊膳食。这种具有保健、治疗、康复作用的膳食几千年来一直为中国人民所习用，其中有不少品种在几百年以前就已传至国外，深受广大食客的欢迎和喜爱。

中华民族通过饮食养生保健的历史悠久，源远流长，这种活动是伴随着人们生产与生活的历史实践和社会进步逐渐发展起来的。《饮膳正要》一书就是这种理论与实践的集大成者，也是自唐以来的一部较完整的营养学专著，其中介绍了200余种常用的食物。该书除介绍食物的性味和主治外，还附以图像，此外还总结了食物烹调和饮食方面的经验，并记述了元代皇帝贵族的饮食谱，本篇即主要讲述了怎样用食物来治疗疾病。

据历代中医中药有关文献统计，常用的近百种食物和其他天然营养品的补益作用，总计有聪耳、明目、乌发、生发、增力、善走、增智、安神、健肤、美容、转身、固齿、长肌肥人、强筋强骨、强腰脊、益肾壮阳、止遗精、防早泄、治阳痿、助孕、抗衰、防老等20余种功能。

食物之所以具有增加营养和治疗疾病的作用，中医营养学认为，是由食物自身具有的若干特性所决定的。古人把食物多种多样的特性和作用加以概括，就是食物的性能概念，即性、味、归经、升降、浮沉、补泻等。

食物的性能，以平性居多，温热性次之，寒凉性更次之。从生活与临床应用食物的经验看，寒凉性质的食物多有滋阴、清热、泻火、凉血、解毒作用，温热性质的食物多有温经、助阳、活血、通络、散寒等作用。

食味可概括为五味，五味的作用与药物"味"的作用相一致，为酸收、苦降、甘补、辛散、咸软等。

食物的"归经"理论，是古人对食物作用选择性的认识，同时是一种效用的抽象归类的方法，也是食物作用的内在规律。古人在生活中食用食物的经验证明，可用辛味发散性食物（如葱、姜、芫荽等）治疗肺气不宣、咳嗽等症，用苦味食物（如苦瓜、绿茶等）治疗心火上炎或移热小肠，用甘味补虚性食物（如红枣、蜂王浆、山药等）治疗贫血、体弱等症，用酸味食物（如乌梅、山楂等）治疗肝胆脏腑等某方面的隐患，用咸味食物（如甲鱼、昆布、海藻等）治疗肝肾不足及消耗性疾患（如甲亢、糖尿病等），皆可取得一定的疗效。

食物的升浮沉降与食物的气和味有密切关系，食物的气味性质与其阴阳属性决定食物的作用趋向。《黄帝内经·至真要大论》说："辛甘发散为阳，酸苦涌泄为阴，咸味涌泻为阴，淡味渗泄为阳。"

食物治病防老的理论及其应用，在中药养生学中一直占有显著地位。中医认为，人的生、老、病、亡是必然规律。但养生有术，则可以使生命延长，达到"以尽天年"的目标。食物在养生、防病过程中所起作用，除全面地补虚泻实、调整阴阳外，还着重于补益脾肾。因为肾为先天之本，为元阴、元阳之所寄。肾阴、肾阳影响着整个机体的阴阳平衡。脾为后天之本，脾为中央，为生化之源泉。

《饮膳正要》其药膳食谱所主病症的种类繁多，对脑血管病、心血管病、糖尿病、慢性胃病、肺病等都各有相对应的有助于疾病恢复的食谱。因其所主病症及其病机记载得很清楚，可据此将其分类。适用于脑血管病的病人食谱，包括葛粉羹、荆芥粥、麻子粥、羊头脍、乌驴皮汤、羊肚羹、乌鸡酒等，病机包括心脾风热、五脏风热。荆芥粥治疗病症偏重于言语謇涩、精神昏聩、口面㖞斜，麻子粥偏重于语言謇涩、手足不遂、大肠滞涩，乌驴皮汤偏重于手足不遂、骨节烦疼、口面㖞斜，羊头脍偏重于头眩、羸瘦、手足无力。适用于心血管病的病人食谱，包括桃仁粥、吴茱萸粥、良姜粥、炙羊心。适用于糖尿病的病人食谱，包括小麦粥、鹁鸽羹、野鸡羹、萝卜粥。适用于脾胃虚弱病人的食谱有牛肉脯、椒面羹，适用于脾胃不和病人的食谱有四和汤、枣姜汤，适用于泻痢病人的食谱有炙黄鸡、乳饼面、炒黄面、鲫鱼羹。适用于肺病病人的食谱有杏霜汤、山药汤、渴忒饼儿、官桂渴忒饼儿、荅必纳饼儿。作皇帝饮膳太医几十年的忽思慧，有便利的条件接触各种古典医药书籍，又有丰富的实践经验，其书中所列药膳可食用性很强，对促进中国餐饮业的发展和提高人民的饮食质量有重要意义。

中医药历史表明，自古以来药物与食物同源、同理和同用。翻看中医药典籍以及农政、博物、家政和烹饪等文献，其中所收载的药膳配方可以说是浩如烟海，本篇所记的若干食疗菜谱也只是《饮膳正要》一书200余种食疗菜谱之一小部分。近年来，富有中国特色的药膳食品和药膳餐馆不断涌现，取得了不错的成绩，但总体来说，当前开发应用的只不过是小小一部分，还有更广泛的领域和内容有待于我们去继续探索与开发。

服药食忌[①]

但服药不可多食生荽及蒜、杂生菜、诸滑物[②]、肥猪肉、犬肉、油腻物、鱼脍腥膻等物。及忌见丧尸、产妇、淹秽[③]之事。又不可食陈臭之物。

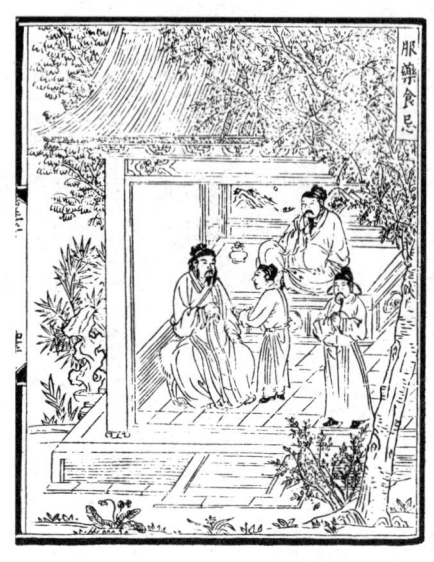

[注释]

①本篇专谈服药时应当禁吃的食物和禁忌服药的日子。有些内容是符合物性、有道理的，例如服药期间不可吃猪肉及陈臭之物等；也有封建迷信的内容，像本章末一段"服药通忌"，就是把古代"建除家"等讲究择吉凶时日的迷信说法与治病吃药的事毫无科学道理地联系起来了。原目缺"服药食忌"，现目已据正文补。

②滑物：黏稠顺滑的食物。

③淹秽：污浊肮脏。"淹"是指水浸涝从而使物体腐败，腐败与污浊其意义是相通的，都含有不洁净之意。又作"秽淹"。

有术①，勿食桃、李、雀肉、胡荽、蒜、青鱼②等物。有藜芦③，勿食猩肉④。有巴豆⑤，勿食芦笋⑥及野猪肉。有黄连⑦、桔梗⑧，勿食猪肉。有地黄，勿食芜荑⑨。有半夏⑩、菖蒲，勿食饴糖及羊肉。有细辛⑪，勿食生菜。

[注释]

①术：指中药的白术、苍术。白术，多年生草本，是中国浙江特产，福建、江苏、安徽、江西等地也有栽培。味苦、甘，性温。归脾、胃经。功能主治：健脾益气，燥湿利水，止汗，安胎。苍术，为菊科苍术属的植物，多年生草本，分布在朝鲜、俄罗斯以及中国的江苏、湖南、吉林、河南、山西、内蒙古、河北等地，多生在灌丛、林下、野生山坡草地或岩缝隙中，目前尚未由人工引种栽培。

②青鱼：鱼名，为鲤科动物。《本草经集注》："服术勿食青鱼鲊。"青鱼主要分布于我国长江以南的平原地区，长江以北较稀少，它是长江中、下游和沿江湖泊里的重要渔业资源和各湖泊、池塘中的主要养殖对象，为我国淡水养殖的"四大家鱼"之一。青鱼肉味甘，性平，无毒，有益气化湿、和中、截疟、养肝明目、养胃的功效。其胆味苦，性寒，有毒，可以泻热、消炎、明目、退翳，由于胆汁有毒，不宜滥服。

③藜芦：中药名，为百合科植物黑藜芦的根及根茎。味辛、苦，性寒，有毒。《本草经集注》："（藜芦）反细辛、芍药、五参，恶大黄。"《本草纲目》中说，藜芦畏葱白。服之吐不止，饮葱汤即止。又反"狸肉"。多年生草本，根茎短而厚。有祛痰、催吐、杀虫之功效。

④猩肉：哺乳动物猩猩的肉。《本草纲目》："（猩猩肉）味甘、咸，性温，无毒。古人视为珍品……"《吕氏春秋》："肉之美者，猩猩之唇。"猩猩就是平常说的红毛猩猩，是亚洲唯一的大猿，现在仅存于婆罗洲和苏门答腊岛蒸汽缭绕的丛林里。

⑤巴豆：为大戟科巴豆属植物巴豆树的干燥成熟果实，其根及叶亦供药用。别称巴菽、刚子、江子、老阳子、双眼龙、猛子仁、巴果、巴米、双眼虾、红子仁、豆贡、毒鱼子、銮豆、贡仔等。入中药，味辛，性热，有毒。泻寒积，通关窍，逐痰，行水，杀虫。畏牵牛花。无寒实积滞、体虚者及孕妇忌用。巴豆是一种毒药，也是治病的药引。

⑥芦笋：是世界十大名菜之一，又名石刁柏，为禾本科植物芦笋的幼苗，在国际市场上享有"蔬菜之王"的美称。芦笋富含多种氨基酸、蛋白质和维生素，其含量均高于一般水果和蔬菜，特别是芦笋中的天冬酰胺和微

量元素硒、钼、铬、锰等，具有调节机体代谢，提高身体免疫力的功效，在对高血压、心脏病、白血病、血癌、水肿、膀胱炎等的预防和治疗中，具有很强的抑制作用和药理效应。入中药，味甘、微苦，性寒，无毒。治热病口渴、淋病、小便不利。

⑦黄连：为毛茛科植物黄连、三角叶黄连或云连的干燥根茎。别名川连、姜连、川黄连、姜黄连、姜川连、姜制黄连、萸连、萸黄连、炒黄连、吴萸黄连等。多年生草本，根茎有分枝，形如鸡爪。味苦，性寒，无毒。归心、脾、胃、肝、胆、大肠经。功能主治：清热燥湿，泻火解毒。

⑧桔（jié）梗：为桔梗科桔梗属植物桔梗的根，多年生草本，叶子卵形或卵状披针形，花暗蓝色或暗紫白色，可作观赏花卉。朝鲜人将其作野菜食用。其根可入药，有止咳祛痰、宣肺、排脓等作用。

⑨芜荑：为榆科榆属植物大果榆的种子经加工后的成品，药材呈扁平方块状。表面棕黄色或棕褐色，有多数孔洞和孔隙，杂有多数纤维及种子。质地松脆而粗糙，易起层剥离。具特异的恶骚臭气。味辛，性平，无毒。主治脾胃有虫、食即痛、体内有寄生虫、久泻、气多粪少、婴孩惊风后失声、虫牙作痛、腹中症瘕等症。

⑩半夏：为天南星科植物半夏的块茎，产地在亚洲的中国和日本。它的功能是燥湿化痰、和胃止呕，主治痰湿水饮、呕吐、咳喘等症。甘肃省陇南市西和县为"中国半夏之乡"。半夏有水生和陆生两种，即所谓的水半夏和旱半夏。旱半夏的药用价值高于水半夏。

⑪细辛：又名细参、烟袋锅花。属马兜铃科，多年生草本植物。为常用中药。《神农本草经》列为上品。因其根细、味辛，故得名。全草入药（因其地上部分马兜铃酸含量过高，而马兜铃酸具有肾毒性，故2005版《中国药典》已改为"根及根茎入药"），味辛，性温。它的功能是温经散寒、化饮、祛风止痛。其他名称：小辛、细草、少辛、独叶草、金盆草、山人参。

有甘草，勿食菘菜①、海藻②。有牡丹③，勿食生胡荽。有商陆④，勿食犬肉。有常山⑤，勿食生葱、生菜。有空青⑥、朱砂⑦，勿食血。凡服药通忌食血。有茯苓，勿食醋。有鳖甲⑧，勿食苋菜。

有天门冬,勿食鲤鱼。

[注释]

①菘菜:即青菜和大白菜。可入中药。又叫结球白菜、黄芽菜或包心白,原产我国。栽培历史悠久,产量高,栽培容易,适应性广,耐贮运,品质鲜嫩,营养丰富,既可鲜食,又能加工腌渍,为北方冬春的主要蔬菜。

②海藻:又名海萝、海苔,为马尾藻科植物羊栖菜或海蒿子的全草。既可入中药,又可当蔬食。《本草纲目·草八·海藻》:"海藻近海诸地采取。亦作海菜,乃立名目,货之四方云。"

③牡丹:此处应指"牡丹皮",为毛茛科植物牡丹的干燥根皮,别称牡丹根皮、丹皮、丹根。入中药。产于安徽、山东等地。秋季采挖根部,除去细根,剥取根皮,晒干。生用或炒用。其味辛、苦,性凉。能清热,凉血,和血,消瘀。《本草纲目》:"滋阴降火,解斑毒,利咽喉,通小便血滞。后人乃专以黄蘗治相火,不知丹皮之功更胜也。赤花者利,白花者补,人亦罕悟,宜分别之。"

④商陆:为商陆科植物商陆的根,又名苋陆、马尾、常蓼、章陆、章柳、大苋菜、湿苋菜、山包谷、金七娘、红苋菜、金鸡姆、猪姆耳等。通二便,泻水,散结。脾虚水肿者及孕妇忌服。

⑤常山:为虎耳草科植物常山的干燥根。其嫩叶称"蜀漆",亦供药用。根秋季采挖,除去须根,洗净,晒干。枝叶夏季采集,晒干。除去杂质,分开大小,浸泡,润透,切薄片,晒干。别名互草、恒山、七叶、鸡骨常山、翻胃木、黄常山、鸡骨风、风骨木、白常山、大金刀。味辛、苦,性寒,有毒。归肺,入肝、脾、心经。除痰,截疟。正气虚弱、久病体弱者忌服,孕妇慎用。

⑥空青:来源于希腊语 Mallache,意思是"绿色"。空青由于颜色酷似孔雀羽毛上斑点的绿色而获得如此美丽的名字。中国古代称空青为"绿青""石绿"或"青琅玕"。味甘、酸,性寒。有小毒。明目,去翳,利窍。

⑦朱砂:又称辰砂、丹砂、赤丹、汞沙,主要成分为硫化汞(HgS),但常夹杂雄黄、磷灰石、沥青质等。有解毒防腐作用,外用能抑制或杀灭皮

肤细菌和寄生虫。朱砂为汞的化合物，汞与蛋白质中的巯基有特别的亲合力，高浓度时，可抑制多种酶的活动。进入体内的汞，主要分布在肝肾，而引起肝肾损害，并可透过血脑屏障，直接损害中枢神经系统。东汉之后，为寻求长生不老丹而兴起了炼丹术，中国人运用此术生产朱砂。为与天然朱砂区别，古时的人们将人造的硫化汞称为银朱或紫粉霜。

⑧鳖甲：为鳖科动物中华鳖和山瑞鳖的背甲。中华鳖生于湖泊、河流、池塘及水库等水域，广泛分布于全国各地。山瑞鳖生活于山区的河流、溪潭中，为国家二级保护动物。根据炮制方法的不同分为鳖甲、醋鳖甲、制鳖甲。炮制后贮干燥容器内，密闭，置通风干燥处，防蛀。鳖甲味咸，性微寒。归肝、肾经。质坚潜降，善入阴血。具有滋阴清热、潜阳熄风、软坚散结的功效。鳖甲忌苋菜。

凡久服药通忌：
未不服药，又忌满日。
正、五、九月忌巳日。
二、六、十月忌寅日。
三、七、十一月忌亥日。
四、八、十二月忌申日。

[评论]
中医对服药方法和服药时间的选择是很有讲究的。一般滋补性药物，适宜在饭前空腹的时候服用。对胃有刺激或医治胸膈以上病症的药物，适宜在饭后服用。安神药及壮骨药，适宜在临睡时服用。

在服药期间，要注意忌口。凡是属于生冷、油腻、腥臭等不易于消化及有特殊刺激性的食物，都应该予以避免。阴虚阳亢内热者，忌食辛辣助火的食品；肥胖痰多者，忌吃肥腻油余食物；疮疡及皮肤病患者，禁忌鱼虾腥味之物；阳虚畏寒之体，不能吃性寒的水果，如柿子、生梨之类；服用人参期间，忌食萝卜及浓茶。所以，本篇提出的一些服药食忌是符合物性、有一定道理的。

但是，本篇也存在着问题，忽思慧认为"服药通忌"的日子，是古代"建除家"讲究择吉凶时日的封建迷信说法，与治病服药毫无科学联系，切不可相信这些说法，以致耽误了治病的时机。

食物利害①

盖食物有利害者，可知而避之。

面有䴗气②，不可食。

生料色臭③，不可食。

浆老而饭溲④，不可食。

煮肉不变色，不可食。

诸肉非宰杀者，勿食。

诸肉臭败者，不可食。

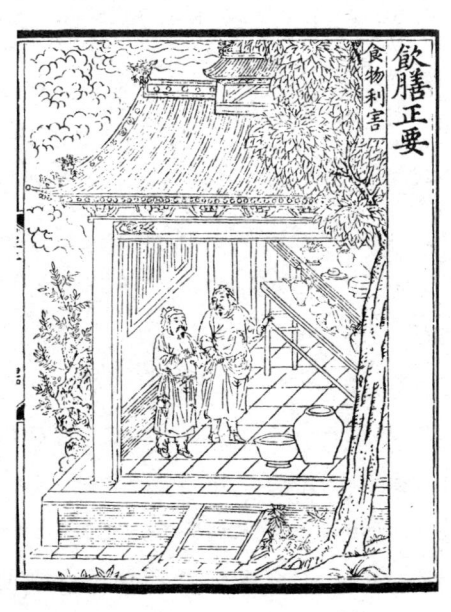

诸脑，不可食。

凡祭肉⑤自动者，不可食。

猪羊疫死者，不可食。

曝肉不干者，不可食。

马肝、牛肝，皆不可食。

兔合眼，不可食。

烧肉，不可用桑⑥柴火。

獐⑦、鹿⑧、麋⑨，四月至七月勿食。

[注释]

①食物利害：本篇有许多内容是从生活实践中总结出来的，比较合乎科学道理，至今仍有参考借鉴的价值。例如："生料色臭，不可食""猪羊疫死者，不可食"等。但也有些内容没有什么依据和道理，例如："四月勿食胡荽，生狐臭"等。

②殪（yì）：臭也。见《集韵》。

③生料色臭：指各种生料，其颜色不正，有败坏之色者。臭，腐败。

④溲：通"馊"。饭食变色变坏。

⑤祭肉：指供祭祀用的牲畜之肉。这些肉类主要来源于马、牛、羊、鸡、犬、豕等牲畜。祭祀结束之后，祭祀用的酒肉瓜果，则由人们分而食之，因此，我们将过节吃肉食称为打牙祭。天子和诸侯在祭礼之后，一般会将祭肉分赐朝廷重臣。而臣子分到祭肉之后，要在当天与家人分享完毕，所以孔子说"祭于公，不宿肉"。家祭之肉则须在三天之内食用完毕，"祭肉不现三日"所说的就是这个意思。

⑥桑：桑树，为落叶乔木。桑叶呈卵形，是喂蚕的饲料。我国是世界上种桑养蚕最早的国家，种桑养蚕也是中华民族对人类文明的伟大贡献之一。桑树的栽培已有7000多年的历史。

桑树的木材入药有三用：一是木材所烧成的灰，叫桑柴灰，可治疗水肿、金疮出血、目赤肿痛等。二是桑柴灰加水制汁，经过滤、蒸发后所得的结晶状物，名桑霜，可治疗噎食积块及痈疽疔毒。三是老桑树木材上的结节，名桑瘿，古人认为能祛风除湿，治风湿痹痛、老年鹤膝风等。可惜现在临床对桑木已鲜用。

⑦獐：别名土麝、河麂，小型鹿科动物之一种，被认为是最原始的鹿科动物，比麝略大，原产地在中国东部和朝鲜半岛，1870年被引入英国。是国家二级保护动物。《本草纲目》曰：秋冬居深山、春夏居泽。獐不仅是一种珍贵的物种资源，而且也是很有开发前途的经济动物，浑身都是宝，它的皮、骨、肉都有很高的食用和药用作用。据《名医别录》记载："獐肉，温补益五脏；河麂骨，温，主治虚损泄精；髓，益气力，悦泽人面。"幼河麂吮吸河麂奶后在胃中结积的奶块（民间俗称"獐宝"），更是数百年来在江浙太湖流域民间广泛应用的名贵药材，主治小儿疳积（民间俗称"奶痨"）等消化不良症，功效显著。

⑧鹿：属哺乳纲偶蹄目鹿科。自古以来鹿产品（尤其是鹿茸）就一直是皇室和达官贵族的长寿补品，现在也已经成为普通百姓防病强身、滋补美容、延年益寿的保健佳品。据史料记载，唐朝女皇武则天，为保持容颜不老，经常使用以鹿胎盘等配制而成的玉容方。古医书《外台秘要》中说：此方"如经年久服，朝暮不绝，年四五十岁妇人，如十五岁女子"。著名药物学家李时珍强调，鹿茸功擅"生精补髓、养血益阳、强筋健骨、益气强志、治一切虚损、耳聋、目暗、眩晕、虚痢"。并对鹿血的医疗作用做了较为详细的研究，在《本草纲目》中记载为"大补虚损，益精血，解痘毒、药毒"等。并提出"有效而服之者，刺鹿头角间血，酒和饮之更佳"的服用方法。中国历代医学家认为，鹿为仙兽纯阳多寿之物，全身皆益于人，其肉有益无损。现代医学研究亦证明，鹿肉含蛋白质、无机盐、维生素等，对人体有较好的营养作用。

⑨麋：即麋鹿。属于鹿科，又名大卫神父鹿，雄的有角，角像鹿，尾像驴，蹄像牛，颈像骆驼，但整体来看，哪一种动物都不像，因此又称四不像。原产于中国长江中下游沼泽地带，到19世纪时，只剩下在北京南海子皇家猎苑内一群。后被八国联军捕捉并从此在中国消失。在世界动物保护组织的协调下，英国政府决定无偿向中国提供种群，使麋鹿回归家乡。1985

年提供22只,放养到原皇家猎苑——北京大兴区南海子,并成立北京南海子麋鹿苑。1986年又提供39只,在江苏省盐城市大丰区原麋鹿产地放养,并成立自然保护区。回归后的麋鹿繁殖相当快,1994年中国政府又在湖北省石首市天鹅洲成立第二个麋鹿保护区。目前世界麋鹿总数已经繁殖达4000头,但仍是濒危物种。

二月内,勿食兔肉。诸肉脯,忌米中贮之,有毒。鱼馁者①,不可食。羊肝有孔者,不可食。诸鸟自闭口者,勿食。蟹八月后可食,余月勿食。虾不可多食,无须及腹下丹,煮之白者,皆不可食。腊月,脯腊之属②,或经雨漏所渍、虫鼠啮残者,勿食。海味糟藏之属③,或经湿热变损,日月过久者,勿食。六月、七月,勿食雁。鲤鱼头,不可食,毒在脑中。诸肝青者,不可食。五月勿食鹿,伤神。九月勿食犬肉,伤神。十月勿食熊肉,伤神。不时④者,不可食。诸果核未成者,不可食。诸果落地者,不可食。诸果虫伤者,不可食。桃杏双仁者,不可食。莲子不去心,食之成霍乱。甜瓜双蒂者,不可食。诸瓜沉水者,不可食。蘑菇勿多食,发病。榆仁⑤不可多食,令人瞑⑥。菜着霜者,不可食。樱桃勿多食,令人发风。葱不可多食,令人虚。芫荽⑦勿多食,令人多忘。竹笋勿多食,发病。木耳色赤者,不可食。三月勿食蒜,昏人目。二月勿食蓼⑧,发病。九月勿食着霜瓜。四月勿食胡荽,生狐臭。十月勿食椒,伤人心。五月勿食韭,昏人五藏⑨。

[**注释**]

①鱼馁(něi)者:腐烂的鱼。馁,(鱼)腐烂。
②脯腊之属:指肉脯、腊肉一类的加工制成的肉食品。
③海味糟藏之属:指海产的食物及用糟腌制久藏类的食品。
④不时:不及时,不按时。如风雨不时、饮食不时等。
⑤榆仁:即榆钱,别名榆实、榆子、榆荚仁。为榆科植物榆树的翅果。

味甘、微辛，性平；入肺、脾、心经。功效主治：健脾安神，清心降火，止咳化痰，清热利水，杀虫消肿。

⑥令人瞑（míng）：使人睁眼费劲，或睁不开眼睛。

⑦芫荽：即香菜，又称胡荽。状似芹，叶小且嫩，茎纤细，味郁香，是汤、饮中的佳佐。一年生或两年生草本植物。传统中医认为，香菜味甘性温，能健胃消食、发汗透疹、利尿通便、驱风解毒。《本草纲目》说："胡荽辛温香窜，内通心脾，外达四肢。"

⑧蓼：蓼科中部分植物的泛称。一年生或多年生草本植物，节常膨大。托叶鞘状，抱茎。花小，白色或浅红色，穗状花序或头状花序。生长在水边或水中。叶味辛，可用以调味。我国各地均产。最普通的如酸模叶蓼、水蓼、荭草等。

⑨"五月"二句：孟诜曰："五月多食韭，乏气力。"五月初夏，天气渐热，韭菜辛温，故多食韭菜更令人乏力，神疲倦怠，似五脏皆衰。

[评论]

前面已说过，我们的祖先早就认识到，哪些食物能吃，哪些食物不能吃，什么可以多吃，什么应该少吃。他们对食物有许多独特的鉴别方式，比如从阴阳的角度，分析出各种食物是热性还是凉性，热性的食物食用了会生发火气，凉性的食物食用了会生发寒气。一般说来，物性相反的不可同食。再如，从营养的角度，又分出是大补还是大损，补品有益，损则不宜。但"补"又忌过分，"损"或在食积、需泻等时也可适当食用。有些食物还被认为是有毒的。热、凉、补、损、毒的各种食物又可以专攻人体的某一部位和某一器官，因而成为一种食物禁忌的根据，这方面的食物禁忌往往与中医有关。

中医历来十分重视食物禁忌，因为许多中药都是直接取之于可食用的动植物的。比如，多食韭菜可以导致神昏目眩，多食蒜可伤肝痿阳，等等，俗语说"黄瓜上市，医生行运；萝卜上市，医生倒霉""茨梨上市，医生背时"的说法，也是说黄瓜容易使人生病，萝卜、茨梨对人体健康大有益处。此外，民间还流传着"桃养人，杏伤人，李子树下埋死人"的说法，这说明了三种水果对人身体健康的不同影响。这方面禁忌俗语很多,不胜枚举。

由于我国自古巫医不分,所以许多食物禁忌又常常包含着某种神秘意味的巫术痕迹。比如,民俗有春天不能食用鲫鱼的说法,以为头中有虫,担心食用后脚气病重;又因为鸡吃蜈蚣百虫,身体内积蓄了毒性,因此夏天不能吃鸡,恐怕食用后会致人死亡;还说吃秋天的姜会早死。本篇中也说"四月勿食胡荽,生狐臭""十月勿食椒,伤人心",等等,把食物禁忌限定在季节性上。浙江一带曾经有忌食螃蟹的习俗,以为死后将被驱赶进入蟹山受罪,饱受蟹爪刺伤。这种以食物形象为禁忌的习俗也是受了原始巫术的影响。

应当指出,本篇所提出的绝大多数食物禁忌是可取的,特别值得一提的是其中有一条说:"诸肉非宰杀者,勿食。"这是回族的饮食习惯,据说忽思慧是回族人。这是一种卫生的习惯,颇为值得推广,因为禽兽自己死亡的,其肉往往带有危害人体健康的毒素。所以,本篇所述大多数已被现代科学、现代医学所证实是正确的,并且在民间被普遍接受。

食物相反①

盖食不欲杂,杂则或有所犯,知者分而避之②。

马肉不可与仓米同食。马肉不可与苍耳、姜同食。猪肉不可与牛肉同食。羊肝不可与椒同食,伤心。兔肉不可与姜同食,成霍乱。羊肝不可与猪肉同食。牛肉不可与栗子同食。羊肚不可与小豆、梅子同食,伤人。羊肉不可与鱼脍、酪同食。猪肉不可与芫荽同食,烂人肠。马奶子不可与鱼脍同食,生癥瘕③。鹿肉不可与鲍鱼④同食。麋鹿不可与虾同食。麋肉脂不可与梅、李同食。牛肝不可与鲇鱼同食,生风。牛肠不可与犬肉同食。鸡肉不可与鱼汁同食,生癥瘕。鹌鹑肉不可与猪肉同食,面生黑。鹌鹑肉不可与菌子同食,发痔。野鸡不可与荞面同食,生虫。野鸡不可与胡桃、蘑菇同食。野鸡卵不可与葱同食,生虫。雀肉不可与李同食。鸡子不可

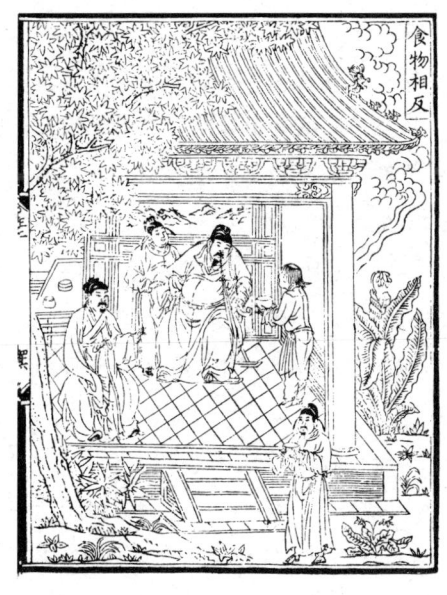

与鳖肉同食。鸡子不可与生葱、蒜同食，损气。鸡肉不可与兔肉同食，令人泄泻。野鸡不可与鲫鱼同食。鸭肉不可与鳖肉同食。野鸡不可与猪肝同食。鲤鱼不可与犬肉同食。野鸡不可与鲇鱼同食，食之令人生癫疾⑤。鲫鱼不可与糖同食。鲫鱼不可与猪肉同食。黄鱼不可与荞面同食。虾不可与猪肉同食，损精。虾不可与糖同食。虾不可与鸡肉同食。大豆黄⑥不可与猪肉同食。黍米不可与葵菜同食，发病。小豆不可与鲤鱼同食。杨梅不可与生葱同食。柿、梨不可与蟹同食。李子不可与鸡子同食。枣不可与蜜同食。李子、菱角不可与蜜同食。葵菜不可与糖同食。生葱不可与蜜同食。莴苣不可与酪同食。竹笋不可与糖同食。蓼不可与鱼脍同食。苋菜不可与鳖肉同食⑦。韭不可与酒同食。苦苣⑧不可与蜜同食。薤不可与牛肉同食，生症瘕。芥末⑨不可与兔肉同食，生疮。

[**注释**]

①食物相反：本篇专谈食物之间有的物性相反，人食之则受害。其中有的有道理，足资参考。但有的则毫无根据，且近于妄诞。例如，苋菜不可与鳖肉同食等，是沿袭了多年来说"苋菜能使鳖肉化成小鳖"的怪论。

②"盖食"三句：此句中所谈的"杂"，应理解为指"不细察其性味而混杂地胡乱食用"，与多种食物有章法地搭配、合制成的食品不同。

③症瘕：腹中结块的病。坚硬不移动，痛有定处为"症"；聚散无常，痛无定处为"瘕"。多因脏腑不和、气机阻滞、瘀血内停而致，以气滞、血瘀、痰湿及毒热为多见。

④鮠鱼：为鮠科动物长吻鮠，又称江团、阔口鱼。分布于我国长江流域。获得后，除去鳍、内脏等，洗净用。味甘，性平，无毒。《本草拾遗》：下膀胱水，开胃。《日用本草》：补中益气。《本经逢原》：阔口鱼，能开胃进食，下膀胱水气，病人食之，无发毒之虑，食品中之有益者也。除单用外，如治脾虚水肿，可配伍绿豆、大蒜煎汤服。亦可煮食，其肉细嫩鲜美、富含脂肪。

⑤癫疾：俗称羊癫疯、羊痫风、羊角风，是大脑神经元突发性异常导致短暂的大脑功能障碍的一种慢性疾病。

⑥大豆黄：即黄豆芽。用大豆水发成的一种蔬菜。非指入中药的晒干后的黄豆芽（大豆黄卷）。

⑦"苋菜"句：此条殊为不经，但一直妄传至今，可称最古老的一条"食物相反"的记载。许多医药、饮食名著中，亦载此条。例如《食品集》："（苋菜）不可与鳖同食，生鳖瘕，取鳖甲锉如豆大，以苋菜叶包置土中，一宿尽化为鳖。"其可称为奇谈怪论。

⑧苦苣：为菊科植物兔仔菜的全草。入中药，也当蔬菜吃。清热解毒，主治黄疸、疔疮、痈肿。味苦，性平，无毒。入肝、肺二经。煮熟或捣汁内服，也可捣汁涂或研末调敷外用。

⑨芥末：又称芥子末、山葵、辣根、西洋山芋菜、芥辣粉等，是芥菜的成熟种子碾磨成的一种粉状调料。芥末微苦，辛辣芳香，对口舌有强烈刺激。芥末原产于中国，从周代起就已开始在宫廷食用。通常，将芥末的根研

磨之后，做成调味料。刚研磨出来的芥末呈现出浅绿色，具有黏性，有清新的气味和辛辣的味道。芥末的主要辣味成分是芥子油，其辣味强烈，可刺激唾液和胃液的分泌，有开胃之功，可增强人的食欲。芥末有很强的解毒功能，能解鱼蟹之毒，故生食三文鱼等生鲜食品经常会配上芥末。芥末对减少血液黏稠度、治疗气喘、预防蛀牙等也有一定的效果。芥末油还有美容养颜的功效，在美体业界，芥末油是很好的按摩油。

[评论]

人们日常所说的食物禁忌，其含义包括两个方面：一是病人饮食禁忌，也就是通常所说的"忌口"，长期积累的经验告诉我们，某些疾病在恢复和治疗过程中，必须忌讳食用某些食物，不然会引起疾病的复发或加重；二是食物的配伍禁忌，也就是某些食物不宜混在一起吃，否则会引起人体急性或慢性中毒，即所谓"食物相反"。

食物相反的说法流传已久。《金匮要略》说："凡饮食滋味，以养于身，食之有妨，反能为害……切见时人不闲调摄，疾灾竞起，莫不因食而生，苟全其生，须知切忌者矣。"该书还列了47组不可同食的食物。

本篇也开宗明义指出："盖食不欲杂，杂则或有所犯，知者分而避之。"本篇列举了55组食物不能同食。

我们对于古代医学遗产和民众中长期流传的说法，既不可全盘否定，也不可人云亦云，必须通过科学的分析实验和反复的生活实践，才能得出正确的结论。

大量的医学资料和无数事实证明，食物相反是存在的，如《金匮要略》说："羊肝共生椒食之，破人五脏。"因为羊肝、生椒都属于火性食物，它们的物性都属于极热，一同食用必然损伤人们的五脏。当然，偶然食用也许无碍，但是长久食用必然致病。

从现代营养学角度来看，食物进入人体后，由于消化液和酶的作用，其化学变化是极为复杂的，它们在吸收代谢中各成分之间更是互相联系、彼此制约的。如豆腐不宜与菠菜同吃，因为菠菜中含草酸较多，容易与豆腐中的钙结合成不溶性钙盐，不能被人体吸收。再如大豆不可与芹菜、萝卜、苋菜、菠菜同吃，因为这些蔬菜中的纤维素与草酸均会影响人体对大豆中铁质的吸收。

总之，食物如果搭配不当，会引起不良反应。这种反应大多呈现慢性过程，往往在人体的消化吸收和代谢过程中，降低营养物质的生物利用率，从而导致营养缺乏，代谢失常，产生疾病。可见，避免食物相反，对确保身体健康有着十分重要的意义。

食物中毒①

诸物品类，有根性本毒者，有无毒而食物成毒者，有杂合相畏、相恶、相反成毒者，人不戒慎而食之，致伤腑脏和乱肠胃之气，或轻或重，各随其毒而为害，随毒而解之。

如饮食后不知记何物毒，心烦满闷者，急煎苦参②汁饮，令吐出。或煮犀角③汁饮之，或苦酒④、好酒煮饮，皆良。

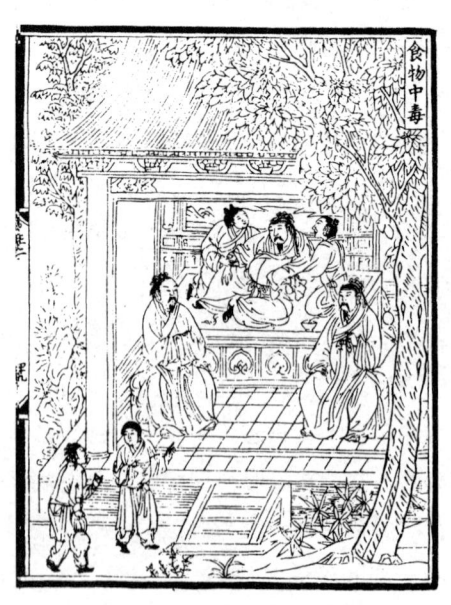

食菜物中毒，取鸡粪烧灰，水调服之。或甘草汁，或煮葛根汁饮之。胡粉⑤水调服亦可。

[注释]

①食物中毒：本篇专谈饮食不慎中毒后，应用何物解之。颇有参考价值，且无妄谈及迷信之论。

②苦参：为豆科植物苦参的根。入中药。其味苦，性寒。能清热、解毒、燥湿杀虫。

③犀角：为犀科动物印度犀、爪哇犀、苏门犀等的角。入中药。其味酸、咸，性寒。能消热、定惊、凉血、解毒。

④苦酒：即醋。

⑤胡粉：傅面或绘画用的铅粉。《释名·释伙食》："胡粉，胡，糊也，脂合以涂面也。"为用铅加工制成的碱式碳酸铅。胡粉是"化铅所作"，是人工制造出来的。入中药。其味甘、辛，性寒，有毒，能消积、杀虫、解毒、生肌。

食瓜过多，腹胀，食盐即消。食蘑菇、菌子毒，地浆①解之。食菱角过多，腹胀满闷，可暖酒和姜饮之即消。食野山芋②毒，土浆解之。食瓠③中毒，煮黍穣汁饮之即解。食诸杂肉毒及马肝、漏脯④中毒者，烧猪骨灰调服，或芫荽汁饮之，或生韭汁亦可。食牛、羊肉中毒，煎甘草汁饮之。食马肉中毒，嚼杏仁即消，或芦根⑤汁及好酒皆可。食犬肉不消成膜胀⑥，口干，杏仁去皮、尖，水煎饮之。

[注释]

①地浆：别称土浆、地浆水。掘黄土地作坎，深约二尺许，灌水，搅浑，候其沉淀，取上面清液，即为地浆水。其味甘，性寒。能清热、解毒、和中。

②野山芋：即野芋。为天南星科植物野芋的根茎。入中药。其味辛，性寒，有大毒。治乳痛、肿毒、麻风、疥癣、跌打损伤、蜂蜇伤等症。外用捣敷或磨汁涂，切勿内服。

③瓠：一年生攀援草本，具软毛；卷须有分枝。味甘，性平，滑，无毒。利水，清热，止渴，除烦。治水肿腹胀，烦热口渴，疮毒。苦的瓠子不可食用，会引起食物中毒。苦瓠瓜含有一种植物毒素——碱糖甙毒素，且毒素加热后也不易被破坏，误食后可引起食物中毒。误食苦瓠瓜数小时后，轻度中毒者会出现口干、头昏、恶心、乏力、嗜睡的症状，重度中毒表现为恶心、呕吐、腹绞痛、腹泻、脱水、便带脓血等，严重的会有生命危险。

④漏脯：经雨水或污水浸湿过而变质的肉脯。

⑤芦根：为单子叶植物禾本科芦苇的新鲜或干燥根茎。别名：芦茅根、苇根、芦头、芦柴根、芦菇根、顺江龙、水蓈蔃、芦通、苇子根、芦芽根、甜梗子。味甘，性寒。归肺经、胃经。清热生津，除烦，止呕，利尿。本品全年均可采挖，除去芽、须根及膜状叶，鲜用或晒干。炮制方法：取鲜品，除去残茎、膜质状叶片、须根及杂质，洗净泥土，用时切段或捣汁。

⑥䐜胀（chēn zhàng）：胀气。《黄帝内经·素问·阴阳应象大论》："浊在上则生䐜胀。"

食鱼脍过多成虫瘕①，大黄②汁、陈皮末，同盐汤服之。食蟹中毒，饮紫苏③汁，或冬瓜汁，或生藕汁解之。干蒜汁、芦根汁亦可。食鱼中毒，陈皮汁、芦根及大黄、大豆、朴硝④汁皆可。食鸭子中毒，煮秫米⑤汁解之。食鸡子中毒，可饮醇酒、醋解之。饮酒大醉不解，大豆汁、葛花⑥、椹子⑦、柑子皮汁皆可。食牛肉中毒，猪脂炼油一两，每服一匙头，温水调下即解。食猪肉中毒，饮大黄汁，或杏仁汁、朴硝汁，皆可解。

[注释]

①虫瘕：因腹内生寄生虫而起硬块的病，疑即"虫积"的一种。由饮

食不洁、生虫成积所致。症见面黄肌瘦,时吐苦风清水,腹部膨大,脘腹剧痛,病处或在脐周,时痛时止,或有积块可以触及。

②大黄:中药名。为蓼科大黄属唐古特大黄或药用大黄的根茎。在中国,大黄指的往往是马蹄大黄。茎红色,气清香,味苦而微涩,嚼之粘牙,有沙砾感。中药大黄味苦,性寒,具有攻积滞、清湿热、泻火、凉血、祛瘀、解毒等功效。

③紫苏:即紫苏子,为唇形科植物皱紫苏、尖紫苏等的果实。入中药。其味辛,性温。能下气,消痰,润肺,宽肠。《金匮要略》:"(治)食蟹中毒,紫苏子捣汁饮之。"

④朴硝:为矿物芒硝经加工而得的粗制结晶。入中药。其味辛、苦、咸,性寒。能泻热、润燥、软坚。

⑤秫(shú)米:即黏谷子,为黏稻的米。别称小米、糯粟、黄米、粟米。为禾本科植物粟的种子。其味甘,性微寒。能和胃,安眠,止泻。包煎或煮粥食。

⑥葛花:又叫葛条花。为豆科植物葛的未全放的花。入中药。味甘,性凉,无毒。能解酒醒脾。

⑦椹子:即桑葚。为桑科植物桑的果穗。入中药。其味甘,性寒。补肝,益精,熄风,滋液。《本草纲目》:"捣汁饮,解酒中毒。"

[评论]

本篇着重介绍了因为饮食不慎而导致食物中毒后,应该采用何物解除毒性,颇有参考价值。如"食瓜过多,腹胀,食盐即消",以及食用一些动物肉中毒后,皆用陈皮汁、芦根汁等物解除毒性,这些方法至今还在民间一些地区采用。以往一些谈论养生的书籍中,对此往往忽略,不予记载,本篇所载,虽然较为简略,但是对丰富后世中医食疗学的内容起了积极的作用。

中毒问题是我们的饮食中首先应该注意的问题,一旦误食了有毒的食品,就会造成死亡的悲剧。故此,在没有弄清有毒、无毒的情况下,不可轻易服食自己不熟悉的食品,更不可随便乘兴而行,将多种食品杂食并进。

禽兽变异①

禽兽形类，依本体生者，犹分其性质有毒无毒者，况异像变生，岂无毒乎。倘不慎口，致生疾病，是不察矣。

兽岐尾，马蹄夜目②，羊心有孔，肝有青黑，鹿豹文③，羊肝有孔，黑鸡白首，白马青蹄，羊独角，白羊黑头，黑羊白头，白鸟黄首，羊六角，白马黑头，鸡有四距④，曝肉不燥⑤，马生角，牛肝叶孤⑥，蟹有独螯⑦，鱼有眼睫⑧，虾无须，肉入水动，肉经宿暖，鱼无肠、胆、腮，肉落地不沾土，鱼目开合及腹下丹⑨。

[注释]

①禽兽变异：指禽类及兽类的体态有异常变化的情况。这种变化或因其遗传原因，或因其自身发育的异常，或因受外界环境影响所致。

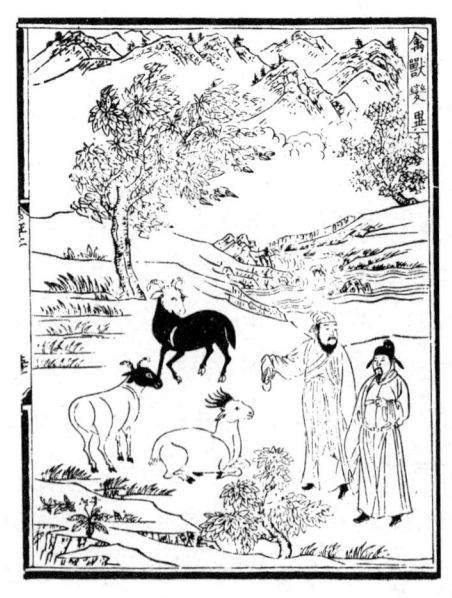

②马蹄夜目:应为"马无夜目"。《本草纲目》卷五十引注"马肉"条:"马生角,马无夜眼,白马青蹄,白马黑头者,并不可食,令人癫。"夜目,又称夜眼。即生长在马前肢腕骨上方和肢腑骨下方,有一部分无毛而又坚固的灰白色胼胝,称为"附蝉",俗称"夜眼",为马属动物四肢的皮肤角质块。本条认为马不生附蝉是变异,其肉不可吃。

③鹿豹文:指鹿的毛皮出现豹的花纹。

④鸡有四距:鸡腿上生有四距。距,指雄鸡、雉等的腿的后面突出像脚趾的部分。颜师古云:"距,鸡附足骨,斗时即用刺之。"一般雄鸡每腿只生一距,共有二距,本条认为鸡生四距,是变异,其肉有毒,不可吃。

⑤曝肉不燥:肉经晒(风干)而不干燥。《本草纲目·诸肉有毒》作"脯曝不燥"。

⑥牛肝叶孤:牛的肝是一独块的,不可以食用。

⑦螯:螃蟹等节肢动物的变形的第一对脚,形状像钳子,能开合,用来取食或自卫。《荀子·劝学》:"蟹六跪而二螯。"

⑧鱼有眼睫:鱼生有眼睫毛。

⑨鱼目开合及腹下丹:鱼能眨眼睛的,以及肚腹下面有丹红色的。

[评论]

本篇内容更是与生命相关,对于古人的这些发现,我们有责任去一一加以实验,做出可信的结论,从而使食疗科学更加系统化、完善化,有效地提高其为人类服务的质量。

卷三

米谷品

稻米①

味甘、苦,平,无毒。主温中,令人多热,大便坚,不可多食。即糯米也。(苏门②者为上,酿酒者多用。)

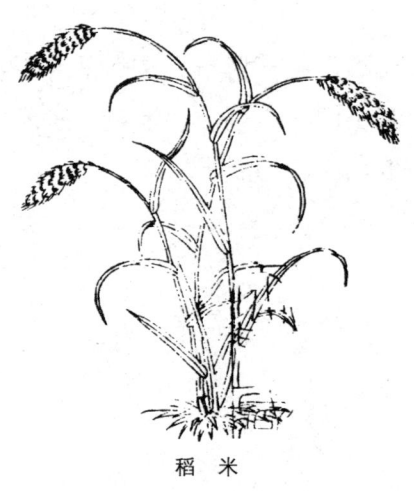

稻 米

[注释]

①稻米:我国主要粮食作物之一。原产于中国,约有4000多年的栽培历史,是南方地区的主要粮食作物。此处所记的稻米主要指的是糯米,糯米有黏性,可以酿酒。

②苏门:糯米中最有名的是苏门糯米。金代有苏门县,元代改为辉州,即今河南辉县。

粳米①

味甘、苦,平,无毒。主益气,止烦,止泄,和胃气,长肌肉。即今有数种。（香粳米、匾子米、雪里白、香子米。）香味尤胜，诸粳米捣碎，取其圆净者为圆米，亦作渴米。

[注释]

①粳米：稻米的一种。稻米分为糯米和粳米。有黏性，可以酿酒的是糯米；没有黏性，平时食用的是粳米。又有粳、籼之分，早稻为籼，晚稻为粳。

粟米①

味咸，微寒，无毒。主养肾气，去脾胃中热，益气。陈者良，治胃中热，消渴，利小便，止痢。《唐本》②注云：粟类多种，颗粒细如粱米。捣细，取匀净者为浙米。

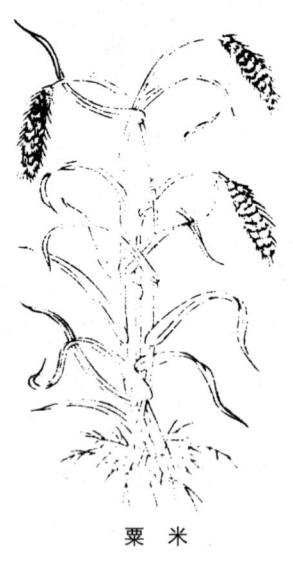

粟 米

[注释]

①粟米："粟"为禾本科狗尾草属一年生草本植物。又称谷子、小米、

狗尾粟、黄粟等。中国种植粟米已有六七千年的历史,是粟的起源中心。粟米是黄河中下游流域的粮食作物。

②《唐本》:又称《新修本草》,是唐高宗显庆四年(659)由李勣、苏敬等22人集体编撰,由官府颁行的药典,是世界上由国家颁定药典的首例。

青粱米[①]

味甘,微寒,无毒。主胃痹,中热,消渴,止泄痢,益气补中,轻身延年。

[注释]

①粱米:属黍类作物,分为黄粱米、青粱米、白粱米等。《饮食须知》卷二记曰:"黄粱米味甘性平,其穗大毛长,不耐水旱,名曰'竹根黄';其香美过于诸粱。黄者出西洛,白者出东吴,青者出襄阳。白、青二粱味甘,性微寒。"

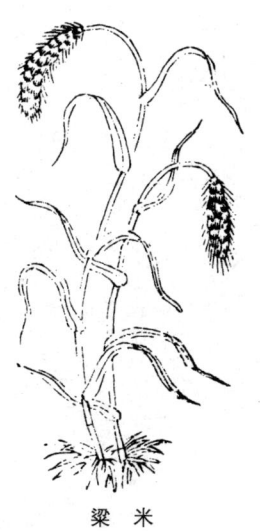

粱 米

白粱米

味甘,微寒,无毒。主除热,益气。

黄粱米①

味甘,平,无毒。主益气和中,止泄。《唐本》注云:穗大毛长,谷米俱粗于白粱。

[**注释**]

①《农书》有辽东黄粱"其禾茎叶似粟,其粒比粟差大。其穗带毛芒。牛马皆不食。与粟同时熟,收割之法亦同。舂而为米,圆滑如珠。炊之,香美胜于粟米,世谓之'膏粱',号食饭之上品也"。元代,粱米常用来熬粥,在宫廷中也是颇受欢迎的食品。

黍米①

味甘,平,无毒。主益气补中,多热,令人烦。久食昏人五藏,令人好睡。肺病宜食。

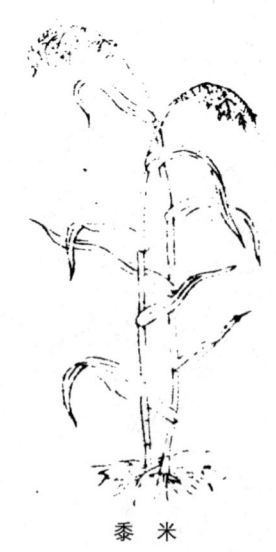

黍 米

[注释]

①黍米：即黏黄米。黍，一年生栽培草本。秆粗壮，直立，单生或少数丛生，高60~120cm，有时有分枝，花、果期7至10月。谷粒圆形或椭圆形，长约3mm，乳白色或褐色，性黏或不黏。一般分两种类型，以秆上有毛、偏穗、种子黏者为"黍"，秆上无毛、散穗、种子不黏者为"稷"。

丹黍米

味苦，微温，无毒。主咳逆，霍乱。止烦渴，除热。

稷米①

味甘，无毒。主益气，补不足。关西②谓之"糜子米"，亦谓"穄米"。古者取其香可爱，故以供祭祀。

[注释]

①稷米：是中国北方干旱地区主要粮食作物之一，内蒙古、河北、山西、宁夏、陕西等地为主产区。稷具有高度抗旱耐热、抗虫害、生长期短等优点。

②关西：即古时所谓"关中"，指函谷关、潼关以西的陕西渭河流域等部分。

河西米①

味甘，无毒。补中益气。颗粒硬于诸米，出本地。

[注释]

①河西米：即党项羌族地区出产的一种稻米。

菉豆①

味甘，寒，无毒。主丹毒，风疹，烦热。和五藏，行经脉。

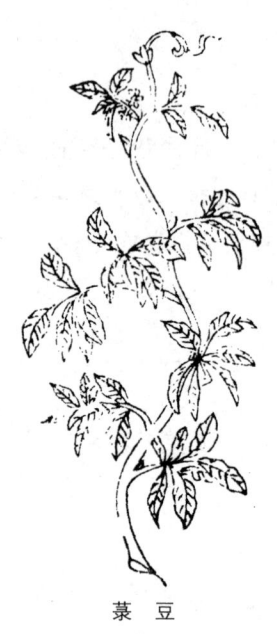

菉豆

[注释]

①菉豆：即绿豆。为豆科菜豆属一年生草本植物。又称"植豆""青小豆"等。原产于印度、缅甸等南亚地区。主产区在中国的河南、河北、山东、安徽等省。绿豆富含蛋白质、多种维生素等。可作主食，也可用来制作糕点、粉丝和酿酒，还可作蔬菜或入药。绿豆汤能清暑益气、止渴利尿，能及时补充无机盐，对维持水液电解质平衡有重要意义。在宋代，绿豆已是老少咸宜的食品；到元代，绿豆就作为主食了。

白豆①

味甘，平，无毒。调中，暖肠胃，助经脉。肾病宜食。

[注释]

①白豆：又称"饭豆""眉豆""白目豆""甘豆"，为豆科植物饭豇豆

的种子。

大豆[1]

味甘,平,无毒。杀鬼气,止痛,逐水,除胃中热,下瘀血,解诸药毒。作豆腐,即寒而动气。

[注释]

①大豆:一年生草本植物,高 50~60cm。种子椭圆形,种皮因颜色不同有"黄豆""青豆""黑豆"之分。在古代被统称为"菽"。早在 5000 多年前的新石器时代,原始人就已经种植大豆。到了春秋战国时代,大豆成为中原居民的主要食物之一。大豆既是粮食作物,又是油料作物,被人们称为"豆中之王"。在元代,大豆更多的是作为副食来食用。

赤小豆[1]

味甘、酸,平,无毒。主下水,排脓血,去热肿,止泻痢,通小便。解小麦毒。

[注释]

①赤小豆:俗称"红小豆",又名"饭赤豆""野赤豆""小豆""赤豆""红豆""朱小豆"等,叶名"藿"。因富含淀粉,又被称为"饭豆"。红小豆含有较多的膳食纤维,具有良好的润肠通便、预防结石、健美减肥的作用。红小豆的经济价值居五谷杂粮之首,故有"金豆"之美称,它出口换汇率高,是国际市场的紧俏货。

回回豆子[1]

味甘,无毒。主消渴。勿与盐煮食之。出在回回地面,苗似豆,今田野中处处有之。

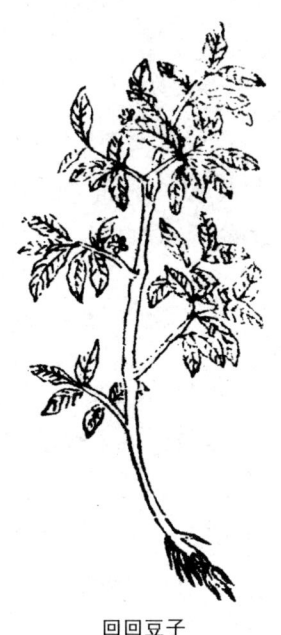

回回豆子

[注释]

①回回豆子：即"鹰嘴豆"。一年生草本双子叶药豆科植物。茎直立，有分枝，具白色腺毛，高25～50厘米。种子类球形，直径约1cm，表面红棕色或棕褐色，一端有细尖。气微，具豆腥味。在元代宫廷饮食中，回回豆子最受重视，食谱中以此为原料制作的食品多达十余种，如"马思答吉汤"等。

青小豆[①]

味甘，寒，无毒。主热中，消渴。止下痢，去腹胀。产妇无乳汁，烂煮三五升食之，即乳多。

[注释]

①青小豆：又名绿豆，因其颜色青绿而得名，在我国已有2000余年的

栽培史。

豌豆[1]
味甘,平,无毒。调顺荣卫,和中益气。

[注释]

①豌豆:属豆科植物,起源于亚洲西部、地中海地区等,因其适应性很强,在全世界的地理分布很广。又称毕豆、麻累、寒豆、雪豆、麦豆。有色白粒大和青麻粒小之异,以前者为优。我国各地均有栽培。豌豆既可作蔬菜炒食,籽实成熟后又可磨成豌豆面粉食用。因豌豆豆粒圆润鲜绿,十分好看,也常被用来作为配菜,以增加菜肴的色彩,促进食欲。

匾豆[1]
味甘,微温。主和中。叶主霍乱吐下不止。

[注释]

①匾豆:即"扁豆",又名白匾豆、南匾豆、羊眼豆等。一年生草本植物,茎蔓生,小叶披针形,花白色或紫色,荚果长椭圆形,扁平,微弯。种子白色或紫黑色。嫩荚是普通蔬菜,种子可入药。

小麦
味甘,微寒,无毒。主除热,止烦躁,消渴,咽干,利小便,养肝气,止痛。治唾血[1]。

[注释]

①唾血:痰中带血,血随唾液而出,因脾不统血,肝不藏血,或肾水不足,阴虚火旺所致。

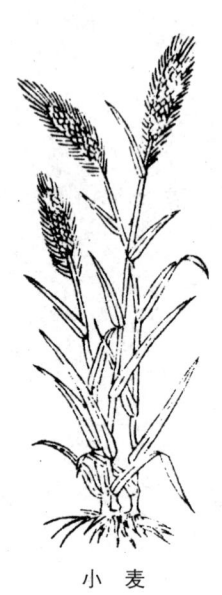

小 麦

大麦

味咸，温、微寒，无毒。主消渴，除热，益气，调中。令人多热，为五谷长。《药性论》云：能消化宿食①，破冷气②。

[**注释**]

①宿食：中医指食积之症，即由于脾胃运化失常，或脾胃有寒，食物经宿不消，停积胃肠。

②冷气：病症名。脏腑之气与寒冷之气相搏所致的疾患。其症状有腹胀、腹痛，更严重的冷气上扬，面色铁青，手足冷。

荞麦①

味甘，平、寒，无毒。实肠胃，益气力。久食动风气②，令人头眩。和猪肉食之患热风③，脱人须眉。

[注释]

①荞麦:也称甜荞麦,原产于亚洲中部或北部。我国种植荞麦有2000多年的历史了。北方常将荞麦做成"河漏"食用。"河漏"指将荞麦面揉成团后,用木制工具压挤成的细长的面条。南方地区一般将荞麦磨面作饼饵。荞麦面不易消化,吃了荞麦面食品"饱食有力",是农家过冬的主食。

②风气:感风邪。

③热风:热邪。

白芝麻①

味甘,大寒,无毒。治虚劳②,滑肠胃,行风气,通血脉,去头风③,润肌肤,食后生啖一合。与乳母食之,令子不生病。

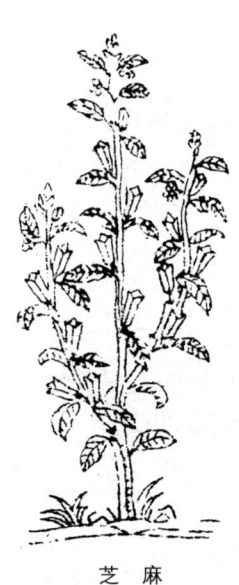

芝 麻

[注释]

①白芝麻:中国古代在提及"芝麻"时往往在前面加一个"白"字,

即白芝麻。而在记述黑芝麻时往往称作"胡麻"。芝麻亦称"脂麻""油麻"等,脂麻科,一年生草本植物。种子扁椭圆形,有白、黄、棕红或黑色,为主要油料及蜜源作物之一,种子含油率较高,一般达50%~60%,可榨油,供食用或制作糕点。

②虚劳:又称虚损,是由多种原因所致的脏腑阴阳气血严重亏损、久虚不复的多种慢性衰弱病症的总称。

③头风:指头部感受风邪之症的总称。包括头痛、眩晕、口眼歪斜、头痒多屑等症候。后来人们对头痛久治不愈,时发时止之症,也称头风。

胡麻

味甘,微寒。除一切痼疾,久服长肌肉,健人。油利大便,治胞衣①不下。《修真秘旨》云神仙服胡麻法,久服面光泽,不饥,三年水火不能害,行及奔马。

[注释]

①胞衣:即胎盘。又称人胞、胎衣、胞、混沌衣、混元母等。胎盘有脐带相连,胎儿由此摄取营养及排泄废物。中药入药常用名为紫河车,药用功能为补血填精益气。

饧①

味甘,微温,无毒。补虚乏,止渴,去血,健脾,治嗽。小儿误吞钱,取一斤,渐渐尽食之即出。

[注释]

①饧:一般指用麦芽之类熬煮成的糖稀。在古代,"饧"字同"糖"。此外,另有"饴",指一种膏状的糖。

蜜[1]

味甘，平、微温，无毒。主心腹邪气，**诸惊痫**[2]，补五藏不足，益中气，止痛，解毒，明耳目，和百药，除众病。

[注释]

①蜜：即蜂蜜，又名石蜜、石饴、沙蜜、蜂糖等。由于蜂蜜种类、所处环境、气候、蜜源的不同，蜂蜜的品质也不一样。然而蜂蜜的主要成分相同，即果糖和葡萄糖，另外还有少量的蔗糖、多种维生素、各种矿物质等。在中医学上，蜜的营养功能和医疗作用很大，具有补中、润燥、直通、解毒的功效，因而对于心脏病、肝病、高血压、糖尿病等有着或多或少的疗效。

②惊痫：指因受惊而得的痫病。唐宋医书所记载的癫痫，即指小儿惊风。

曲[1]

味甘，大暖。疗藏府中风气，调中益气，开胃消食，补虚去冷。陈久者良。

[注释]

①曲：即酒母。

醋[1]

味酸，温，无毒。消**痈肿**[2]，散水气，杀邪毒，破血运[3]，除症块坚积。醋有数种。（酒醋[4]、桃醋、麦醋、葡萄醋、枣醋、米醋为上，入药用。）

[注释]

①醋：又名苦酒、酢、醯，调味品。在元代，醋有数十种，诸如米醋、麦醋、糠醋、糟醋、饧醋、桃醋、葡萄醋、大枣醋等。

②痈肿：皮肤或皮下组织化脓性感染，局部症状为红、肿、热、痛和功能障碍。

③血运：人体血液的运行状况。

④酒醋：关于酒醋的制作过程和性味不详。据史料记载，高昌回鹘时期曾将葡萄制成酒醋。见于《高昌回鹘王国的生活》第42页。

酱①

味咸、酸，冷，无毒。除热止烦，杀百药热汤火毒，杀一切鱼、肉、菜蔬毒，豆酱主治胜面酱。陈久者尤良。

[注释]

①酱：作为一种调味品，在元代已经被用于腌制各种菜蔬和鱼肉。

豉①

味苦，寒，无毒。主伤寒，头痛，烦躁满闷。

[注释]

①豉：一般指豆豉。

盐①

味咸，温，无毒。主杀鬼蛊邪②，疰③毒伤寒，吐胸中痰癖，止心腹卒痛。多食伤肺，令人咳嗽，失颜色。

[注释]

①盐：有海盐、池盐、井盐之分，是人们日常生活中必备的一种调味品。盐业在我国封建社会是与国计民生密切相关的支柱产业之一，历代统治者都非常重视盐业生产，并且长期实行食盐专卖制度。《元史·食货志》记："国之所资，其利最广者莫如盐。"

②鬼蛊邪：一切虫伤疮、火灼疮。
③疰：灌注和久住之意，多指有传染性和病程长的慢性病。

酒①

味苦、甘、辣，大热，有毒。主行药势，杀百邪，通血脉，厚肠胃，润皮肤，消忧愁，多饮损寿、伤神，易人本性。酒有数般，唯酝酿以随其性。

[注释]

①酒：用果实或粮食等原料加上酒曲酿制而成的一种具有特殊气味和口感的饮料。元代的酒有多种多样。按原料可以分为粮食酒、果实酒、马奶酒三大类；若以制作方式来讲，有酒曲发酵、自行发酵、蒸馏三类。在以农业为主的地区，人们基本利用糯米和黍进行酿酒，制作时使用酒曲。生活在草原上的人们最早则是饮用马奶酒，后来开始饮用粮食酒。我国是酒的故乡，也是酒文化的发源地，是世界上酿酒最早的国家之一。酒的酿造，在我国已有相当悠久的历史。在中国数千年的文明发展史中，酒与文化的发展基本上是同步的。酒的别称有杜康、欢伯、杯中物、金波、酌、酤、醑、醍醐、黄封、清酌、昔酒、缥酒等。

虎骨酒①

以酥炙虎骨捣碎，酿酒。治骨节疼痛，风疰，冷痹痛。

[注释]

①虎骨酒：是用虎胫骨一具，加红曲、糯米适量制成的一种药酒。《普济方》则认为另外需要新芍药作为配料。其中糯米的作用是补中益气，曲的作用是消食健胃。

枸杞酒[①]　以甘州[②]枸杞依法酿酒。补虚弱，长肌肉，益精气，去冷风，壮阳道。

[注释]

①枸杞酒：即以中药材枸杞子为主料泡制而成的一种药酒。枸杞酒不仅是酒类饮料，也是上好的滋补佳品。

②甘州：即今天的甘肃省张掖市。

地黄酒　以地黄绞汁酿酒。治虚弱，壮筋骨，通血脉，治腹内痛。

松节酒　仙方以五月五日采松节，刬碎，煮水酿酒。治冷风虚，骨弱，脚不能履地。

茯苓酒　仙方依法，茯苓酿酒。治虚劳，壮筋骨，延年益寿。

松根酒　以松树下撅坑置瓮，取松根津液酿酒。治风，壮筋骨。

羊羔酒[①]　依法作酒，大补益人。

[注释]

①羊羔酒：《食物本草》卷一五记载了制作方法："大补元气，健脾胃，益腰肾。其法：用米一石，如常浸浆。用嫩肥羊肉七斤、曲十四两、杏仁一斤同煮烂，连汁拌末入木香一两同酿，勿得泛水，十日熟，极美。"

五加皮酒[①]　五加皮浸酒，或依法酿酒。治骨弱不能行走，久服，壮筋骨，延年不老。

[注释]

①五加皮酒：即以五加皮浸酒或依法酿制的酒。五加皮，为五加科植物五加的根皮。

腽肭脐[①]**酒**　治肾虚弱，壮腰膝，大补益人。

[注释]

①腽肭脐：即海狗外肾。目前由于海狗是国家二级保护动物，因此海狗肾是受国家严格控制的。目前，市场上的海狗肾多为狗肾或者是加拿大的海豹科动物海豹的生殖器。全世界只有纳米比亚有联合国的授权可以合理捕杀海狗，因此合法正宗的海狗肾应该是来自纳米比亚。

小黄米酒　性热，不宜多饮，昏人五脏，烦热多睡。

葡萄酒[①]　益气调中，耐饥强志，酒有数等：有西番者，有哈剌火者，有平阳、太原者，其味都不及哈剌火者。田地酒[②]，最佳。

[注释]

①葡萄酒：元代宫廷宴会必备的饮料。主要产地是哈剌火州（今新疆吐鲁番，此地自古盛产葡萄，味美甜香）和山西（太原、平阳二路）。葡萄酒是具有多种营养成分的高级饮料。适度饮用葡萄酒能直接对人体的神经系统产生作用，提高肌肉的张度。除此之外，葡萄酒中含有的多种氨基酸、矿物质和维生素等，能直接被人体吸收，因此葡萄酒能对人体的生理机能起到良好的维持和调节作用。尤其对身体虚弱、患有睡眠障碍者及老年人的效果更好。

②田地酒：需要说明的是，元代酿造葡萄酒的办法与前代不同。以前中原地区酿造葡萄酒，用的是粮食和葡萄混酿的办法，元代则是把葡萄捣碎入瓮，利用葡萄皮上带着的天然酵母菌，自然发酵成葡萄酒。如哈剌火州酿造葡萄酒的方法是："酝之时，取葡萄带青者。其酝也，在三五间砖石瓮砌干净地上，作甃既缺嵌入地中，欲其低凹以聚。其瓮可容数石者。然后取青葡萄，不以数计，堆积如山，铺开，用人以足揉践之使平，却以大木压之，覆以羊皮并毡毯之类。欲其重厚，别无曲药。压后出闭其门，十日半月后窥见原压低下，此其验也。方入室，众力擗下毡木，搬开而观，则酒已盈瓮矣。"（《析津志辑佚·物产·异土产贡》）这种方法后来在中原等地被普遍采用。

阿剌吉酒[①]　味甘、辣，大热，有大毒。主消冷坚积，去寒气。用好酒蒸熬取露，成阿剌吉。

[注释]

①阿剌吉酒：阿剌吉，又有阿里乞、轧赖机、阿尔奇、哈剌吉、哈剌基等异称。是阿拉伯语 aragi 的音译，原义为"汗""出汗"。以阿剌吉为酒名，是形容蒸馏时容器壁上凝结的水珠的形状。

速儿麻酒　又名拨糟。味微甘、辣。主益气，止渴。多饮令人膨胀、生痰。

[评论]

本篇所述五谷杂粮等，为大众熟知，但如何进行科学搭配也有所讲究；若用之失当会危害人体健康，如忽思慧提到饮酒过量会损伤身体和神经。

兽 品

牛[①]

牛肉[②] 味甘，平，无毒。主消渴，止哕泄[③]，安中益气，补脾胃。 **牛髓** 补中，填精髓。 **牛酥**[④] 凉，益心肺，止渴、嗽，润毛发，除肺痿、心热[⑤]、吐血。 **牛酪**[⑥] 味甘、酸，寒，无毒。主热毒，止消渴，除胸中虚热[⑦]，身、面热疮。 **牛乳腐**[⑧] 微寒，润五脏，利大小便，益十二经脉[⑨]，微动气。

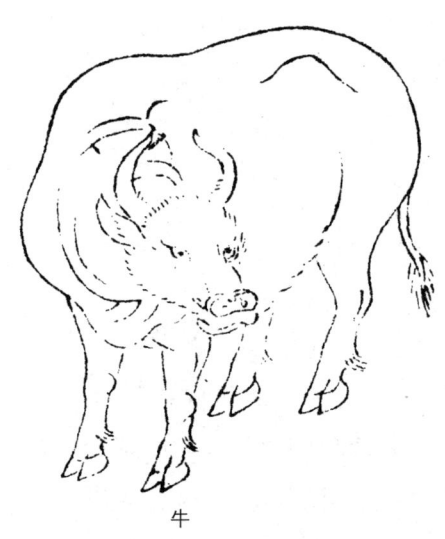

牛

[注释]

①牛：属于草食性反刍家畜，哺乳纲偶蹄目牛科动物。肉乳可食，可提供役力、肥料。普通牛起源于原牛，新石器时代开始被驯化。在西亚、北非、欧亚大陆都有其遗骸发现，普通牛最初在中亚被驯化，后来发展到欧洲、中国、非洲等地，亚洲是野牛原种的栖息地。

饮膳正要

②牛肉：是全世界人都爱吃的食品，中国人消费的肉类食品之一。牛肉蛋白质含量高，而脂肪含量低，味道鲜美，受人喜爱，享有"肉中骄子"的美称。

③哕泄：上吐下泻。

④牛酥：是用牛奶熬制的酥油。其制作方法是：将牛奶煮沸，用勺子不断搅动，待其冷却后，在牛奶表面形成的油脂即牛酥。

⑤心热：泛指心的各种热性病症，又称心气热。症见心中烦热、睡眠不宁、喜笑不休或神志昏愦、面红、口渴、小便黄、舌红等。

⑥牛酪：是一种用牛奶制成的半凝固状食品。

⑦虚热：阴阳气血虚亏引起的发热。

⑧牛乳腐：又称奶腐乳，是北方游牧民族奶制品的一种，黄色，半透明而有光泽。通常可以和奶茶、炒米、熟牛羊肉一起食用，游牧或出远门时可以充当干粮。

⑨十二经脉：手三阳经、手三阴经、足三阳经、足三阴经的合称，为经络系统的主体。

羊①

羊肉 味甘，大热，无毒。主暖中，头风，大风②，汗出，虚劳，寒冷，补中益气。　**羊头** 凉，治骨蒸③，脑热，头眩，瘦病。　**羊心** 主治忧恚④，隔气。　**羊肝** 性冷，疗肝气虚热，目赤、暗。　**羊血** 主治女人中风、血虚⑤，产后血晕⑥，闷欲绝者，生饮一升。　**羊五藏** 补人五藏。　**羊肾** 补肾虚，益精髓。　**羊骨** 热，治虚劳，寒中⑦，羸瘦。　**羊髓** 味甘，温。主治男女伤中⑧，阴气⑨不足，利血脉，益经气⑩。　**羊脑** 不可多食。　**羊酪** 治消渴，补虚乏。

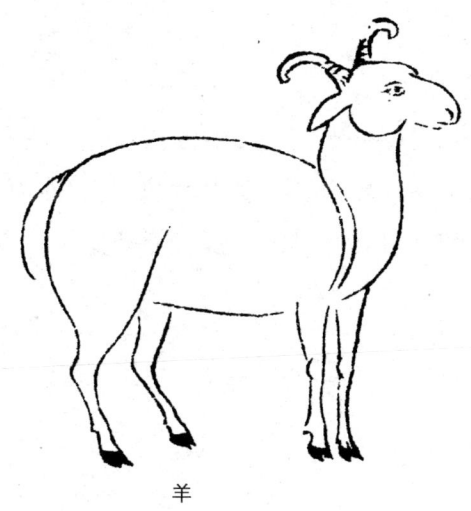

羊

[**注释**]

①羊：哺乳纲牛科动物，反刍家畜。为六畜之一，在中国原始社会母系氏族公社时期，中国北方草原地区的原始居民，便开始在有草有水的地方牧羊狩猎。羊种类较多，有山羊、绵羊、羚羊、黄羊等。

②大风：病名。亦称癞（疠）、疠风、恶疾等，指麻风病。

③骨蒸：自觉身体发热，其热很深，好像从骨髓蒸发出来，即结核病。

④忧恚：忧愁愤恨。

⑤血虚：指体内阴血亏损的病理现象。可由失血过多，或久病阴血虚耗，或脾胃功能失常、水谷精物不能化生血液等致。

⑥血晕：妇人生产后因失血而头晕的病症。

⑦寒中：风从内生的中风之一。由于突然中了寒邪而发病。又名中寒。

⑧伤中：损伤中焦脾胃之气。饮食不节，过饱过饥，或过食膏粱厚味，或嗜酒无度，均可损伤脾胃之气，导致中焦运化失职。

⑨阴气：就脏腑机能来说，五脏之气为阴气。

⑩经气：即运行于经络中的气，不但指经脉的运行功能和经脉中的营养物质，而且是整体生命功能的表现。一般指营气和卫气，也包括循行于经脉中的宗气和元气。

黄羊①

味甘,温,无毒。补中益气,治劳伤虚寒。其种类数等,成群至于千数。白黄羊生于野草内,黑尾黄羊生于沙漠中,能走善卧,行走不成群。其脑不可食,髓骨可食,能补益人,煮汤无味。

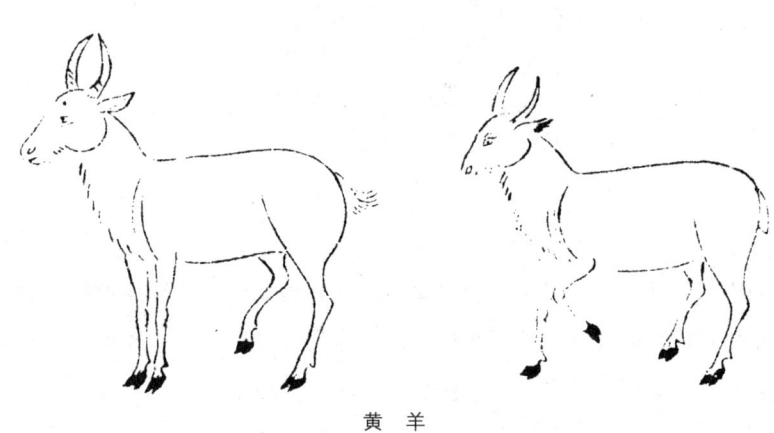

黄 羊

[注释]

①黄羊:又叫黄羚、蒙古原羚、蒙古瞪羚、蒙古羚等,因为它实际上并非羊类。它的体形纤瘦,但比藏原羚大,也略显粗壮,体长为100~150厘米,肩高大约为76厘米,体重一般为20~35千克,但可达60~90千克。头部圆钝,耳朵长而尖,并且生有很密的毛。

山羊①

味甘,平,无毒。补益人,生山谷中。

[注释]

①山羊:为牛科动物羊属的一种。分布于我国东北及内蒙古、新疆、河

北、陕西、山西、湖北、浙江、广东、广西、西藏、四川、云南等地。山羊是众所周知的动物，其肉比绵羊肉瘦，脂肪少，易被人消化吸收，适合于肥胖者、病人及体质虚弱者食用；但是，其营养价值比绵羊肉差。以肥壮、棕色、蓝眼睛、毛多、青壮者为佳品。

羖䍧[1]

味甘，平，无毒。补五劳七伤，温中益气。其肉稍腥。

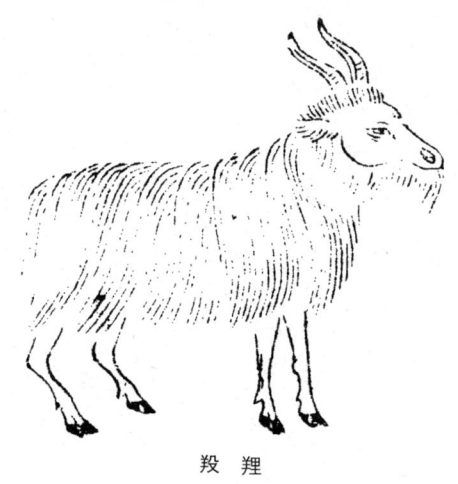

羖　䍧

[注释]

①羖䍧（gǔ lì）：指黑色的公羊，亦泛指公羊。

马

马肉[1]　味辛、苦，冷，有小毒。主热下气[2]，长筋骨，强腰膝，壮健轻身。　**马头骨**　作枕，令人少睡。　**马肝**　不可食。　**马蹄**　白者，治妇人漏下[3]、白崩[4]；赤者，治妇人赤崩[5]。　**白马茎**　味咸、甘，无毒。主伤中脉绝[6]，强志，益气，长肌肉，令人有子，能壮盛阴气。　　**马心**　主喜忘。马肉内有生黑墨汁者有毒，不可食。白马多有之。　　**马乳**⑦　性冷，味甘。止渴，治热。有三等，（一名升坚，一名晃禾儿，一名窗兀。）以升坚为上。

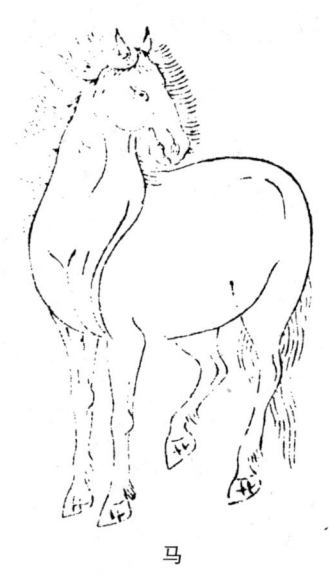

马

[注释]

①马肉：在元代，由于马匹多用于战争和生产，元朝政府对于马的宰杀控制还是很严格的，不过，法令对于贵族而言只是一纸空文，马肉常用于宫廷宴会。

②下气：即降气，能缓解上气呃逆、呕吐、咳嗽等症。

③漏下：指妇女经血停后，又续见下血，淋漓不断者。可由肾虚、气虚、血热、血瘀、湿热内蕴等多种原因导致。

④白崩：妇女阴道内不时有白色如米泔样或透明样黏液流出，量多如崩状不止者称白崩。相当于西医的阴道炎或输卵管癌、子宫内膜腺癌等病。

⑤赤崩：五崩之一。《脉经》卷九："赤崩者形如绛津。"指崩下之血为

绛红色。

⑥脉绝：血脉枯涩败绝的疾患。

⑦马乳：马乳与牛乳相比，含糖量更多，脂肪和蛋白质较少，容易消化，适于哺乳幼儿。维生素A、B、C含量特别丰富。对于多数蒙古人来讲，马乳酒（酸马奶）是一种高级饮料，它能够兴奋神经，调整胃肠，活化胰腺机能，促进消化吸收，对于某些慢性病有疗效。

野马[①]

肉味甘，平，有毒。壮筋骨。与家马肉颇相似，其肉落地不沾沙，然不宜多食。

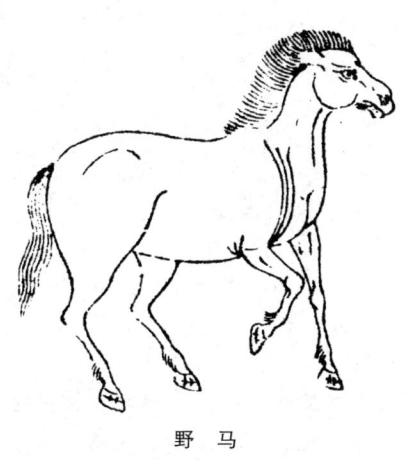

野　马

[注释]

①野马：又名蒙古野马、普氏野马、准噶尔野马，哺乳纲奇蹄目马科大型动物。分布于亚洲中部、东部和非洲。在我国则主要分布于新疆北部、甘肃、内蒙古等地。身长2~2.3米，肩高1.3~1.4米，头很大，没有额毛，耳朵较短。头和背部是焦茶色，身体两侧较淡，腹部变为乳黄色。冬夏季节，毛色不同。冬季毛长而粗，色较淡，背部的毛呈波浪形；夏季毛变短色

变深，四肢露出几条隐条纹，鬣鬃直立，从头一直延伸到背部。尾巴很长，毛深褐色，蓬松而稀疏。

象①

象肉 味淡，不堪食，多食令人体重。胸前小横骨，令人能浮水。身有百兽肉，皆有分段，惟鼻是本肉。 **象牙**② 无毒。主诸铁及杂物入肉，刮取屑，细研和水敷疮上即出。

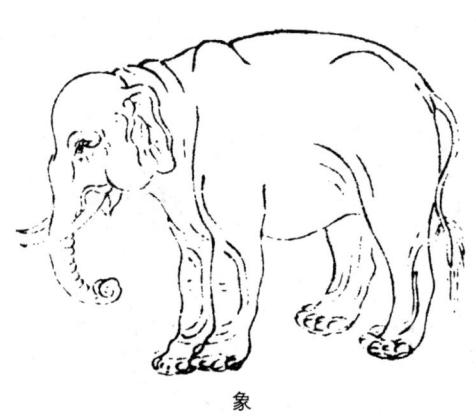

象

[注释]

①象：是世界上最大的陆栖动物，是哺乳纲长鼻目象科动物，主要外部特征为有柔韧而肌肉发达的长鼻，具缠卷的功能，是象自卫和取食的有力工具。象有两个种属，即亚洲象和非洲象。亚洲象历史上曾广布于中国长江以南及河南中南部、南亚和东南亚地区，现分布范围已缩小，主要在印度、泰国、柬埔寨、越南等国。中国云南省西双版纳地区也有小的野生种群。非洲象则广泛分布于整个非洲大陆（除撒哈拉沙漠）。

②象牙：狭义地说是雄性的象的獠牙，广义也可以指其他动物（比如猛犸象、河马、野猪、海象、鲸等动物）的獠牙或骨头。象牙往往被加工成艺术品、首饰或珠宝，此外它还被加工为台球和钢琴键，是一种非常昂贵

的原材料。

驼[1]

驼肉 治诸风，下气，壮筋骨，润皮肤，疗一切顽麻风痹，肌肤紧，急恶疮肿毒。　**驼脂** 在两峰内，有积聚者，酒服之良。

驼乳（系爱刺[2]）　性温，味甘。补中益气，壮筋骨，令人不饥。

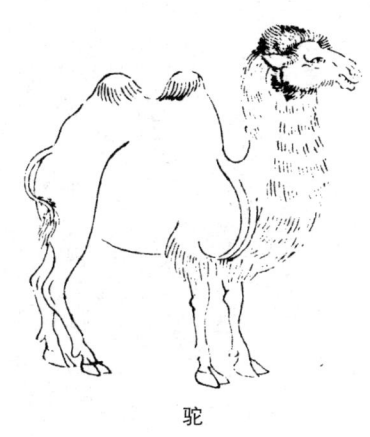

驼

[注释]

①驼：即被称为"沙漠之舟"的骆驼，只有两种，即有一个驼峰的单峰骆驼和有两个驼峰的双峰骆驼。单峰骆驼比较高大，在沙漠中能走能跑，可以运货，也能驮人。双峰骆驼四肢粗短，更适合在沙砾和雪地上行走。鼻孔能开闭，足有肉垫厚皮，背有肉峰，内蓄脂肪，胃有三室，第一胃室可以贮水，所以耐饥渴，可以多日不吃不喝，一旦遇到水草，可以大量饮水贮存。

②爱刺：关于驼乳，《鞑靼译语·饮食门》称作"爱亦刺"，而《华夷译语·饮食门》则称"爱亦刺黑"，是"ayiraq"的汉译，此处所言"爱刺"即"爱亦刺黑"。

野驼①

味甘，温、平，无毒。治诸风，下气，壮筋骨，润皮肤。驼峰治虚劳风，有冷积者，用葡萄酒温调峰子油②，服之良，好酒亦可。

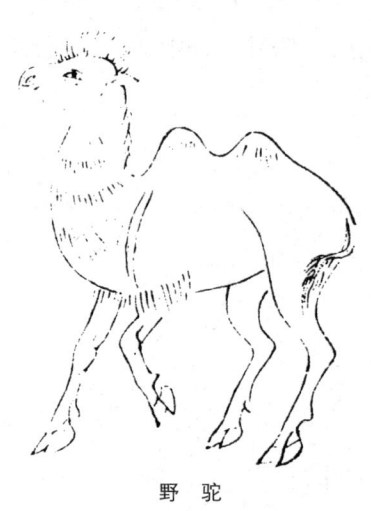

野　驼

[注释]

①野驼：即野骆驼。其在历史上曾经存在于世界上的很多地方，但至今仍在野外生存的仅有蒙古西部的阿塔山和中国西北一带，这些地区都是大片的沙漠和戈壁等"不毛之地"，不仅干旱缺水，而且夏天酷热，冬季奇冷，常常狂风大作，飞沙走石。

②峰子油：即骆驼脂，为双峰骆驼驼峰内的胶质脂肪。

熊①

熊肉 味甘，无毒。主风痹，筋骨不仁。若腹中有积聚，寒热②羸瘦者，不可食之，终身不除。　**熊白**③ 凉，无毒。治风，补虚损，杀劳虫④。　**熊掌** 食之可御风寒。此是八珍⑤之数，古人最重之。十月勿食之，损神。

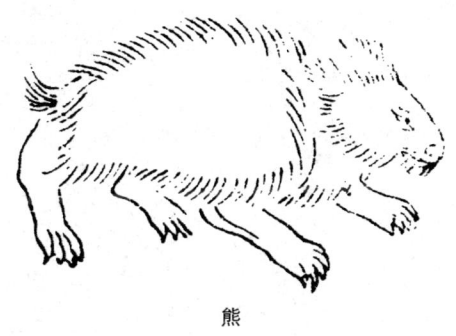

熊

[注释]

①熊：是陆上肉食类中体形最大的动物。它们是由一种类似犬一样的祖先进化而成的，是犬科动物进化道路上的一个分支。熊科动物基本上都已偏离了食肉的习性，而成为杂食性动物了。有棕熊、黑熊、北极熊、印度懒熊、马来熊、美洲黑熊等，其中棕熊体积最大，北极熊次之，一般越靠近南方的体形越小。

②寒热：中医指怕冷发热的症状。今泛称发烧。

③熊白：即熊的脂肪。色白，故名。具有很高的医疗价值。主治发白、稀疏，白秃头癣；补虚损等症。

④劳虫：即"痨虫"，不是什么虫，是"结核杆菌"，引发结核病的诱因。

⑤八珍：是中国饮食业对八种珍贵的烹饪原料及其制成的食品的称谓，历代有不同的内容。如参（海参）、翅（鱼翅）、骨（鱼明骨，也称鱼脆）、肚（鱼肚）、窝（燕窝）、掌（熊掌）、筋（鹿筋）、蟆（蛤士蟆）。

驴①

驴肉② 味甘，寒，无毒。治风狂，忧愁不乐，安心气，解心烦。 **驴头肉** 治多年消渴，煮食之良。乌驴者，尤佳。 **驴脂** 和乌梅作丸，治久疟。

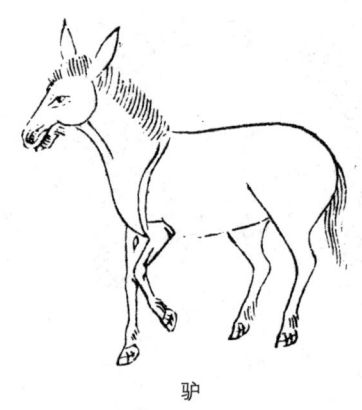

驴

[注释]

①驴：属奇蹄目马科驴属，是非洲野驴的后裔。自公元前4000年起，它已被人类驯化为驮畜。驴的形象似马，多为灰褐色，头大，且耳朵长，胸部稍窄，四肢瘦弱，躯干较短，体高和身长大体相等，呈正方形。颈项皮薄，蹄小坚实，体质健壮。皮毛有褐色、黑色、白色三种。

②驴肉：驴肉又是宴席上的珍肴，其肉质细味美，素有"天上龙肉，地上驴肉"之说。其蛋白质含量比牛肉、猪肉都高，是典型的高蛋白、低脂肪食物。驴肉有补血、补气、补虚、滋阴壮阳的功能，是理想的保健食品。驴皮可制革，也是制造名贵中药阿胶的主要原料。

野驴[①]

性味同。比家驴鬃尾长，骨骼大。食之能治风眩[②]。

[注释]

①野驴：分为亚洲野驴和非洲野驴，都是强壮、能吃苦耐劳的动物。它们有很强的耐力，既能耐冷耐热又能耐饥耐渴。野驴的动作在马科动物中是最慢的，但它们能长时间不喝水，这一点是马和斑马都不能相比的。它们虽然奔跑速度没有马或斑马快，但步伐稳健而有耐力。野驴的视觉、听觉、嗅觉均敏锐，尤其是视觉和听觉更发达。野驴属典型荒漠动物，栖居于海拔

3800米左右的高原开阔草甸和半荒漠、荒漠地带。

②风眩：因风邪、风痰所致的眩晕。多由血气亏损、风邪上乘所致。又称风头眩。分为风寒眩晕、风热眩晕、风痰眩晕等。

麋

麋肉 味甘，温，无毒。益气补中，治腰脚无力。不可与野鸡肉及虾、生菜、梅、李果实同食，令人病。　　**麋脂** 味辛，温，无毒。主痈肿、恶疮、风痹、四肢拘缓，通血脉，润泽皮肤。**麋皮** 作靴，能除脚气。

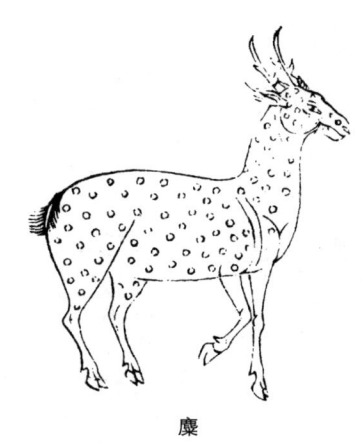

麋

鹿

鹿肉 味甘，温，无毒。补中，强五脏，益气。　　**鹿髓** 甘，温，主男女伤中，绝脉，筋急①，咳逆，以酒服之。　　**鹿头** 主消渴，夜梦见物。　　**鹿蹄** 主脚膝疼痛。　　**鹿肾** 主温中，补肾，安五脏，壮阳气。　　**鹿茸** 味甘，微温，无毒。主漏下恶血，寒热惊痫。益气强志，补虚羸，壮筋骨。　　**鹿角** 微咸，无毒。主恶疮痈肿，逐邪气，除小腹血，急痛，腰脊痛及留血在阴中。

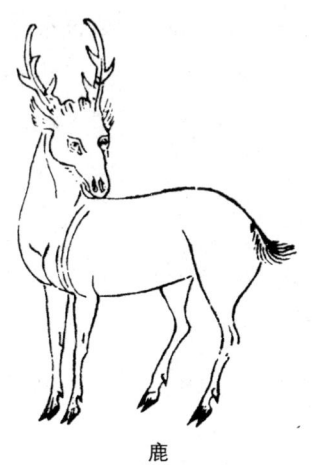
鹿

[**注释**]

①筋急：中医学病证名。表现为筋脉紧急不柔、屈伸不利。多因体虚受风寒及血虚津耗、筋脉失养所致。见于破伤风、痉病、痹、惊风等症。

獐

肉温，主补益五藏。《日华子》①云：肉无毒，八月至腊月食之胜羊肉，十二月以后至七月食之动气。道家多食，言无禁忌也。

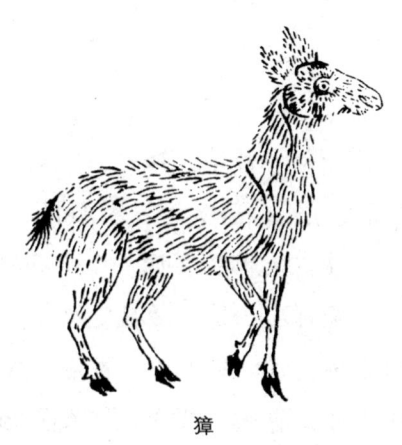
獐

[注释]

①《日华子》：全称《日华子诸家本草》，简称《日华子本草》或《日华本草》，是我国五代时期一部著名的本草书。原书为日华子集。共 20 卷。据宋代掌禹锡考证，收载药物 600 多味。原书已散佚。

犬①

肉味咸，温，无毒。安五脏，补绝伤②，益阳道，补血脉，厚肠胃，实下焦③，填精髓。黄色犬肉尤佳。不与蒜同食，必顿损人。九月不宜食之，令人损神。犬四脚蹄，煮饮之，下乳汁。

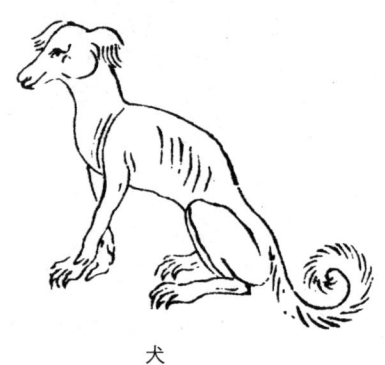

犬

[注释]

①犬：也叫狗、地羊、黄耳等。其耳短直立或长大下垂，听觉灵敏，牙齿锐利，舌长而薄，有散热功能。前肢五趾，后肢四趾，有钩爪。尾上卷。嗅觉敏锐，性机警，易受训练。狗是人类最早驯化的家畜之一，我国有六七千年的养狗历史。早在原始社会时期就已经驯化狗类，它最初是人们狩猎的好帮手。狗肉在中国古代社会是人们宴席上不可缺少的珍品。

②绝伤：一般指的是骨伤科疾病，如跌打损伤或者骨折。

③下焦：人体部位名，系三焦之一，即三焦的下部，指胃的下口到盆腔的部分，包括肾、小肠、大肠、膀胱等脏器。

猪①

猪肉 味苦，无毒。主闭血脉，弱筋骨，虚肥人。不可久食，动风。患金疮②者，尤甚。　**猪肚** 主补中益气，止渴。　**猪肾** 冷，和理肾气，通利膀胱。　**猪四蹄** 小寒。主伤挞、诸败疮，下乳。

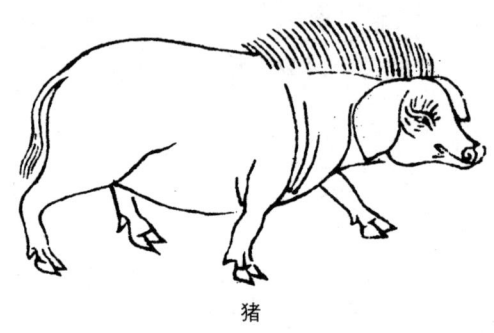

猪

[注释]

①猪：杂食类哺乳动物。身体肥壮，四肢短小，鼻子口吻较长。肉可食用，皮可制革。性温驯，适应力强，易饲养，繁殖快，有黑、白、酱红或黑白花等色。猪又名"印忠""汤盎""黑面郎"及"黑爷"。古称豕，又称彘、豨等。

②金疮：中医指刀箭等金属器械造成的伤口。如救治不当，可致感染、中风发痉等。

野猪

肉味苦，无毒。主补肌肤，令人虚肥。雌者肉更美，冬月食橡子①，肉色赤，补人五脏，治肠风②、泻血，其肉味胜家猪。

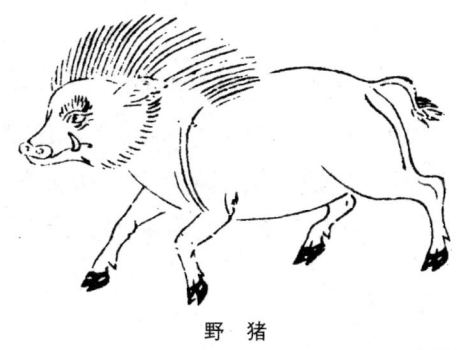

野 猪

[注释]

①橡子：是栎树的果实，形似蚕茧，故又称栗茧。橡子外表硬壳，棕红色；内仁如花生仁，含有丰富的淀粉。既可食，又可作纺织工业浆纱用的原料。

②肠风：因风热客于肠胃或湿热蕴积肠胃，久而损伤阴络，致大便时出血的症状。

江猪①

味甘，平，无毒。然不宜多食，动风气，令人体重。

[注释]

①江猪：即江豚，俗名江猪、河猪、海猪、海和尚、乌忌，是鼠海豚科的一个物种，一种小型鲸类，鼠海豚科江豚属仅有的一种。主要特点是没有背鳍，背部自体前五分之二至尾鳍之间有不明显的隆起，隆起上有鳞状皮肤，全身均为淡蓝灰色。通常栖于咸淡水交界的海域，也能在大小河川的下游地带等淡水中生活。分布于西太平洋、印度洋、日本海和我国沿海等热带至暖温带水域，在我国见于渤海、黄海、东海、南海和长江等水域，在长江甚至能上溯到宜昌和洞庭湖一带。

獭①

獭肉 味咸，平，无毒。治水气胀满，疗瘟疫病，诸热毒风，咳嗽劳损。不可与兔同食。　**獭肝** 甘，有毒。治肠风下血及主痊病相染。　**獭皮** 饰领袖则尘垢不着。如风沙翳目，以袖拭之即出。又鱼刺鲠喉中不出者，取獭爪爬项下即出。

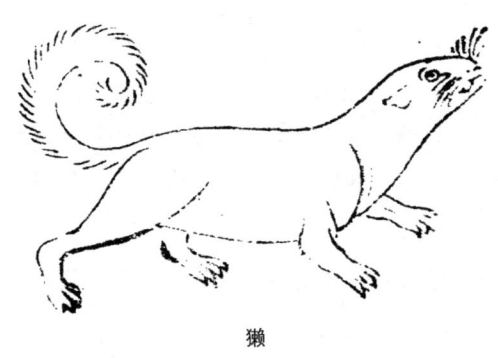

獭

[注释]

①獭：哺乳动物，分为水獭、旱獭、海獭三种。水獭脚短，趾间有蹼，体长70余厘米。昼伏夜出，善游水，食鱼、蛙等。毛棕褐色，其毛皮是珍贵的裘皮原料。旱獭，前肢发达善掘土，毛皮可制衣帽，是鼠疫的传播者，亦称"土拨鼠"。海獭，体圆而长，毛皮很珍贵，生活在近岸的海洋中，俗称"海龙"。獭通常指的是水獭。

虎①

虎肉 味咸、酸，平，无毒。主恶心欲呕，益气力。食之入山，虎见则畏，辟三十六种魅。　**虎眼睛** 主疟疾，辟恶②，止小儿热惊③。　**虎骨** 主除邪恶气，杀鬼痊④毒，止惊悸。主恶疮，鼠瘘⑤，头骨尤良。

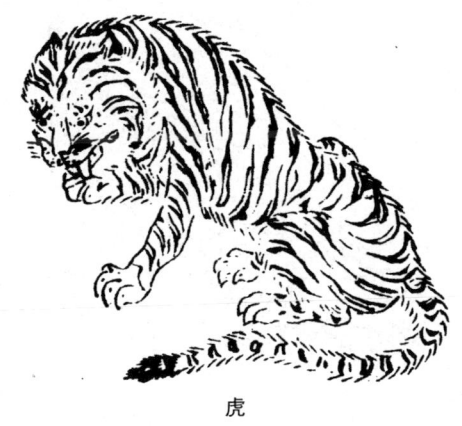

虎

[注释]

①虎：又称老虎，是当今体型最大的猫科动物，也是亚洲陆地上最强壮的食肉动物之一。最大的虎种体重可以达到350公斤以上。老虎对环境要求很高，各老虎亚种在所属食物链中均处于最顶端，在自然界中没有天敌。虎的适应能力也很强，在亚洲分布很广，从北方寒冷的西伯利亚地区，到南亚的热带丛林及高山峡谷等地，都有虎的踪迹。在我国有东北虎（西伯利亚虎）和华南虎，世界范围内还有东南亚虎、孟加拉虎等种类。

②辟恶：祛除瘟病，祛除恶气，祛邪避灾。

③热惊：发热时患者表现为不同程度的中枢神经系统功能障碍，在小儿易出现全身或局部肌肉抽搐的症状。

④鬼疰：迷信者又称流注，即流窜无定随处可生的多发性深部脓疡。

⑤鼠瘘：指生于颈、腋部之窦道此伏彼起、相继溃破之瘘疮。

豹①

肉味酸，平，无毒。安五脏，补绝伤，壮筋骨，强志气。久食令人猛，健忘，性粗疏，耐寒暑。正月勿食之，伤神。《唐本》注云：车驾卤簿②用豹尾，取其威重为可贵也。土豹脑子，可治腰疼。

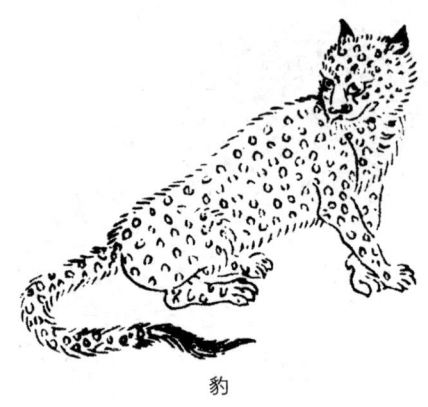

豹

[注释]

①豹：一种凶猛的大型猫科动物，原产于非洲或亚洲南部，既有玫瑰花状斑点的黄褐色皮毛，也有黑色皮毛。豹与猎豹、云豹、雪豹及美洲豹（美洲虎）并非同一个物种，也不是亚种之分。豹广泛产于亚洲、美洲。中国豹有三个亚种：华南豹、华北豹和东北豹。

②卤簿：中国古代帝王出外时扈从的仪仗队。

狍子①

味甘，平，无毒。补益人。

[注释]

①狍子：又称矮鹿、野羊，属偶蹄目鹿科，草食动物。狍身草黄色，尾根下有白毛，雄狍有角，雌无角。狍子是东北林区最常见的野生动物之一。狍是经济价值比较高的兽类之一，狍肉质纯瘦，全身无肥膘，肉营养丰富、细嫩鲜美，是"瘦肉之王"。其皮加工后是有名的狍皮"绸"，非常珍贵，是制裘衣的上等原料。狍子毛皮可做垫褥，有防潮作用。此外，狍皮还可以制作多种皮制品，如皮靴、皮帽、皮包等。

麂①

肉味甘,平,无毒。主五痔②,多食能动人痼疾。

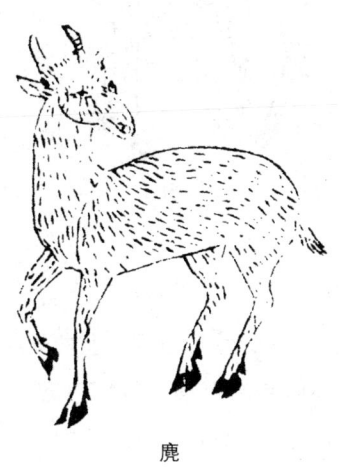

麂

[注释]

①麂:俗称麂子。哺乳纲偶蹄目鹿科。成麂体重16~25千克,体长75~115厘米。腿细而有力,善于跳跃,皮很软可以制革。中国分布有三种,分别是黑麂、赤麂和小麂,其中以黑麂数量最少,分布区域狭窄,已被列为国际濒危动物。

②五痔:五种痔疮。唐代孙思邈《千金要方·五痔》:"夫五痔者,一曰牡痔,二曰牝痔,三曰脉痔,四曰肠痔,五曰血痔。"

麝①

肉无毒,性温。似獐肉而腥,食之不畏蛇毒。

[注释]

①麝:又称为麝獐、香獐。前肢短,后肢长,蹄小耳大,雌雄都无角,

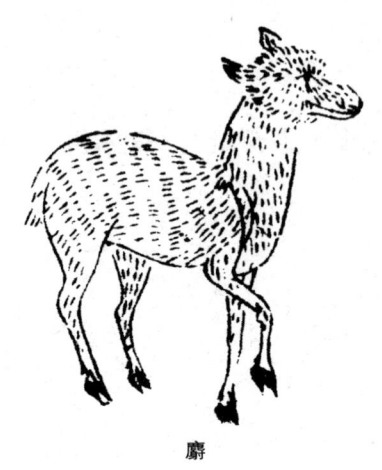

麝

雄性有发达的獠牙。体呈棕色，背部较深；有的呈灰褐色，有的有不甚明显的土黄色条纹和斑点。麝属有四个种，包括原麝、林麝、黑麝与喜马拉雅麝。雄麝脐香腺囊中的分泌物干燥后形成的香料即为麝香，是一种十分名贵的药材，也是极名贵的香料。

狐①

肉温，有小毒。《日华子》云：性暖，补虚劳，治恶疮疥。

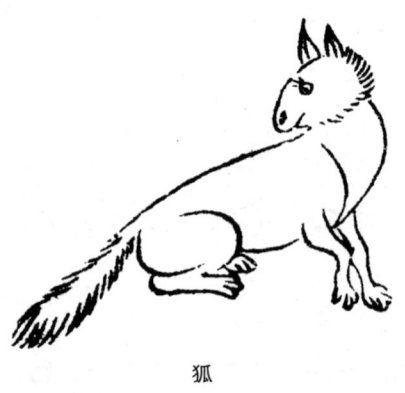

狐

犀牛[1]

犀牛肉 味甘,温,无毒。主诸兽、蛇、虫蛊毒,辟瘴气,食之入山不迷其路。 **犀角** 味苦、咸,微寒,无毒。主百毒蛊疰,邪鬼瘴气,杀钩吻[2]、鸩羽[3]、蛇毒。疗伤寒、瘟疫。犀有数等。(山犀、通天犀、辟尘犀、水犀、镇帷犀。)

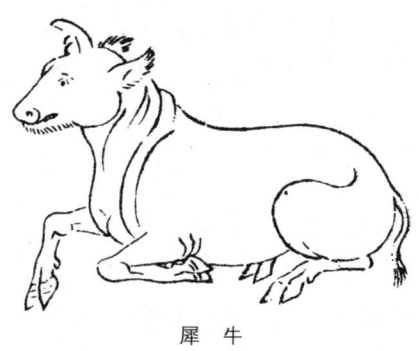

犀 牛

[注释]

①犀牛:哺乳类犀科的总称,主要分布于非洲和东南亚。是最大的奇蹄目动物,也是仅次于大象的体形大的陆地动物。约6000万年前犀牛就已出现,现在世界上共有黑犀牛、白犀牛、印度犀牛、苏门答腊犀牛和爪哇犀牛等五种。

②钩吻:葫蔓藤科植物葫蔓藤,一年生的藤本植物。其主要的毒性物质是葫蔓藤碱。据记载,吃下后肠子会变黑并且粘连,人会腹痛不止而死。

③鸩羽:鸩是一种传说中的猛禽,比鹰大,鸣声大而凄厉。其羽毛有剧毒,用它的羽毛在酒中浸一下,酒就成了鸩酒,毒性很大。

狼[1]

狼肉 味咸,性热,无毒。主补益五脏,厚肠胃,填精髓。腹有冷积者,宜食之。味胜狐、犬肉。 **狼喉嗉皮** 熟成皮条,勒头去头痛。　**狼皮**　熟作番皮，大暖。　**狼尾**　马胸堂前带之，辟邪，令马不惊。　**狼牙**　带之辟邪。

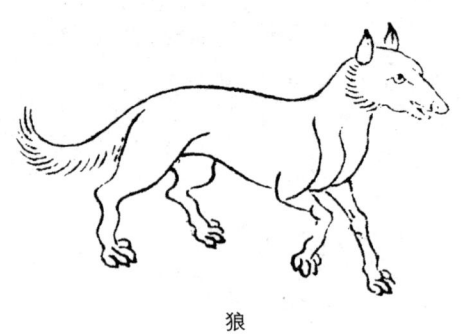

狼

[注释]

①狼：外形和狼狗相似，但吻略尖长，口稍宽阔，耳竖立不曲，尾挺直状下垂，毛色棕灰。栖息范围广，适应性强，凡山地、林区、草原、荒漠、半沙漠以至冻原均有狼群生存。狼曾经在全世界广泛分布，目前主要出现于亚洲、欧洲、北美。距今约500万年前的上新世纪中期，狼起源于新大陆，并在150万年前的更新世中期分化发展。

兔[①]

兔肉　味辛，平，无毒。补中益气。不宜多食，损阳事，绝血脉，令人痿黄。不可与姜、橘同食，令人患卒心痛。妊娠不可食，令子缺唇。二月不可食，伤神。　**兔肝**　主明目。　**腊月兔头及皮毛**　烧灰，酒调服之，治难产胞衣不出，余血不下。

[注释]

①兔：哺乳纲兔形目全体动物的统称，共9属43种。分布于欧洲、亚洲、非洲、南北美洲。陆栖，见于荒漠、荒漠化草原、热带疏林、干草原和

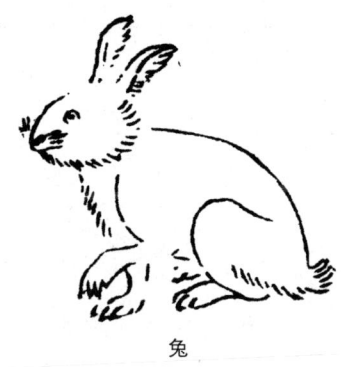
兔

森林。长耳，头部略像鼠，上嘴唇中间裂开，尾短而向上翘，后腿比前腿稍长，善于跳跃，跑得很快。有家养的和野生的。肉可以吃，毛可用以纺线、做毛笔，毛皮可用以制衣物。

塔剌不花（一名土拨鼠[①]）

味甘，无毒。主野鸡瘘疮，煮食之宜人。生山后草泽中。北人掘取以食，虽肥，煮则无油。汤无味。多食难克化，微动气。

皮作番皮，不湿透，甚暖。

头骨去下颊肉，令齿全，治小儿无睡。悬之头边，即令得睡。

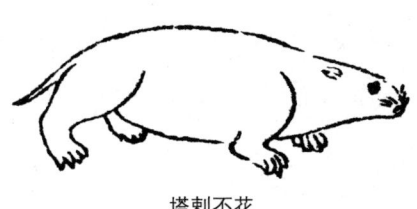
塔剌不花

[注释]

①土拨鼠：即旱獭。土拨鼠平均体重为4.5公斤，最大可成长至6.5公

斤，身长约为56厘米。土拨鼠主要分布于北美大草原至加拿大等地区，与松鼠、海狸、花栗鼠等皆属于啮齿目松鼠科。土拨鼠并不是田鼠。顾名思义，土拨鼠表示其善于挖掘地洞，通常洞穴都会有两个以上的入口。土拨鼠也具备游泳及攀爬的能力。

獾①

肉味甘，平，无毒。治上气咳逆，水胀不差，作羹食良。

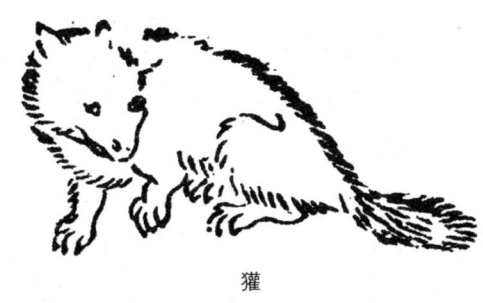

獾

[注释]

①獾：也叫狗獾、猪獾、獾子、芝麻獾、獾八狗子、獾猪、拱猪、欧亚獾等。哺乳动物，属于食肉目鼬科。通常獾的毛色为灰色，下腹部为黑色，脸部有黑白相间的条纹，耳端为白色。主要吃蚯蚓，但也吃昆虫、甲虫和小型哺乳动物。广泛分布于北半球的欧亚大陆和北美洲。我国各地均有分布。早在先秦时期，獾已成为人们餐桌上的美味，《诗经·伐檀》有食用獾的记载："不狩不猎，胡瞻尔庭有县貆（獾）兮。"

野狸①

味甘，平，无毒。主治鼠瘘，恶疮。头骨尤良。

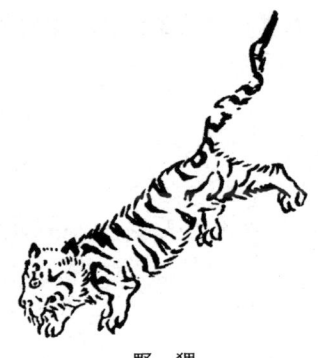

野 狸

[注释]

①野狸：即豹猫，又名山狸、野猫、狸子、猫狸、狸猫、山猫、麻狸等。哺乳纲食肉目猫科动物。其外形类似家猫。性凶猛，善跳跃及攀援，会偷袭，以伏击的方式猎捕其他动物。视觉、听觉灵敏。

黄鼠[①]

味甘，平，无毒。多食发疮。

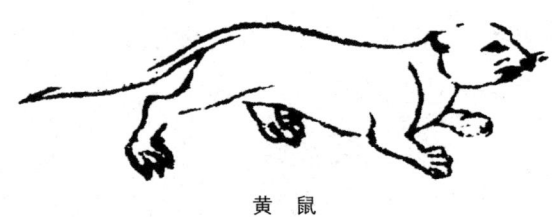

黄 鼠

[注释]

①黄鼠：属兔形目鼠兔科。别名达乌尔黄鼠、蒙古黄鼠、草原黄鼠、大眼贼、豆鼠子、禾鼠等。分布在东北、山西、内蒙古、陕西、甘肃、青海、河南等地。寄主为谷子、沙蒿、沙葱、牧草及一些植物的浆果、种子，有时

也食鞘翅目昆虫的幼虫。喜食植物的多汁液幼嫩部分，秋季食灌浆乳熟期的种子。

猴

肉味酸，无毒。主治诸风、劳疾。酿酒尤佳。

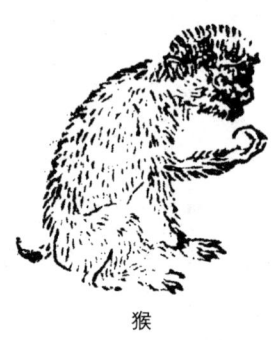

猴

[评论]

以肉食为主的蒙古族几千年的游牧生活，积累了丰富的有关肉类的知识和经验。忽思慧很好地发扬和利用了本民族的传统。

社会发展到今天，人类愈加认识到动物与人的健康有密切的关系。如"非典"是食用果子狸造成的。因此食用动物肉要谨慎，同时不能随意捕杀野生动物。

禽 品

天鹅①

味甘，性热，无毒。主补中益气。鹅②有三四等：金头鹅为上；小金头鹅为次；有花鹅者；有一等鹅不能鸣者，飞则翎响，其肉微腥。皆不及金头鹅。

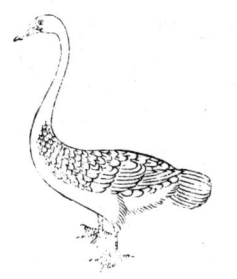
也可失剌浑，大金头鹅也

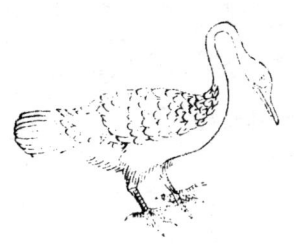
出鲁哥浑，小金头鹅

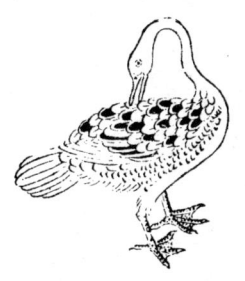
阿剌浑，花鹅也

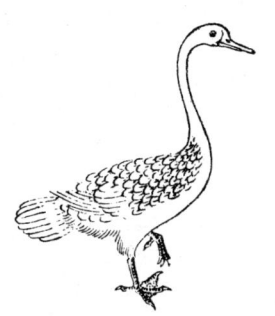
速儿乞剌，不能鸣鹅

[注释]

①天鹅：天鹅属在生物分类学上是鸟纲雁形目鸭科中的一个属。这一属的鸟类是游禽中体形最大的种类，被俗称为天鹅。天鹅分布在格陵兰岛、北欧、亚洲北部，越冬在中欧、中亚及中国。繁殖于北方湖泊的苇地，结群南迁越冬。数量比小天鹅要少。它们在我国的北部和西部繁殖，在华中及东南沿海越冬，每年9月中旬南迁。中国古代称天鹅为鹄、鸿、鹤、鸿鹄、白鸿鹤、黄鹄、黄鹤等。

②鹅：在蒙古语中，"天鹅"和"鹅"的名称完全没有联系。

鹅①

味甘，平，无毒。利五藏，主消渴。孟诜②云：肉性冷，不可多食，亦发痼疾。《日华子》云："苍鹅，性冷，有毒，食之发疮。白鹅，无毒，解五脏热，止渴。脂润皮肤，主治耳聋。鹅蛋补五脏，益气。有痼疾者，不宜多食。"

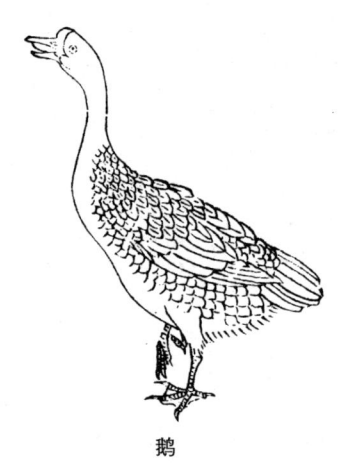

鹅

[**注释**]

①鹅：是鸟纲雁形目鸭科动物的一种，被认为是人类驯化的第一种家禽，三四千年前人类已经驯养了鹅。中国家鹅来自鸿雁，欧洲家鹅则来自灰雁。现在世界各地均有饲养。我国家鹅主要品种有狮头鹅、太湖鹅等。鹅肉中蛋白质的含量很高，同时富含人体必需的多种氨基酸以及多种维生素、微量元素，并且脂肪含量很低，不饱和脂肪酸含量高，对人体健康十分有利。鹅肉作为绿色食品于2002年被联合国粮农组织列为21世纪重点发展的绿色食品之一。

②孟诜（621—713）：唐代汝州梁县新丰乡子平里人（今汝州市陵头乡孟庄村），著名医学家、饮食家。其著作《食疗本草》是世界上现存最早的食疗专著。《食疗本草》集古代食疗之大成，与现代营养学相一致，为我国和世界医学的发展作出了巨大的贡献。孟诜被誉为世界食疗学的鼻祖。

雁①

味甘，平，无毒。主风挛②拘急，偏枯③，气不通利，益气，壮筋骨，补劳瘦。雁骨灰和米泔洗头，长发。

雁膏治耳聋，亦能长发。

雁脂补虚羸，令人肥白。

六月、七月勿食雁，令人伤神。

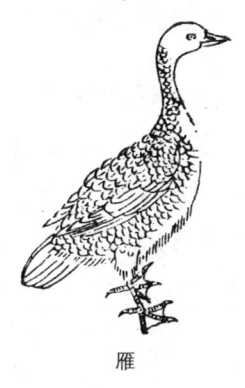

雁

[注释]

①雁：全世界共有9种，我国有7种，除了白额雁外，常见的还有鸿雁、豆雁、斑头雁和灰雁等，在民间通称为"大雁"。大雁又称野鹅，属天鹅类，大型候鸟，属国家二级保护动物。雁形状略像鹅，颈和翼较长，足和尾较短，羽毛淡紫褐色，善于游泳和飞行。

②风挛：由风湿引起的手足挛屈病证。

③偏枯：中医指半身不遂的病。

雌鹅①

味甘，温，无毒。补中益气，食之甚有益人，炙食之味尤美。然有数等：白雌鹅、黑头雌鹅、胡雌鹅，其肉皆不同。髓味甘美，补精髓。

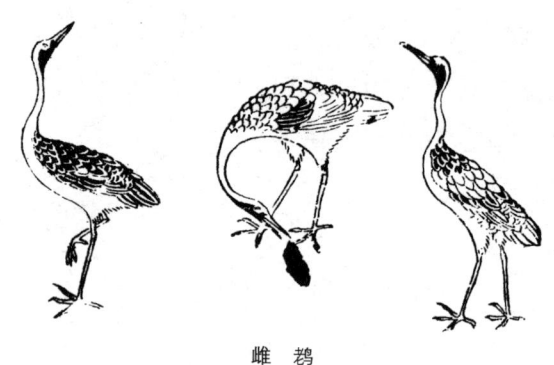

雌鹈

[注释]

①雌鹈：一种大的水鸟。《本草纲目》记载说：出自南方有大湖泊处，其状如鹤而大，青苍色，张翼广五六尺，长颈赤目。

水札①

味甘，平，无毒。补中益气。宜炙食之，甚美。

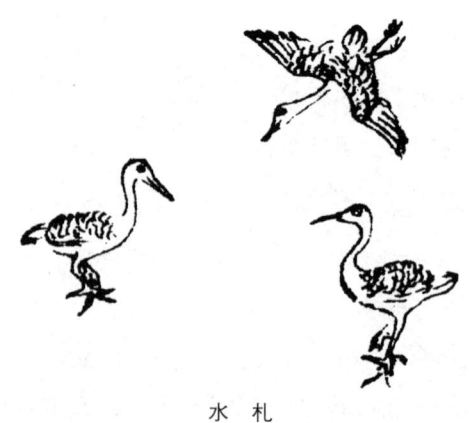

水 札

[注释]

①水札：又名䴘䴘，别称鹬、须蠃、刁鸭、刀鸭、油鸭等。形似鸭而小，但大于鸠。嘴窄而小，嘴裂附近黄绿色。上体黑褐色，部分羽毛尖端苍白，前胸、肋、肛周灰褐色。趾端具阔爪，趾间有瓣状蹼膜。栖息于水草丛生的湖沼河畔。不善于在陆地上生活，善于潜水，常成对或成群游于水面，筑巢于芦苇丛中。捕食蛙类、小鱼、虾、小虫等。分布于我国东南沿海的水洼地附近。肉质鲜美，营养成分与野鸭肉相似。

鸡①

丹雄鸡② 味甘，平、微温，无毒。主妇人崩中漏下赤白，补虚，温中，止血。 **白雄鸡**③ 味酸，无毒。主下气，疗狂邪，补中安五脏，治消渴。 **乌雄鸡**④ 味甘、酸，无毒。主补中止痛，除心腹恶气。虚弱者，宜食之。 **乌雌鸡**⑤ 味甘，温，无毒。主风寒湿痹，五缓六急⑥，中恶⑦，腹痛及伤折骨疼。安胎血，疗乳难。 **黄雌鸡**⑧ 味酸，平，无毒。主伤中，消渴，小便数，不禁，肠澼⑨泄痢。补五脏。先患骨热者，不可食。 **鸡子**⑩ 益气，多食令人有声。主产后痢，与小儿食之止痢。《日华子》云：鸡子，镇心，安五脏。其白微寒，疗目赤热痛，除心下伏热⑪，止烦满⑫、咳逆。

[注释]

①鸡：是人类饲养最普遍的禽类。家鸡源出于野生的原鸡，其驯化历史至少有约4000年。鸡的种类有火鸡、乌鸡、野鸡等。

②丹雄鸡：即家养的红公鸡。

③白雄鸡：即家养的白色公鸡。

④乌雄鸡：即家养的黑色公鸡。

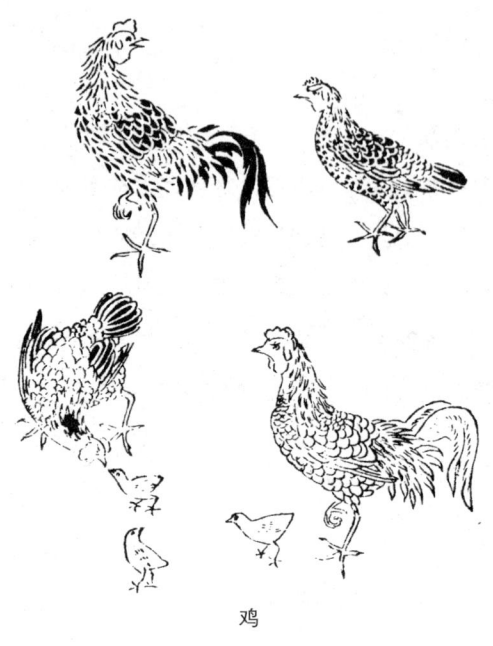

鸡

⑤乌雌鸡：即家养的黑色母鸡。

⑥五缓六急：指五脏六腑受风寒而麻痹。

⑦中恶：又称客忤、卒忤。感受秽毒或不正之气，突然厥逆，不省人事。

⑧黄雌鸡：黄鸡中的雌性。

⑨肠澼：中医古病证名，大便脓血之病症，可见于痢疾、溃疡性结肠炎、痔漏等肠道疾病。

⑩鸡子：即鸡蛋，又叫鸡卵。是母鸡所产的卵，其外有一层硬壳，内则有气室、卵白及卵黄部分。它富含各类营养，是人类常食用的食品之一。

⑪伏热：病证名，泛指热邪伏于体内而致病。阳热之邪在体内郁久暴发，出现烦热目赤、口渴咽干、热厥、溢血等症。

⑫烦满：心烦，胸中闷热之症。见《黄帝内经·素问·热论》。由邪热内盛，或痰瘀滞，或留饮瘀血内停所致。见于伤寒、肺痹、癫狂等多种病症。

野鸡①

味甘、酸，微寒，有小毒。主补中益气，止泄痢。久食令人瘦。九月至十一月食之，稍有益，他月即发五痔及诸疮，亦不可与胡桃及菌子、木耳同食。

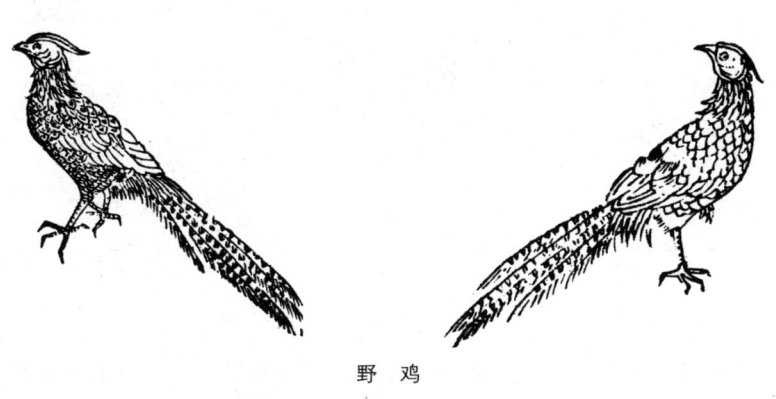

野 鸡

[注释]

①野鸡：即雉，又名环颈雉，共有31个亚种。体形较家鸡略小，但尾巴却长得多。雄性羽色华丽。分布于欧洲东南部、小亚细亚、中亚、中国、蒙古、朝鲜、俄罗斯西伯利亚东南部以及越南北部和缅甸东北部。

山鸡①

味甘，温，有小毒。主五藏气喘不得息者，如食法服之。然久食能发五痔，与荞麦面同食生虫。今辽阳有"食鸡"，味甚肥美；有"角鸡"，味尤胜诸鸡肉。

[注释]

①山鸡：又名山雉，即长尾野鸡。

鸭[1]

肉味甘，冷，无毒。补内虚，消毒热，利水道及治小儿热惊痫。

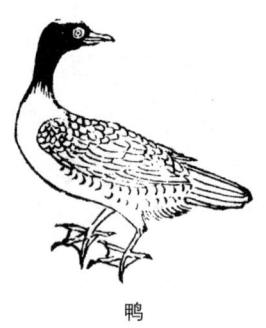
鸭

[**注释**]

①鸭：又名鸭子、家凫、鹜等。鸭是雁形目鸭科鸭亚科水禽的统称。鸭善于游水，不善飞翔。体扁，翅膀短小，脚矮有蹼，喜欢合群。为杂食性禽类。

野鸭[1]

味甘，微寒，无毒。补中益气，消食，和胃气，治水肿。绿头者为上，尖尾者为次。

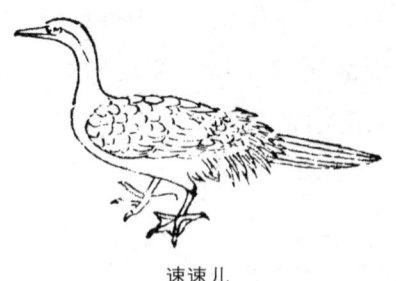
速速儿

[注释]

①野鸭：属鸟纲鸭科。又名凫、鸭鹜、鸭凫、松凫、水鸭等，在元代又称"速速儿"。野鸭善于飞翔，是一种迁徙性候鸟。主要生活于北半球欧亚大陆的湖泊和池塘，特别喜欢群栖在湖沼、水库附近和水流缓慢的河湾芦苇丛中或河滩上，有时停留在温带地区，四季都可以见到。

鸳鸯①

味咸，平，有小毒。主治瘘疮。若夫妇不和者，作羹私与食之，即相爱。

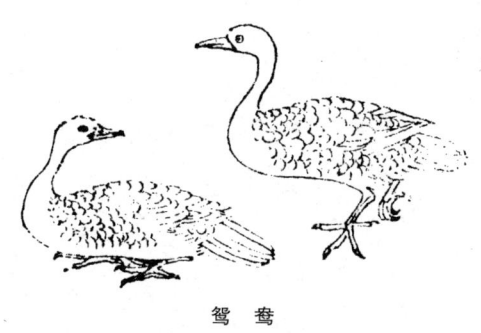

鸳　鸯

[注释]

①鸳鸯：又名匹鸟、官鸭、黄鸭等，常被人工饲养。属于鸭科，为小型游禽，比鸭小。雄的羽毛美丽，头有紫黑色羽冠，翼的上部黄褐色；雌的全体苍褐色。栖息于池沼之上，雌雄常在一起。在中国古代，经常以鸳鸯比喻夫妻。

鸂鶒①

味甘，平，无毒。治惊邪。

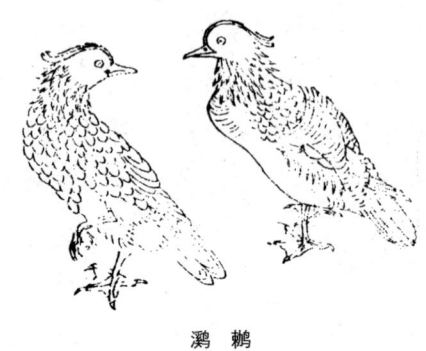

鸂 鶒

[注释]

①鸂鶒：又称溪鸭、紫鸳鸯，古书上说是一种像鸳鸯的水鸟。羽毛彩色，多为紫色。

鹁鸽①

味咸，和、平，无毒。调精益气，解诸毒药。

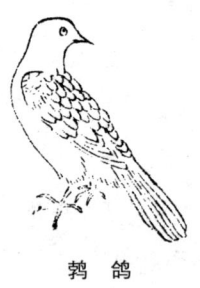

鹁 鸽

[注释]

①鹁鸽：属鸟纲鸽形目鸠鸽科，是鸽子的一种。身体上面灰黑色，颈部和胸部暗红色，可以饲养，也叫家鸽。

鸠[1]

肉味甘,平,无毒。安五藏,益气明目,疗痈肿,排脓血。

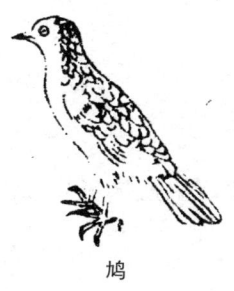

鸠

[注释]

①鸠:即斑鸠,属鸟纲鸽形目鸠鸽科,身体呈红褐色,头呈蓝灰色,尾巴尖端有白色的标志。本属约 15 种,分布于非洲、欧洲和亚洲。中国有 5 种,几乎遍及各省区。

鸨[1]

肉味甘,平,无毒。补益人。其肉粗味美。

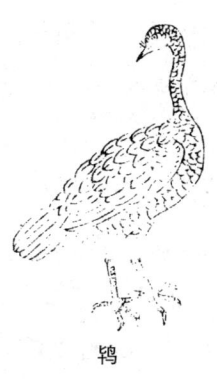

鸨

[注释]

①鸨：一种水鸟。头小颈长。与鹤形目的鹤有亲缘关系，比雁略大，背上有黄褐色和黑色斑纹，没有后趾，不善于飞，而善于走。传说此类水鸟，纯雌无雄，与他鸟合。仅分布于非洲、南欧、亚洲、澳大利亚和新几内亚岛部分地区。

寒鸦①

味酸、咸，平，无毒。主瘦病，止咳嗽，骨蒸羸弱者。

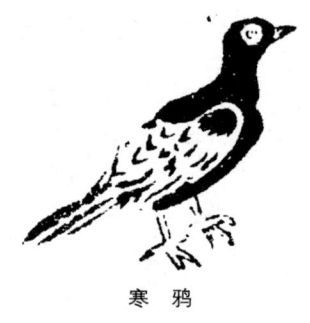

寒 鸦

[注释]

①寒鸦：据《辞海》解释，寒鸦，亦称慈乌、小山老鸹。鸟纲，鸦科。体长可达35厘米，上体除颈后羽毛呈灰白色外，其余部分黑色，胸腹部灰白色。分布于欧洲、北非、中东至中亚及整个中国西部。在我国大多终年留居北方，冬季亦见于华南。

鹌鹑①

味甘，温、平，无毒。益气，补五脏，实筋骨，耐寒暑，消结热，酥煎②食之，令人肥下焦。四月以前未可食。

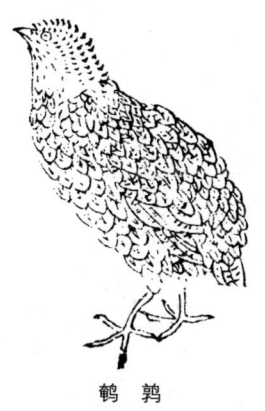

鹌鹑

[注释]

①鹌鹑：雉科中体形较小的一种。野生鹌鹑尾短翅长而尖，上体有黑色和棕色斑相间杂，具有浅黄色羽干纹，下体灰白色，颊和喉部赤褐色，嘴沿灰色。雌鸟与雄鸟颜色相似。分布于欧亚大陆及非洲北部，包括整个欧洲、北回归线以北的非洲地区、阿拉伯半岛以及喜马拉雅山一带的亚洲地区。广泛分布于中国四川、黑龙江、吉林、辽宁、青海、河北、河南、山东、山西、安徽、云南、福建、广东等地。

②酥煎：是一种特殊的煎法，与煎酿法相似，但成品的质地、口味都有不同。酥煎菜成菜整齐美观，香而不腻。其方法是：选取质嫩肉类原料，腌制后剖大片花刀口。另将部分腌制后的原料剁成蓉状，将肉蓉抹在片、块状原料花刀口上，稍用力压使之嵌稳，上糊后用适量热油煎制，至熟时倒出余油，加入鲜汤及调料（也有不加鲜汤直接煎制成菜的），烧至汤汁收干时淋明油出锅。因蓉状原料质地松酥而得名。

雀

肉味甘，无毒，性热。壮阳道，令人有子。冬月者良。

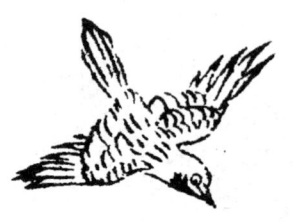 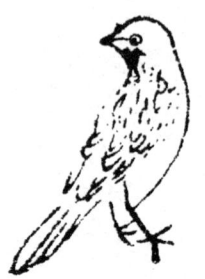

雀

蒿雀[1]

味甘,温,无毒。食之益阳道,美于诸雀。

[注释]

①蒿雀:即雀科动物灰头鹀。体长约16厘米,形如麻雀。嘴呈粗短的圆锥形,上嘴深褐,下嘴淡黄,虹膜褐色。雄鸟头顶、后颈、喉及上胸均灰绿色,其余上体大都橄榄褐色,禽羽具黑褐色羽干纹,翼和尾大都黑褐,羽缘转淡,最外侧尾羽几全白,上胸至尾下覆羽概为柠檬黄色,两胁具黑褐色纵纹。雌鸟羽色略似雄者,仅头顶和后颈呈橄榄褐色,微带黑色纵纹。栖于山谷、河岸或平原沼泽地的树林或灌木丛中,秋季多栖于草丛地带。食物为各种杂草及野生植物的种子,也吃谷类及昆虫等。分布于我国东北。

[评论]

本篇所述禽鸟,多系野生,与上一篇所讲兽品有共同特性。人与禽鸟,同样关系密切,爱护禽鸟、动物,不随意捕食它们,就是保护地球,为人类的生存发展建设和谐的生态家园。

鱼 品

鲤鱼①

味甘,寒,有毒。主咳逆上气、黄疸,止渴,安胎,治水肿、脚气。天行病②后不可食,有宿瘕③者不可食。

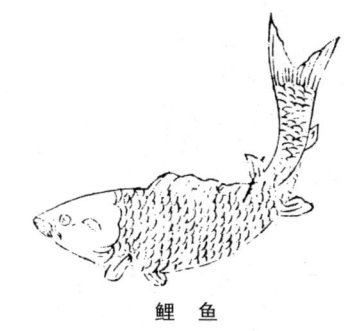

鲤 鱼

[注释]

①鲤鱼:又名鲤拐子、鲤子。鳞大,上腭两侧各有二须,单独或成小群地生活于平静且水草丛生的池塘、湖泊、河流中。杂食性。分布在除大洋洲和南美洲外的全世界。鲤鱼经人工培育的品种很多,如红鲤、团鲤、草鲤、荷色鲤、锦鲤、火鲤、芙蓉鲤、荷包鲤等。

②天行病:一种时疫。

③宿瘕:人体寄生虫。

鲫鱼①

味甘,温、平,无毒。调中,益五脏。和莼菜作羹食良,患肠风、痔瘘下血宜食之。

[注释]

①鲫鱼：属鲤形目鲤科鲫属，是一种主要以植物为食的杂食性鱼，喜群集而行，择食而居。又称鲋鱼、鲫瓜子、鲫皮子、肚米鱼、土鱼、拐子、金片鱼、喜头鱼、喜头、喜头子等。在我国各地水域常年均有生产，以2~4月份和8~12月份的鲫鱼最肥美。在冬季，鲫鱼肉肥子多，味尤鲜美，故民间有"冬鲫夏鲇"的说法。

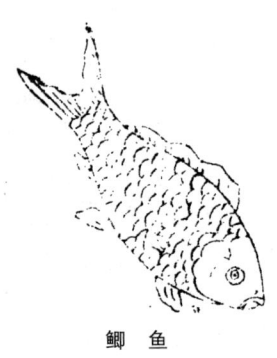

鲫 鱼

鲂鱼①

甘，温、平，无毒。补益与鲫鱼同功。若作鲙食②，助脾胃。不可与疳痢③人食。

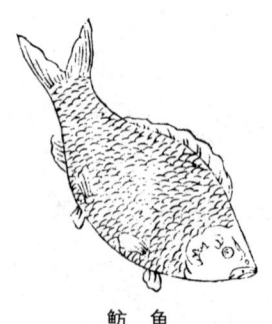

鲂 鱼

[注释]

①鲂鱼：即鳊鱼，亦称长身鳊、鳊花、油鳊，古名槎头鳊、缩项鳊。在中国，鳊鱼也为三角鲂、团头鲂（武昌鱼）的统称。该鱼全长40厘米，比较适于静水中生活。主要分布于中国长江中下游附属中型湖泊。因其肉质嫩滑，味道鲜美，是中国主要淡水养殖鱼类之一。

②鲙食："鲙"通"脍"。一般说来，细切的鱼肉通常称为鲙。此处指鱼的做法，即将鱼肉切细之后辅以各种作料烧制而成。

③疳痢：病证名。多指小儿患有因消化及营养不良导致形体瘦弱，津液下枯而又有痢疾的疾病。

白鱼①

味甘，平，无毒。开胃下食，去水气。久食发病。

[注释]

①白鱼：属鲤科鱼类，俗称大白鱼、翘嘴白鱼。自然分布甚广，是我国南北水域常见的淡水鱼类。白鱼为塞外鱼鲜上品，与江南名鱼相比也绝不逊色。产于松花江的异常肥美，大者可二三十斤，脊背有油。

黄鱼①

味甘，有毒。发风动气，不可与荞面同食。

[注释]

①黄鱼：有大小黄鱼之分，又名黄花鱼。属鱼纲鲈形目石首鱼科。鱼头中有两颗坚硬的石头，叫鱼脑石，故又名石首鱼。大黄鱼又称大鲜、大黄花、桂花黄鱼。小黄鱼又称小鲜、小黄花。大小黄鱼和带鱼一起被称为我国三大海产。黄鱼主要盛产于中国和朝鲜。

青鱼[1]

味甘，平，无毒。南人作鲊[2]。不可与芜荑、面酱同食。

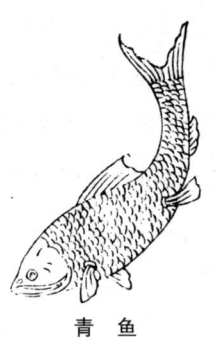

青 鱼

[注释]

①青鱼：主要分布于我国长江以南的平原地区，长江以北较稀少。它是长江中下游和沿江湖泊里的重要渔业资源和各湖泊、池塘中的主要养殖对象，为我国淡水养殖的"四大家鱼"（青鱼、草鱼、鲢鱼、鳙鱼）之一。

②鲊：指用盐腌的鱼。

鲇鱼[1]

味甘，寒，有毒。勿多食，目赤、须赤者，不可食。

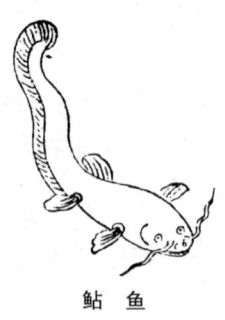

鲇 鱼

[注释]

①鲇鱼：又称作胡子鲢、黏鱼、塘虱鱼、生仔鱼。此鱼的显著特征是周身无鳞，身体表面多黏液，头扁口阔，上下颌有四根胡须。鲇鱼的最佳食用季节在仲春和仲夏之间。鲇鱼家族主要分布在以赤道为中心的热带地区，其实除了南北极以外的所有大陆都可以见到它们的踪迹。鲇鱼不仅像其他鱼一样含有丰富的营养，而且肉质细嫩、味美、刺少、开胃、易消化，特别适合老人和儿童食用。鲇鱼是催乳的佳品，并有滋阴养血、补中气、开胃、利尿的作用，是妇女产后食疗滋补的必选食物。

沙鱼①

味甘、咸，无毒。主心气鬼疰、蛊毒、吐血。

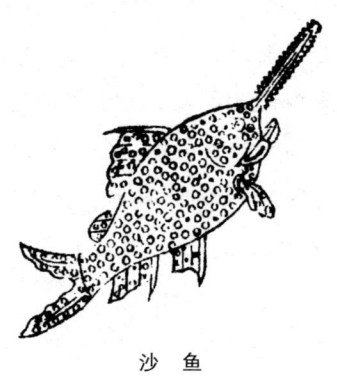

沙　鱼

[注释]

①沙鱼：《本草纲目》记载：沙鱼非海中鲨鱼，而是南方溪涧中的一种小鱼。它们栖息在沙沟中，吹沙而游，砸沙而食。又名吹沙鱼、沙沟鱼、沙鰛，学名叫鮀鱼。大者长四五寸，其头尾一般大，头状似鳟，体圆似鳝，厚肉重唇。细鳞，黄白色，有黑斑点纹。背有鬐刺甚硕，其尾不长。

鳝鱼①

味甘，平，无毒。主湿痹。天行病后，不可食。

[注释]

①鳝鱼：属合鳃鱼目合鳃鱼科黄鳝属。亦称黄鳝、罗鳝、蛇鱼、长鱼。分布于亚洲东南部，中国除西部高原外，全国各湖泊、河流、水库、池沼、沟渠等水体中均产此鱼，特别是珠江流域和长江流域。

鲍鱼①

味腥臭，无毒。主坠蹶跪折、瘀血，痹在四肢不散者，及治妇人崩血不止。

[注释]

①鲍鱼：是一种原始的海洋贝类，单壳软体动物，只有半面外壳，壳坚厚，扁而宽。鲍鱼是中国传统的名贵食材，为四大海味（鲍鱼、海参、鱼翅、鱼肚）之首。全世界约有90种鲍，它们的踪迹遍及太平洋、大西洋和印度洋。中国渤海海湾产的叫皱纹盘鲍，个体较大；东南沿海产的叫杂色鲍，个体较小；西沙群岛产的半纹鲍、羊鲍，是著名食用鲍。由于天然产量很少，因此价格昂贵。

河豚鱼①

味甘，温。主补虚，去湿气，治腰、脚、痔等疾。

[注释]

①河豚鱼：学名河鲀，古名肺鱼，俗称气鼓鱼、气泡鱼、吹肚鱼、鸡泡鱼、青郎君、刺豚鱼等，一般泛指鲀形目中二齿鲀科、三齿鲀科、四齿鲀科以及箱鲀科所属的鱼类。河豚鱼味道极为鲜美，与鲥鱼、刀鱼并称为"长江三鲜"。河豚鱼是暖水性海洋底栖鱼类，分布于北太平洋西部，在中国各

大海区都有出现。河豚含河豚毒素,药用价值很高,从其肝脏、卵巢的毒素中,可提炼出河豚素、河豚酸、河豚巢素等名贵药材。

石首鱼①

味甘,无毒。开胃益气。干而味咸者,名为鲞。

[注释]

①石首鱼:鲈形目石首鱼科约160种鱼的统称。一般为底栖,肉食性,大部分分布在暖海或热带沿海,少数生活于温带或淡水水域。石首鱼又名黄鱼,主要生活在多泥沙的海底,大部分过群体生活。石首鱼主要以贝类动物和软体动物为食。与其他鱼不同的是,石首鱼群经常会发出呻吟一样的声音,这是它们联络的信号,但是渔民们却可以根据这种声音对其进行捕捞。中国所产的石首鱼种类有大黄鱼、小黄鱼以及梅童鱼。

阿八儿忽鱼①

味甘,平,无毒。利五脏,肥美人,多食难克化,脂黄肉粗,无鳞,骨止有脆骨。胞可作膘胶,甚粘。膘与酒化服之,消破伤风。其鱼大者有一二丈长。(一名鲟鱼,又名鳇鱼。) 生辽阳东北海河中。

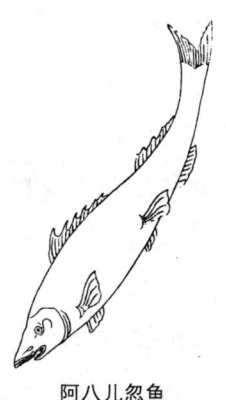

阿八儿忽鱼

[注释]

①阿八儿忽鱼：鳇鱼类，产自黑龙江省，元代用作宫廷祭祀之品。

乞里麻鱼①

味甘，平，无毒。利五脏，肥美人。脂黄肉稍粗。胞亦作鳔。其鱼大者有五六尺长。生辽阳东北海河中。

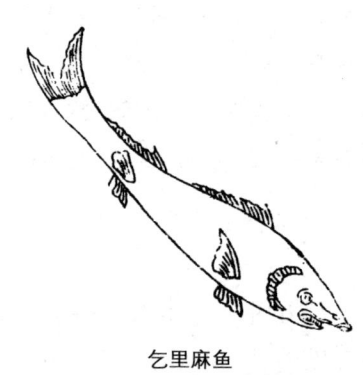

乞里麻鱼

[注释]

①乞里麻鱼：属于鲟鱼类，身体呈纺锤形，背部和腹部有大片硬鳞，其余各部分无鳞，生长在黑龙江流域。

鳖①

肉味甘，平，无毒。下气，除骨节间劳热②、结实壅塞。

[注释]

①鳖：俗称甲鱼、水鱼、团鱼和王八等，卵生两栖爬行动物。肉味鲜美、营养丰富，不仅是餐桌上的美味佳肴，而且是一种用途很广的滋补药品

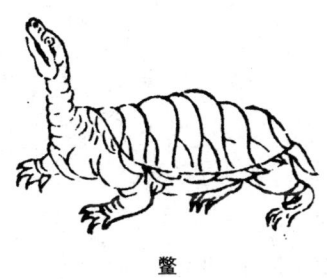

鳖

和中药材料。中国现存主要有中华鳖、山瑞鳖、斑鳖、鼋，其中以中华鳖最为常见。它们是游动迅速的淡水肉食性龟鳖类，性情比较凶猛，其皮肤有在水中辅助呼吸的功能，使其可以在水下活动较长的时间。鳖科中最出众的种类是分布于我国南方和东南亚的鼋。

②劳热：病证名。指虚损骨蒸发热，各种慢性消耗性疾病中出现的发热现象。

蟹[①]

味咸，有毒。主胸中邪热结痛，通胃气，调经脉。

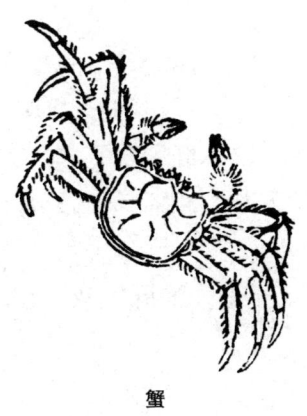

蟹

[注释]

①蟹：十足目短尾次目的通称。常见的有关公蟹、梭子蟹、溪蟹、招潮蟹、绒螯蟹等属。见于所有海洋、淡水及陆地。蟹的尾部与其他十足目（如虾、龙虾、螯虾）不同，卷曲于胸部下方，背甲通常宽阔。第一对胸足特化为螯足。蟹是公认的食中珍味，有"一盘蟹，顶桌菜"的民谚。它不但味奇美，而且营养丰富，是一种高蛋白的补品，对滋补身体很有益处。

虾[①]

味甘，有毒。多食损人。无须者不可食。

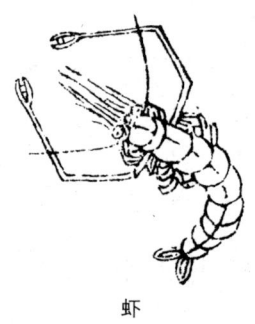

虾

[注释]

①虾：属节肢动物甲壳类，种类很多，包括青虾、河虾、草虾、小龙虾、对虾、明虾、基围虾、琵琶虾、龙虾等。虾具有超高的食疗价值，并可用做中药材。淡水虾性温味甘，入肝、肾经，虾肉有补肾壮阳、通乳抗毒、养血固精、化瘀解毒、益气滋阳、通络止痛、开胃化痰等功效。

螺[①] 味甘，大寒，无毒。治肝气热，止渴，解酒毒。

[注释]

①螺：一种腹足类动物，特别是指有一个封闭的壳，可以完全缩入其中

以得保护的腹足类动物。壳可以用来保护柔软的身体，身体分泌的液体可以帮助其很轻松地附着于光滑的表面，也可以分泌有害的混合物来阻挡侵犯者。螺肉丰腴细腻，味道鲜美，素有"盘中明珠"的美誉；它富含蛋白质、维生素和人体必需的氨基酸和微量元素，是典型的高蛋白、低脂肪、高钙质的天然动物性保健食品。

蛤蜊[①]　味甘，大寒，无毒。润五脏，止渴，平胃，解酒毒。

[注释]

①蛤蜊：一种有介壳的软体动物，俗称"海蚌"。产于我国沿海一带。其肉质鲜美无比，被称为"天下第一鲜""百味之冠"，江苏民间还有"吃了蛤蜊肉，百味都失灵"之说。蛤蜊肉含有蛋白质、脂肪、碳水化合物、铁、钙、磷、碘、维生素、氨基酸和牛磺酸等多种成分，是一种低热能、高蛋白，能防治中老年人慢性病的理想食品。

猬[①]　味苦，平，无毒。理胃气，实下焦。

[注释]

①猬：即刺猬，别名刺团、猬鼠、偷瓜獾、毛刺等，体背和体侧满布棘刺，当它遇到危险时会蜷缩成一团变成有刺的球。刺猬有非常长的鼻子，它的触觉与嗅觉很发达。分布在亚洲、欧洲、非洲的森林、草原和荒漠地带。刺猬不能稳定地调节自己的体温，使其保持在同一水平，所以在冬天时会冬眠。

蚌[①]　冷，无毒。明目，止消渴，除烦，解热毒。

[注释]

①蚌：蚌科动物多种蚌的通称。长形的是蚌，圆形的是蛤。软体动物，

饮膳正要

有两个可以开闭的多呈椭圆形的介壳，壳内有珍珠层，有的能产珠。分布于亚洲、欧洲、北美和北非。

鲈鱼① 平。补五脏，益筋骨，和肠胃，治水气，食之宜人。

[注释]

①鲈鱼：又称花鲈、寨花、鲈板、四肋鱼等，俗称鲈鲛，与长江鲥鱼、黄河鲤鱼、太湖银鱼并称为"四大名鱼"。鲈鱼肉质白嫩、清香，没有腥味，最宜清蒸、红烧或炖汤。鲈鱼分布于太平洋西部，中国沿海及通海的淡水水体中均产之，黄海、渤海较多。为常见的经济鱼类之一，也是发展海水养殖的品种。

[评论]

中国的几大鱼类，这一篇出现了鲤鱼和青鱼，忽思慧没有提及鳙鱼和草鱼，可能是蒙古人对南方的鱼种不大关注，相对应地却介绍了几种生长在黑龙江流域的鱼类，从中也可窥见地理环境对人们饮食习俗的影响。

果 品

桃①

味辛、甘，无毒。利肺气，止咳逆上气，消心下坚积，除卒暴击血，破症瘕，通月水②，止痛。桃仁，止心痛。

[注释]

①桃：属于蔷薇科桃属植物。原产于我国，现在在北半球的许多国家都有种植。是从野生桃进化而来的一种重要的温带水果。桃在我国的栽培历史至少在3000年以上。

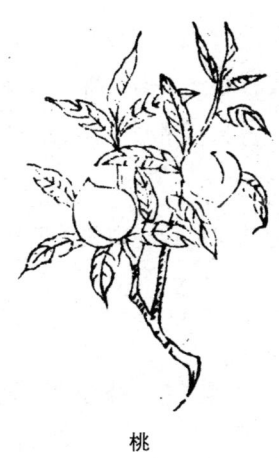

桃

②月水：即月经，育龄妇女子宫周期性出血的生理现象。

梨①

味甘，寒，无毒。主热嗽②，止渴，疏风，利小便，多食寒中。

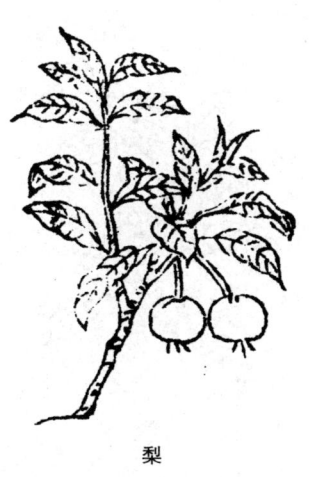

梨

[注释]

①梨：是蔷薇科棠梨属植物。又名快果、山檎、果宗、玉乳、玉露、蜜父等。其品种很多，约可以分为秋子梨、白梨、沙梨三个系统，每个系统又可分为若干品种群。

②热嗽：病证名，因邪热犯肺或积热伤肺所致的咳嗽。

柿①

味甘，寒，无毒。通耳鼻气，补虚劳，肠澼不足②，厚脾胃。

[注释]

①柿：柿树科，落叶乔木，果实扁圆，不同的品种颜色从浅橘黄色到深橘红色不等，原产地在中国，在各地分布较广，栽培已有1000多年的历史。中国、日本、韩国和巴西是主要产地。柿子品种繁多，有300多种。从色泽上可分为红柿、黄柿、青柿、白柿、乌柿等，从果形上可分为圆柿、长柿、方柿、葫芦柿、牛心柿等。

②肠澼不足：指因大便带脓血或者患痢疾导致身体虚弱。

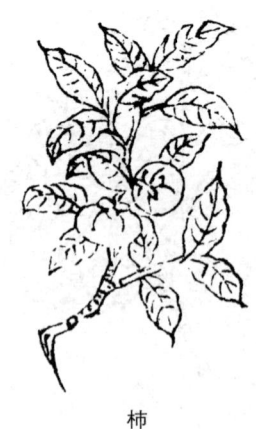

柿

木瓜①

味酸,温,无毒。主湿痹、邪气,霍乱吐下,转筋②不止。

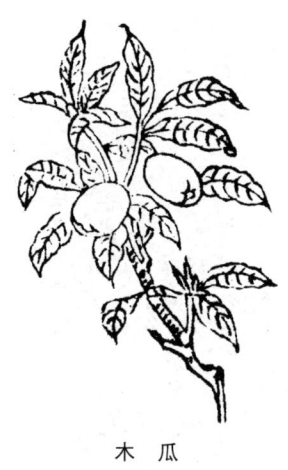

木 瓜

[注释]

①木瓜:素有"百益果王"之称。我们所说的木瓜有两大类,蔷薇科木瓜属植物木瓜和热带水果番木瓜科木瓜(番木瓜)。木瓜从用途上也分为食用和药用。一般我们所讲的,是蔷薇科木瓜属植物木瓜,因其果实为瓜而木质,故名木瓜。

②转筋:俗名抽筋,指局部肌肉拘挛强直的表现,常见于小腿腓肠肌。

梅实①

味酸,平,无毒。主下气,除烦热,安心,止痢,住渴。

[注释]

①梅实:又名酸梅、青梅、春梅等。为蔷薇科植物梅树的成熟果实。梅树为落叶乔木,树皮淡绿色或淡灰色,树叶多为卵形。由于各地环境以及品

种的不同，果实的颜色大致分为白、青、红色等。

李子①

味苦，平，无毒。主僵仆②、瘀血、骨痛，除痼热③，调中。

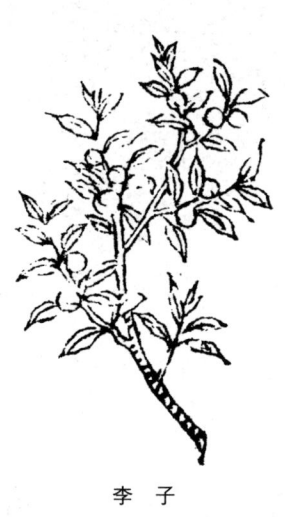

李 子

[**注释**]

①李子：蔷薇科乔木植物李的成熟果实。李树为落叶小乔木。叶长椭圆形至椭圆倒卵形，果实圆形，果皮紫红、青绿或黄绿。果实又称李实、嘉庆子。我国大部分地区均有栽培，夏季采收，洗净，去核鲜用，或晒干用。

②僵仆：指肢体直挺、突然摔倒的症状。

③痼热：指经久不愈的热症。

柰子①

味苦，寒。多食令人腹胀，病人不可食。

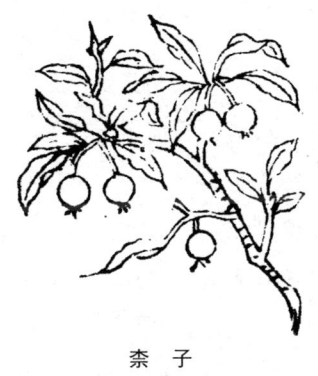

奈 子

[注释]

①奈子：为蔷薇科植物林檎的果实。俗称沙果，又叫文林果、花红果、联珠果等。普遍分布于中国黄河和长江流域一带，生长于海拔 50 米至 1300 米的地区，常生长在山坡、平地和山谷梯田边，生食味似苹果，变种颇多，可用嫁接、播种、分株等法繁殖，是中国的特有植物。

石榴[1]

味甘、酸，无毒。主咽渴，不可多食，损人肺，止漏精[2]。

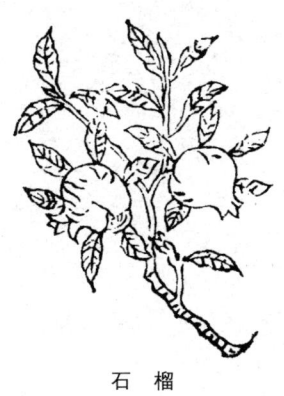

石 榴

[注释]

①石榴：别名安石榴、海榴，石榴科石榴属。落叶灌木或小乔木。原产于西域，汉代传入我国，主要有玛瑙石榴、粉皮石榴、青皮石榴、玉石子等不同品种。现在中国、印度及亚洲、非洲、欧洲沿地中海各地，均作为果树栽培，而以非洲尤多。美国主要分布在加利福尼亚州。欧洲西南部伊比利亚半岛上的西班牙把石榴花作为国花。

②漏精：是指男性在没有性生活的时候，出现精液漏出的情况，是因脾虚、中气下陷造成。

林檎

味甘、酸，温。不可多食，发热，涩气①，令人好睡。

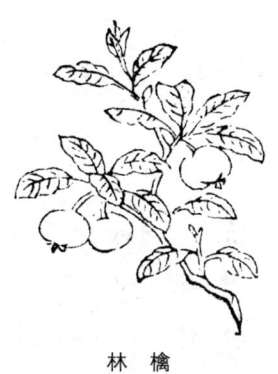

林 檎

[注释]

①涩气：壅闭气道或致人痰多，呼吸不畅。

杏①

味酸，不可多食，伤筋骨。杏仁有毒，主咳逆上气。

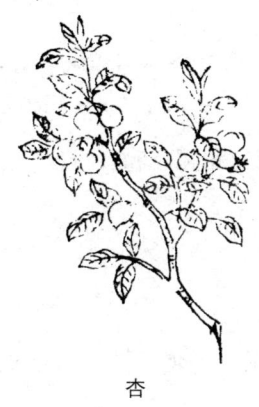

杏

[**注释**]

①杏：蔷薇科乔木，普遍栽培于世界温带地区。鲜果可生食，也可制成果酱、罐头、杏干等。杏原产于中国，中国在公元前3000年就开始大量栽培。遍植于中亚、东南亚及南欧和北非的部分地区。全世界杏属植物划分为6个地理生态群和24个区域性亚群，共有10个种。其中中国就有9个种。

柑子①

味甘，寒。去肠胃热，利小便，止渴。多食发痼疾。

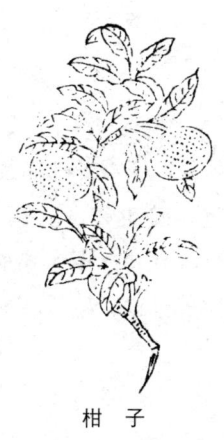

柑 子

[**注释**]

①柑子：又名柑橘。常绿小乔木或灌木。小枝较细弱，无毛，通常有刺。柑橘属芸香科柑橘亚科，是热带、亚热带常绿果树（除枳以外），用作经济栽培的有3个属：枳属、柑橘属和金柑属。我国和世界其他国家栽培的柑橘主要是柑橘属。

橘子①

味甘、酸，温，无毒。止呕下气，利水道，去胸中瘊热。

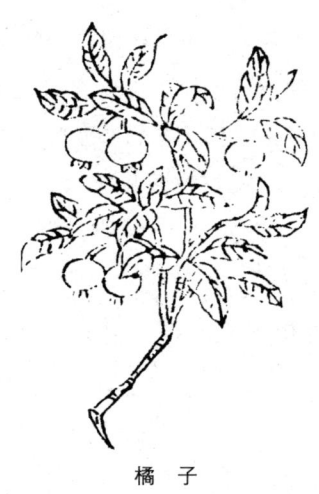

橘 子

[**注释**]

①橘子：芸香科植物福橘或朱橘等多种橘类的成熟果实。橘子常与柑子一起被统称为柑橘，颜色鲜艳，酸甜可口，是日常生活中最常见的水果之一。橘子原产地在中国，主要产自长江中下游和长江以南地区，有4000多年的栽培历史。经阿拉伯人传遍欧亚大陆，橘子至今在荷兰和德国都还被称为"中国苹果"。

橙子①

味甘、酸，无毒。去恶心。多食伤肝气。皮甚香美。

[**注释**]

①橙子：属于常绿乔木，是最具有代表性的柑橘类果树，包括甜橙和酸橙两个基本种。亦称为柳橙、甜橙、黄果、金环、柳丁。其中脐橙最为有名。原产于中国南部，南方各省均有分布，而以江西、四川、广东、台湾等省栽培较为集中。

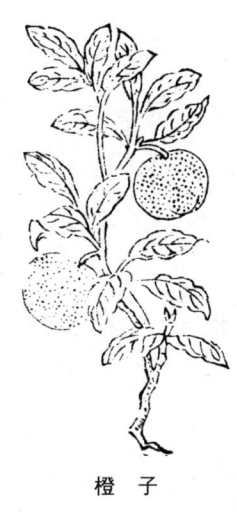

橙 子

栗①

味咸，温，无毒。主益气，厚肠胃，补肾虚，炒食壅人气。

[**注释**]

①栗：山毛榉科栗属中的乔木或灌木的总称。原产于北半球温带地区，大部分种类栗树都是20~40米高的落叶乔木，只有少数是灌木。各种栗树

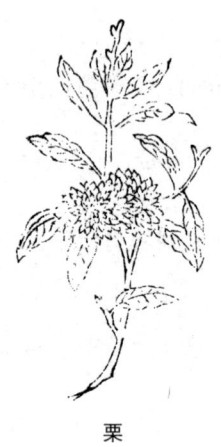

栗

都结可以食用的坚果。本属植物分布于北半球的亚洲、欧洲、美洲和非洲。其中主要栽培的是中国迁西板栗，还有欧洲栗和日本栗。板栗是中国栽培最早的果树之一，已有两三千年的栽培历史。

枣[①]

味甘，无毒。主心腹邪气，安中养脾，助经脉，生津液。

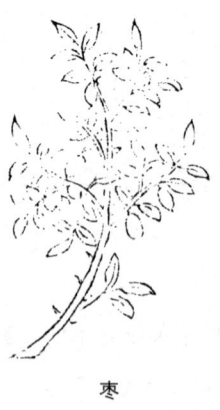

枣

[注释]

①枣：即双子叶植物纲鼠李科植物枣的成熟果实。可分为红枣、黑枣、蜜枣、南枣等。较常用的是红枣，又名大红枣、良枣等。起源于中国，已有4000多年的种植历史，自古以来就被列为"五果"（桃、李、梅、杏、枣）之一。全国大部分地区有产，主产于山西、河北、河南、山东、四川、贵州等地。红枣富含蛋白质、脂肪、糖类、胡萝卜素、多种维生素以及钙、磷、铁和环磷酸腺苷等营养成分。其中维生素C的含量在果品中名列前茅，有"维生素王"之美称。

樱桃①

味甘，主调中益脾气，令人好颜色。暗风②人忌食。

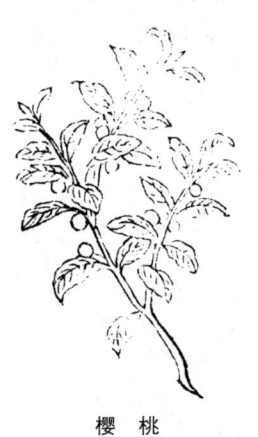

樱　桃

[注释]

①樱桃：属于蔷薇科落叶乔木果树，樱桃成熟时颜色鲜红，玲珑剔透，味美形娇，营养丰富，医疗保健价值颇高，又叫车厘子、恩特儿、莺桃、荆桃、楔桃、英桃、牛桃、樱珠、含桃、玛瑙。樱桃的品种有红灯、早红、先锋、大紫拉宾斯、梅早、早大果。其中，红灯和先锋是最常见的品种，也是

樱桃中的两个优质品种。中国作为果树栽培的樱桃有中国樱桃、甜樱桃、酸樱桃和毛樱桃。樱桃成熟期早,有早春第一果的美誉,号称"百果第一枝"。

②暗风:由脏腑功能失调引致风阳上亢的疾病。发病过程缓慢,往往在不知不觉中逐步发病,遂以暗风为名。

葡萄①

味甘,无毒。主筋骨湿痹,益气强志,令人肥健。

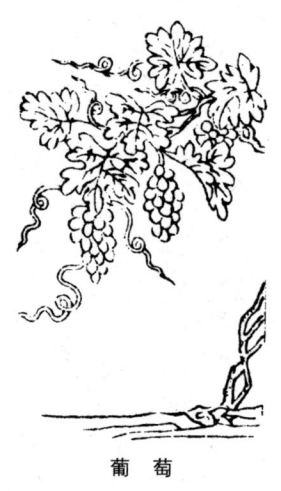

葡 萄

[**注释**]

①葡萄:为落叶藤本植物,是世界最古老的植物之一。又叫蒲桃、草龙珠、山葫芦,原产于欧洲、西亚和北非一带。葡萄品种很多,全世界有上千种,总体上可以分为酿酒葡萄和食用葡萄两大类。世界栽培品系有欧洲品系和美洲品系两大系统,根据其原产地不同,分为东方品种群和欧洲品种群。中国栽培葡萄已有2000多年历史,相传为汉代人张骞引入。

胡桃[①]

味甘,无毒。食之令人肥健,润肌黑发,多食动风。

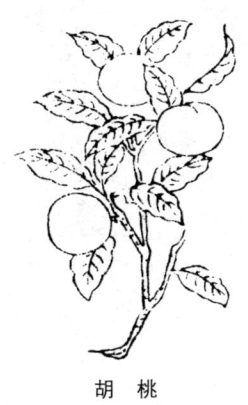

胡 桃

[注释]

①胡桃:也叫核桃、羌桃,胡桃科植物。原产于欧洲东南部及亚洲西部,传说是在汉代由张骞从西域引入中国,在华北、西北、西南及华中等地均有大量栽培,长江以南各省较少。胡桃与扁桃、腰果、榛子并称为世界著名的"四大干果"。既可以生食、炒食,也可以榨油,配制糕点、糖果等。

松子[①]

味甘,温,无毒。治诸风、头眩,散水气,润五藏,延年。

[注释]

①松子:松科植物松树的种子,又叫松籽、松子仁、海松子、罗松子、红松果等。目前国内松子主要分为红松松子、白皮松松子、华山松松子三种,另外,还有马尾松松子、油松松子等。

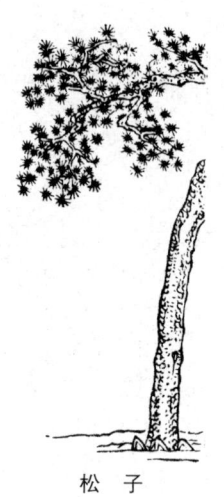

松子

莲子

味甘,平,无毒。补中养神,益气,除百疾,轻身不老。

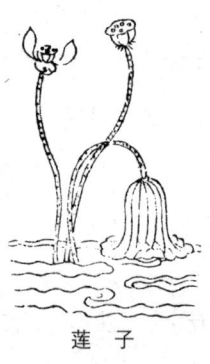

莲子

鸡头①

味甘,平,无毒。主湿痹,腰膝痛,补中,除疾,益精气。

[注释]

①鸡头:学名芡实,是一种多年水生植物,叶子似睡莲,并且漂浮在水

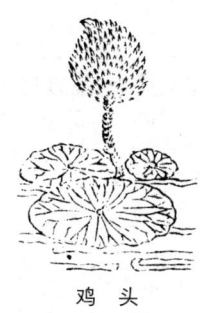

鸡 头

面上，但叶子表面凹凸不平，叶背面有刺，叶柄上也密生细刺，有许多通气孔，叶柄可以做蔬菜食用。果实漂浮在水面上，很像一个鸡头，故名。果和果梗上也密生细刺。果实中种子如石榴子般分布。

芰实①

味甘，平，无毒。主安中，补五藏，轻身不饥。

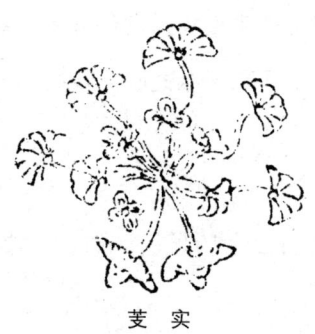

芰 实

[注释]

①芰（jì）实：芰，即菱，一年生草本水生植物，又称"水中落花生"，果实菱角为坚果，垂生于密叶下水中。原产于欧洲、中国南方，尤其以长江下游太湖地区和珠江三角洲栽培最多。

荔枝[1]

味甘,平,无毒。止渴生津,益人颜色。

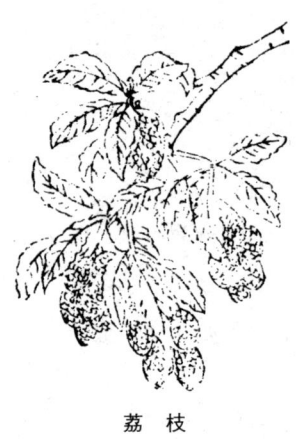

荔 枝

[注释]

①荔枝:又名丹荔,与香蕉、菠萝、龙眼一同号称"南国四大果品"。荔枝原产于中国南部,是亚热带果树,常绿乔木,高约 10 米。果皮多数有鳞斑状突起,鲜红或紫红。果肉呈半透明凝脂状,味香美,但不耐储藏。

龙眼[1]

味甘,平,无毒。主五藏邪气,安志,厌食,除虫,去毒。

[注释]

①龙眼:又名桂圆、益智、蜜脾,古称龙目、比目、荔枝奴、木弹、亚荔枝等。常绿乔木果树。原产于中国南方,有 2000 多年的栽培历史,是名贵特产,历史上有"南桂圆""北人参"之称。除中国外,还分布于泰国、越南等东南亚地区。其果实累累而坠,外形圆滚如弹丸,却略小于荔枝,皮

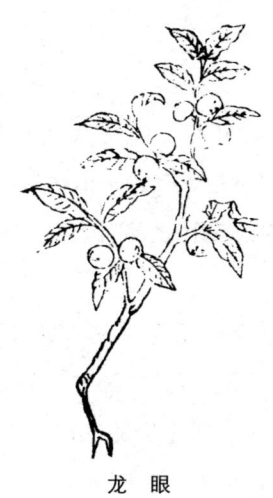

龙　眼

青褐色。去皮则剔透晶莹偏浆白，隐约可见肉里红黑色果核，极似眼珠，故以"龙眼"名之。

银杏①

味甘、苦，无毒②。炒食煮食皆可，生食发病。

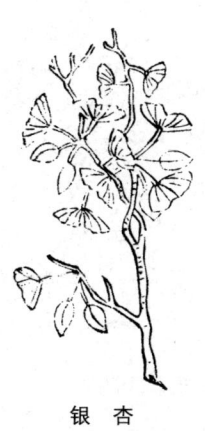

银　杏

[注释]

①银杏：落叶乔木，5月开花，10月成熟，果实为橙黄色。别称白果、公孙树、鸭脚树、蒲扇。银杏是现存种子植物中最古老的孑遗植物，和它同门的所有其他植物都已灭绝。变种及品种有黄叶银杏、塔状银杏、裂银杏、垂枝银杏、斑叶银杏。

②无毒：忽思慧关于银杏"无毒"的性味描述不准确。现代医学证明银杏果内含有氢氰酸毒素，毒性很强，遇热后毒性减小，故生食更易中毒。一般中毒剂量为10~50颗，中毒症状发生在进食后1~12小时。为预防中毒，不宜多吃更不宜生吃银杏果。本病多见于儿童。《本草纲目》记载："熟食，小苦微甘，性温有小毒。多食令人胪胀。"

橄榄①

味酸、甘，温，无毒。主消酒，开胃，下气止渴。

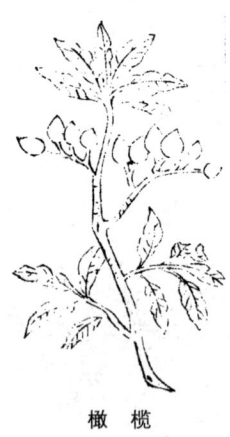

橄　榄

[注释]

①橄榄：原产于我国，是橄榄科植物的果实。橄榄是南方特有的亚热带常绿果树之一，生长在低海拔的杂木林中。在我国主要分布于福建、广东、

其次是广西、台湾，此外还有四川、云南、浙江南部；在国外主要分布于印度、巴基斯坦、越南、泰国、老挝、缅甸、菲律宾以及马来西亚等地。

杨梅[①]

味酸、甘，温，无毒。主祛痰止呕，消食下酒。

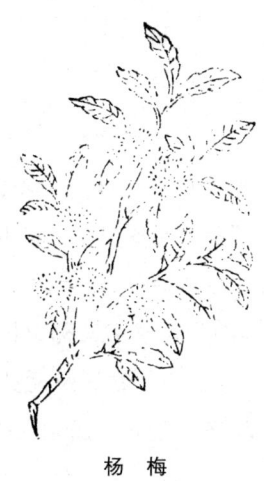

杨　梅

[注释]

①杨梅：属于杨梅科乔木植物。又称圣生梅、白蒂梅、树梅，具有很高的药用和食用价值，在中国华东和湖南、广东、广西、贵州等地区均有分布。杨梅原产于中国，浙江余姚境内发掘的新石器时代的河姆渡遗址发现有杨梅属花粉，说明在 7000 多年以前该地区就有杨梅生长。该属有 50 多个种，中国已知的有杨梅、毛杨梅、青杨梅和矮杨梅。

榛子[①]

味甘，平，无毒。益气力，宽肠胃，健行，令人不饥。

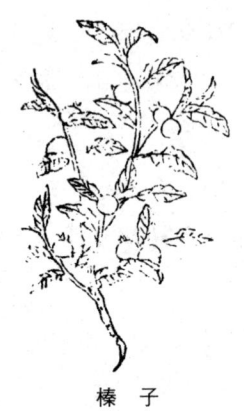

榛 子

[注释]

①榛子：榛树的果实，形似栗子，外壳坚硬，果仁肥白而圆，有香气，含油脂量很大，吃起来特别香美，余味绵绵，因此成为最受人们欢迎的坚果类食品之一，有"坚果之王"的美称，与扁桃、核桃、腰果并称为"四大坚果"。榛树，属桦木科榛属植物，果实又称山板栗、尖栗等。在世界范围内榛属有约20个品种，分布于亚洲、欧洲及北美洲；在中国境内有8个种类2个变种，分布于东北、华东、华北、西北及西南地区。榛树是果材兼用的优良树种。

榧子[①]

味甘，无毒。主五痔，去三虫[②]，蛊毒鬼疰。

[注释]

①榧子：又名香榧、彼子、榧实、柀子、玉山果、赤果、玉榧、野杉子等。紫杉科植物，是我国的特产。以浙江诸暨枫桥所产的香榧最为著名，这里自古以来就是榧子的主产地，目前产量约占全国的一半。其果实外有坚硬的果皮包裹，大小如枣，核如橄榄，成熟后果壳为黄褐色或紫褐色，种实为黄白色，富有油脂和独特的香气。

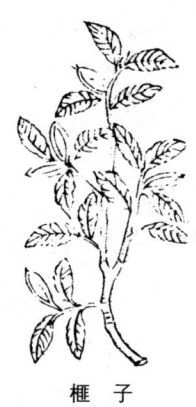

榾 子

②三虫：三种常见于小儿的肠道寄生虫病。《诸病源候论》卷五十："三虫者，长虫、赤虫、蛲虫。"即蛔虫病、姜片虫病、蛲虫病。

沙糖①

味甘，寒，无毒。主心腹热胀，止渴，明目。（即甘蔗汁熬成沙糖。）

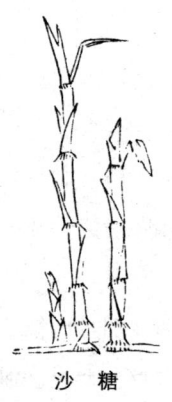

沙 糖

[注释]

①沙糖：《食物本草》："沙糖味甘寒，无毒，治心腹热胀，口干渴，润

心肺，大小肠热，解酒毒。"而李时珍则说："沙糖性温，殊于蔗浆，故不宜多食。"

甜瓜①

味甘，寒，有毒。止渴，除烦热。多食发冷病②，破腹③。

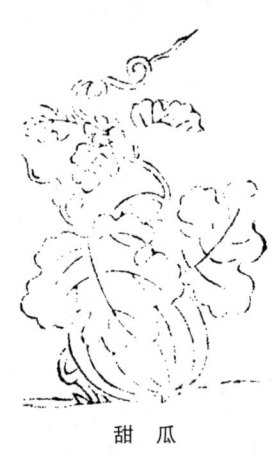

甜　瓜

[注释]

①甜瓜：又称甘瓜或香瓜。甜瓜因味甜而得名，由于清香袭人故又名香瓜。一年生蔓性植物。果实香甜，富含糖、淀粉，还有少量蛋白质、矿物质及其他维生素。以鲜食为主，也可用于制作果干、果脯、果汁、果酱及腌渍品等。原产于印度、非洲热带沙漠地区，我国明朝时开始广泛种植。现在我国各地普遍栽培。

②冷病：多在冬季发作，遇冷加重病情的疾病。比如风湿性关节炎、顽固性关节疼痛、哮喘、咳嗽、鼻炎、咽炎、慢性结肠炎、过敏性结肠炎、胃痛以及反复性泌尿系统感染、尿频、尿失禁等。

③破腹：腹泻，拉肚子。

西瓜①

味甘，平，无毒。主消渴，治心烦，解酒毒。

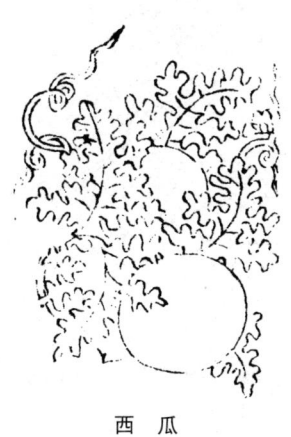

西 瓜

[注释]

①西瓜：又叫水瓜、寒瓜、夏瓜，属葫芦科。原产于非洲热带的干旱沙漠地带，中国除少数寒冷地区外，南北皆有西瓜种植。因在汉代从西域引入，故称西瓜。西瓜是一种双子叶开花植物，形状像藤蔓，叶子呈羽毛状。果实外皮光滑，呈绿色或黄色，有花纹，果瓤多汁为红色或黄色（罕见白色）。

酸枣①

味酸、甘，平，无毒。主心腹寒热，邪结气聚，除烦。

[注释]

①酸枣：又名棘、棘子、野枣、山枣、葛针等，自古野生于我国。果实圆形或扁圆形、椭圆形等，果皮红色或紫红色，果肉较薄、疏松，味酸甜。酸枣的营养价值很高，也具有药用价值。主产区位于太行山一带，以河北南

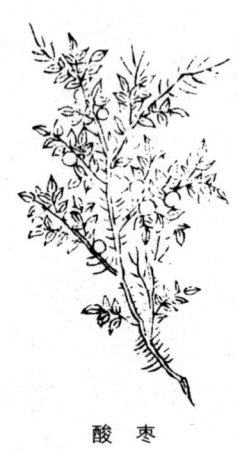

酸 枣

部的邢台为主，素有"邢台酸枣甲天下"之美誉，邢台是全国最大的酸枣产业基地。

海红[①]

味酸、甘，平，无毒。治泄痢。

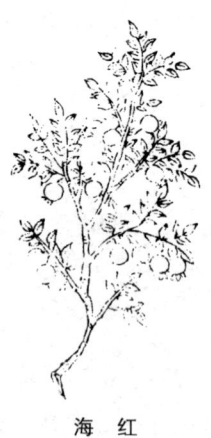

海 红

[注释]

①海红：为蔷薇科苹果属植物，属中国特有。果实称为海棠果，味、形皆似山楂，酸甜可口，可供鲜食或制作蜜饯。分布在中国的云南、甘肃、陕西、山东、山西、河北、辽宁等地，生长于海拔 100 米至 2400 米的地区，目前已由人工引种栽培。

香圆①

味酸、甘，平，无毒。下气，开胸膈。

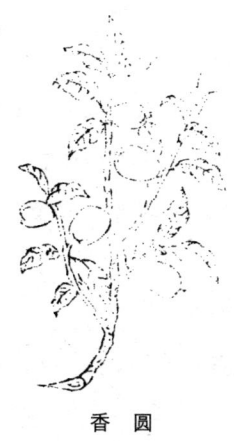

香　圆

[注释]

①香圆：又名枸橼、香橼，为芸香科柑橘属植物。香橼是植物香橼和药材香橼的统称。植物香橼为芸香科常绿小乔木或灌木植物，生长于海拔 350 米到 1750 米的高温多湿环境。分布于我国台湾、福建、广东、广西、云南等省区。云南西双版纳的阔叶林中，有处于半野生状态的香橼。

株子①

味酸、甘，平，无毒，性微寒，不可多食。

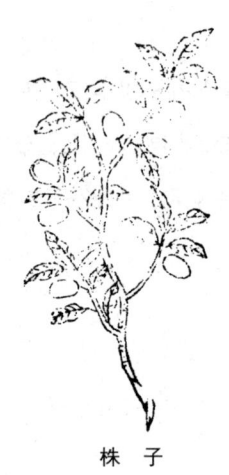

株　子

[**注释**]

①株子：又名金橘、鑫柑、夏橘、金枣、寿星柑、卢橘、山橘等，芸香科金橘属常绿小乔木。原产于我国暖温带和亚热带地区，喜温暖湿润和阳光充足的环境，其生长要求有肥沃、疏松的微酸性质土壤。

平波①

味甘，无毒。止渴生津。置衣服箧笥②中，香气可爱。

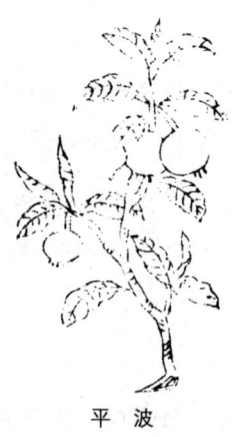

平　波

[注释]

①平波：元朝后期出现的一种水果，有学者认为平波是苹果的一种。

②箧笥：箧指箱子一类的东西，笥指盛饭或盛衣服的方形竹器。

八担仁①

味甘，无毒。止咳下气，消心腹逆闷。（其果出回回田地。）

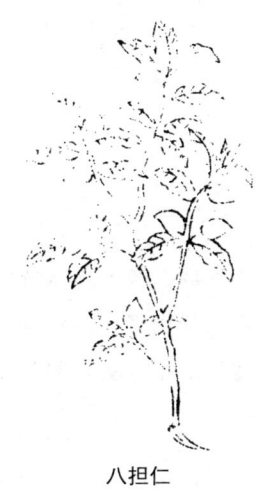

八担仁

[注释]

①八担仁：即蔷薇植物巴丹杏的核仁。植物学家根据其种子的苦和甜分别称为苦巴丹杏和甜巴丹杏两种，自中亚、西亚传入中国。唐代称为偏桃，元代叫作芭榄，明代称巴丹杏，现代也称巴旦木，即 Badam 的音译。

必思答①

味甘，无毒。调中顺气。（其果出回回田也。）

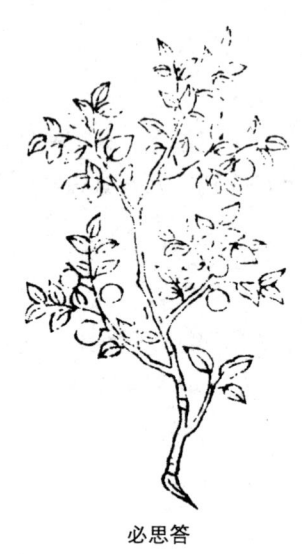

必思答

[注释]

①必思答：即阿月浑子的异称，属于亚热带干旱地区的古老树种。野生种起源于中亚和西亚山区，西亚栽培最早。该树种在唐代自波斯传入中国，新疆南部有栽培。属漆树科植物，其果实呈卵形或广卵形，稍扁，棕黄色至紫红色。

[评论]

水果营养丰富，且能助消化，可以开发的内容十分众多；但对于有较大副作用的水果，存在一个实验、核实的问题；有危险的，不可轻易食用。

菜 品

葵菜①

味甘，寒、平，无毒。为百菜主。治五藏六府寒热、羸瘦、五癃，利小便，疗妇人乳难。

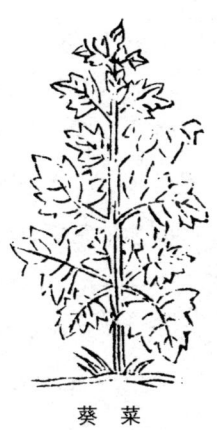

葵菜

[**注释**]

①葵菜：又名葵、冬葵、露葵。属锦葵科植物。按颜色分，有赤茎葵和白茎葵；按种植季节来分，分为秋葵、春葵和冬葵。此菜在中国各地都有野生，根、花及种子，均入药。葵菜不能和黍米一起食用，否则会使人发病，葵菜也不能和糖一起食用。

蔓菁①

味苦，温，无毒。主利五藏，轻身，益气。蔓菁子②明目。

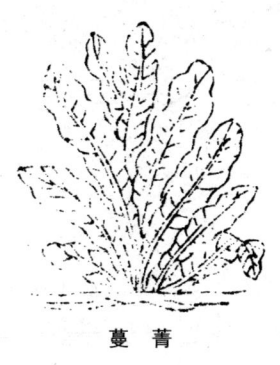

蔓菁

[注释]

①蔓菁：又名芜菁、蓴，俗称大头菜，又叫九英菘、合掌菜、结头菜、茶蓝、芥蓝、擘蓝、茄连、玉蔓青等。原产于欧洲，现欧洲、亚洲和美洲均有栽培。分类为十字花科芸薹属芸薹种芜菁亚种。外形酷似萝卜，地下有圆形或椭圆形直根，肥大肉质根可供食用。叶有羽状复叶或匙状裂叶，具粗毛，花顶生，花冠黄色，根皮有白、淡绿或紫色。

②蔓菁子：气味辛，性平，无毒。李时珍在《本草纲目》中介绍说："蔓菁子可升可降，能汗能吐，能下小便，又能明目解毒，其功甚伟，而世罕知用。"

芫荽①

味辛，温，微毒。消谷，补五藏不足，通利小便。一名胡荽。

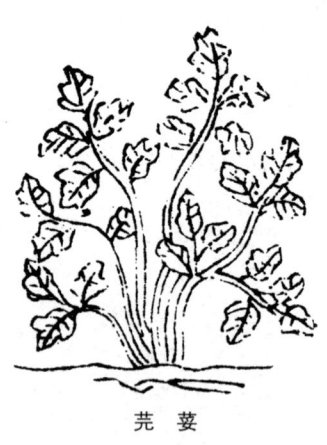

芫 荽

[注释]

①芫荽：属伞形科一年生草本植物。在不同历史时期的文献中，有各种关于它的记载，香荽、原荽、园荽、胡荽等都是芫荽的别称。相传是由张骞

从西域传回中原的，故而又名胡荽。

芥①

味辛，温，无毒。主除肾邪气，利九窍②，明目，安中。

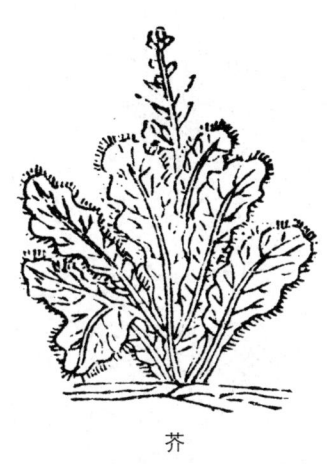

芥

[注释]

①芥：为芸薹属一年生或二年生草本植物，是中国著名的特产蔬菜。芥菜的主侧根分布在约30厘米深的土层内，茎为短缩茎。叶片着生于短缩茎上，有椭圆、卵圆、倒卵圆、披针等形状。叶色绿、深绿、浅绿、黄绿、绿色间紫色或紫红。花冠十字形，黄色，四强雄蕊，异花传粉，但自交也能结实。种子圆形或椭圆形，色泽红褐或红色。中国有极其丰富的子用、叶用、茎用、芽用和根用芥菜的变种和品种。

②九窍：即人体的两眼、两耳、两鼻孔、口、前阴尿道和后阴肛门。

葱①

味辛，温，无毒。主明目，补不足，治伤寒发汗，去肿。

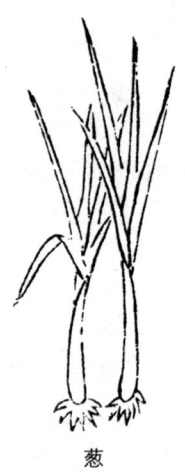

葱

[注释]

①葱：属百合科葱属多年生宿根草本植物。其叶鞘和叶片可供食用。中国的主要栽培种为大葱。叶片管状，中空，绿色，先端尖，叶鞘圆筒状，抱合成为假茎，色白，通称葱白。茎短缩为盘状，茎盘周围密生弦线状根。伞形花序球状，位于总苞中，花白色。有分葱和楼葱（龙爪葱）两个变种。还可按假茎和高度分为长白葱（梧桐葱）、中白葱（鸡腿葱）和短白葱（秤砣葱）三个类型。

蒜①

味辛，温，有毒。主散痈肿，除风邪，杀毒气。独颗者佳。

[注释]

①蒜：为一年生或二年生草本植物，味辛辣，古称葫，又称葫蒜。以其鳞茎、蒜薹、幼株供食用。蒜的分类方法很多，一般按鳞茎的皮色可分为：白皮蒜和紫皮蒜，按蒜瓣的大小分为：大瓣蒜和小瓣蒜；按是否抽薹，还可分为：有薹种和无薹种。中国原产有小蒜，蒜瓣较小；大蒜原产于欧洲南部

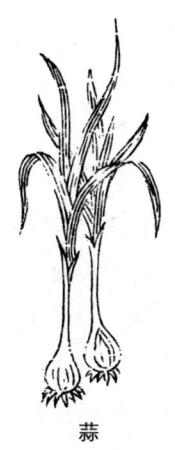
蒜

和中亚，最早在古埃及、古罗马、古希腊等地中海沿岸国家栽培，汉代由张骞从西域引入中国陕西关中地区，后遍及全国。现代医学研究表明大蒜有着特殊的功效：调节胰岛素、抗癌防癌、降低血脂、防止血栓、延缓衰老、预防铅中毒、预防关节炎、防止癌肿、抗炎灭菌。

韭[①]
味辛，温，无毒。安五藏，除胃热，下气补虚。可以久食。

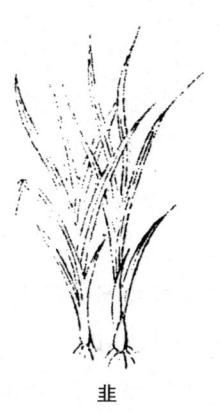
韭

[注释]

①韭：属百合科多年生草本植物，以种子和叶等入药。又叫草钟乳、起阳草、洗肠草、长生草、扁菜等。韭菜原产于我国。韭菜入药的历史可以追溯到春秋战国时期。韭菜含有挥发性的硫化丙烯，因此具有辛辣味，有促进食欲的作用。韭菜除做菜用外，还有良好的药用价值。其根味辛，入肝经，温中，行气，散瘀；其叶味甘、辛、咸，性温，入胃、肝、肾经，温中行气，散瘀，补肝肾，暖腰膝，壮阳固精。韭菜活血散瘀、理气降逆、温肾壮阳，韭汁对痢疾杆菌、伤寒杆菌、大肠杆菌、葡萄球菌均有抑制作用。

冬瓜①

味甘，平，微寒，无毒。主益气，悦泽驻颜，令人不饥。

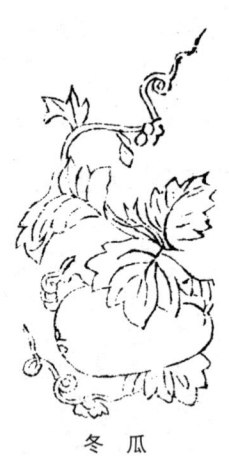

冬　瓜

[注释]

①冬瓜：被子植物门双子叶植物纲葫芦目葫芦科一年生草本植物。瓜形状如枕，又叫枕瓜，产于夏季。因为瓜熟之际，表面上有一层白粉状的东西，好像冬天所结的白霜，故而叫作冬瓜，又称白瓜。原产于我国南部及印

度。冬瓜喜温耐热，产量高，耐贮运，是夏秋的重要蔬菜品种之一。冬瓜含维生素 C 较多，且钾盐含量高，钠盐含量较低，高血压、肾脏病、浮肿病等患者食之，可达到消肿而不伤正气的作用；冬瓜中所含的丙醇二酸，能有效地抑制糖类转化为脂肪，加之冬瓜本身不含脂肪，热量不高，对于防止人体发胖具有重要意义，还可以有助于体型健美；冬瓜性寒味甘，清热生津，消暑除烦，在夏日服食尤为适宜。

黄瓜[1]

味甘，平、寒，有毒。动气发病，令人虚热。不可多食。

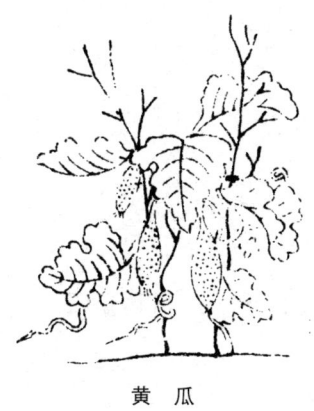

黄 瓜

[注释]

①黄瓜：也叫青瓜、刺瓜，葫芦科一年生草本植物。黄瓜是西汉时期张骞出使西域带回中原的，称为胡瓜，据传五胡十六国时后赵皇帝石勒本是入塞的羯族人，忌讳"胡"字，汉臣襄国郡守樊坦将其改为"黄瓜"。根据品种的分布区域及其生态学性状，黄瓜可以分下列类型：南亚型黄瓜、华南型黄瓜、华北型黄瓜、欧美型露地黄瓜、北欧型温室黄瓜以及小型黄瓜。黄瓜富含维生素 E 和黄瓜酶，尤其是小黄瓜，除了润肤、抗衰老外，还有很好的细致毛孔的作用，其作用机理是鲜黄瓜中所含的黄瓜酶是一种有很强生物活性的生物

饮膳正要 299

酶，能有效地促进机体的新陈代谢，扩张皮肤毛细血管，促进血液循环，增强皮肤的氧化还原作用，因此小黄瓜特别适合干性和敏感性肤质。

萝卜

味甘，温，无毒。主下气消谷，去痰癖，治渴，制面毒。

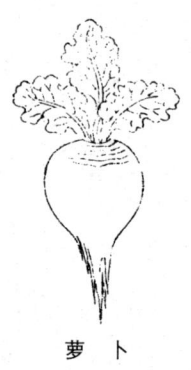

萝 卜

胡萝卜[①]

味甘，平，无毒。主下气，调利肠胃。

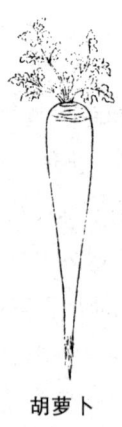

胡萝卜

[注释]

①胡萝卜：又称甘荀或红萝卜，是伞形科胡萝卜属二年生草本植物。以肉质根作蔬菜食用。胡萝卜属半耐寒性，喜冷凉气候，长日照植物。肉质根在18~20℃时发育良好。原产于亚洲西南部，栽培历史在2000年以上。公元10世纪从伊朗引入欧洲大陆，15世纪见于英国，发展成欧洲生态型；16世纪传入美国。约在13世纪，胡萝卜从伊朗引入中国，发展成中国生态型。并于16世纪从中国传入日本。现栽培于整个温带地区。胡萝卜在西方有很高的声誉，被视为菜中上品。荷兰人把它列为"国菜"之一。胡萝卜所含的营养素很全面，特别是胡萝卜素的含量在蔬菜中名列前茅，而且于高温下也保持不变，并易于被人体吸收。胡萝卜素有维护上皮细胞的正常功能、防治呼吸道感染、促进人体生长发育及参与视紫红质合成等重要功效。

天净菜①

味苦，平，无毒。除面目黄，强志清神，利五藏，即"野苦荬"。

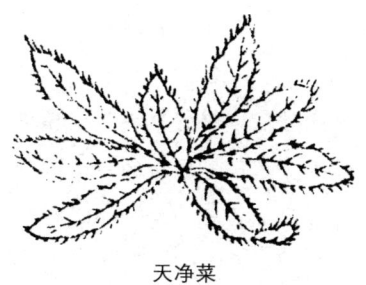

天净菜

[注释]

①天净菜：别名苦菜、节托莲、小苦麦菜、苦叶苗、苦麻菜、黄鼠草、小苦苣、活血草、陷血丹、小苦荬、苦丁菜、苦碟子、光叶苦荬菜、燕儿

衣、败酱草。为菊科植物山苦荬的全草或根，多年生草本植物，高 10～30cm，全体无毛。茎少数或多数簇生，直立或斜生。基生叶莲座状，条状披针形、倒披针形或条形。早春采收，洗净，鲜用或晒干用。生于山地及荒野，分布于中国北部、东部和南部。

瓠①

味苦，寒，有毒。主面目、四肢浮肿，下水。多食令人吐。

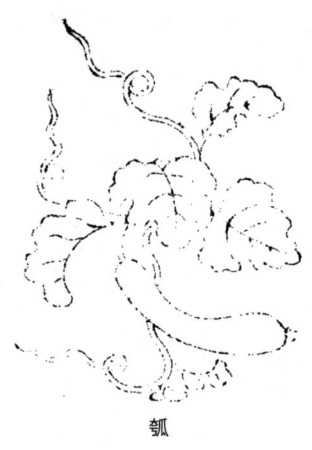

瓠

[**注释**]

①瓠：草本植物。又叫瓠瓜、长瓠、扁蒲、蒲瓜、大黄瓜、夜开花、长瓜。瓠瓜与葫芦瓜出自一宗，葫芦瓜是它的一个变种，人们往往将瓠与葫芦瓜误认为是同一种植物。瓠瓜原产于非洲，7000 年前在我国即有栽培，与葫芦瓜相近。

菜瓜①

味甘，寒，有毒。利肠胃，止烦渴。不可多食。（即稍瓜。）

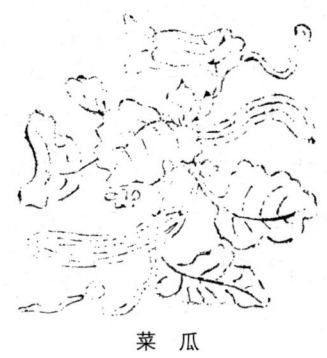

菜 瓜

[**注释**]

①菜瓜：葫芦科甜瓜属甜瓜种中适于酱渍的变种。别名蛇甜瓜、酱瓜。果实棒状，浅绿色，表面光滑，常弯曲，长 30~100cm，果肉致密，绿白。以嫩瓜加工腌制为主，也可炒食，不宜生食。植物学特征、生物特性及栽培技术等均与薄皮甜瓜相近。

葫芦①

味甘，平，无毒。主消水肿，益气。

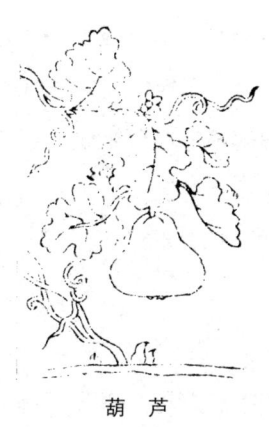

葫 芦

[注释]

①葫芦：是葫芦科葫芦属的一种爬藤植物。未成熟的葫芦的果实可作为蔬菜食用，成熟后可加工为容器或者烟斗。新鲜的葫芦皮为嫩绿色，果肉白色。葫芦各栽培类型藤蔓的长短，叶片、花朵的大小，果实的大小形状各不相同。果有棒状、瓢状、海豚状、壶状等，类型的名称亦视果形而定。

蘑菇①

味甘，寒，有毒②。动气发病。不可多食。

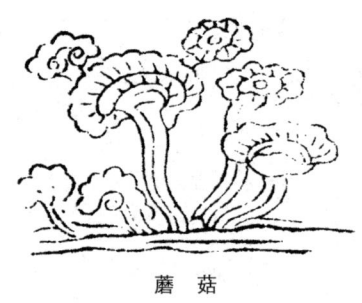

蘑菇

[注释]

①蘑菇：又名蘑菰，由菌丝体和子实体两部分组成，菌丝体是营养器官，子实体是繁殖器官。蘑菇的子实体在成熟时很像一把撑开的小伞。由菌盖、菌柄、菌褶、菌环、假菌根等部分组成。蘑菇有药食作用。在我国各地均有分布，分为野生和人工种植两种。

②有毒：一些野生蘑菇通常有毒。

菌子①

味苦，寒，有毒。发五藏风，壅气，动脉痔②，令人昏闷。

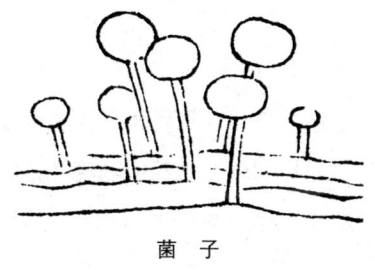

菌 子

[注释]

①菌子：一种菌类植物。又名蕈子、地蕈、地鸡、獐头、土菌等。一般指生长在树林里或草地上的某些高等菌类植物，形状略像伞，种类较多。蕈子广泛分布于地球各处，在森林落叶地带更为丰富。在山区森林中生长的木生菌种类和数量较多，如香菇、木耳、银耳、猴头、松口蘑、红菇和牛肝菌等。在田头、路边、草原和草堆上生长的粪、草生菌，有草菇、口蘑等。南方生长较多的是高温结实性真菌；高山地区、北方寒冷地带生长较多的则是低温结实性真菌。蕈菌可分为食用、药用、毒菌等几类。

②脉痔：病证名。肛门痔之一种，指肛裂或者是泛指出血性痔。

木耳①

味苦，寒，有毒。利五藏，宣肠胃，壅毒气，不可多食。

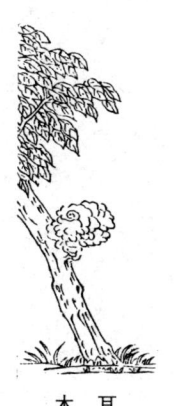

木 耳

[**注释**]

①木耳：是生长在朽木上的一种食用菌。因生长于腐木之上，其形似人的耳朵，故名木耳。它的别名很多：因其似蛾蝶玉立，又名木蛾；因它的味道有如鸡肉般鲜美，故亦名树鸡、木机（古南楚人谓鸡为机）；重瓣的木耳在树上互相镶嵌，宛如片片浮云，又有云耳之称。人们经常食用的木耳，主要有两种：一种是腹面平滑、色黑而背面多毛呈灰色或灰褐色的，称毛木耳、粗木耳（通称野木耳）；另一种是两面光滑、黑褐色、半透明的，称为黑木耳、细木耳、光木耳。毛木耳面积较大，但质地粗韧，不易嚼碎，味不佳，价格低廉。黑木耳质软味鲜，滑而带爽，营养丰富，是人工大量栽培的一种。黑木耳是著名的山珍，可食、可药、可补，中国老百姓在餐桌上久食不厌，有"素中之荤"之美誉，被外国人称之为"中餐中的黑色瑰宝"。而黑木耳的培植方法，在世界农艺、园艺、菌艺史上，都堪称一绝。

竹笋①

味甘，无毒。主消渴，利水道，益气。多食发病。

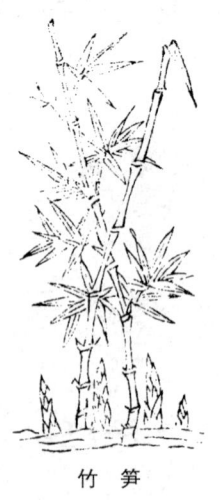

竹笋

[注释]

①竹笋：别名笋或闽笋，竹为多年生常绿草本植物，食用部分为初生、嫩肥、短壮的芽或鞭。竹原产于中国，种类众多，适应性强，分布极广。全世界共计有30个属550种，盛产于热带、亚热带和温带地区。现代营养学研究表明，竹笋富含蛋白质、胡萝卜素、多种维生素及铁、磷、镁等矿物质元素和有益健康的18种氨基酸；纤维素含量高，其在肠内可以减少人体对脂肪的吸收，增加肠蠕动，促进消化吸收，减少与高血脂有关疾病的发病率；并含有多种可以防癌的多糖物质，是一种理想的保健美容食品。

蒲笋①

味甘，无毒。补中益气，治血脉。

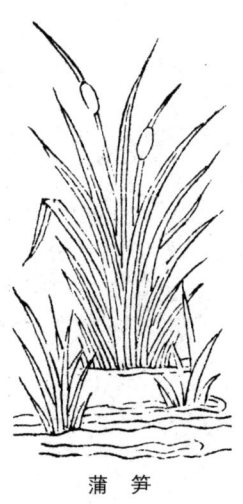

蒲笋

[注释]

①蒲笋：又名深蒲、蒲荔久、蒲菜、蒲芽、蒲白、蒲儿根、蒲儿菜，为天南星科多年生植物香蒲的假茎。野生于河旁、塘边及浅水滩上，出污泥而

不染，肥嫩清香，洁白无瑕，被誉为"天下第一笋"。我国山东、江苏、浙江、四川、湖南、陕西、甘肃、河北、云南、山西等地都有分布，以南方水乡最多。按其可食用部分的不同，大体可分为三类：一类是可食部分为由叶鞘抱合而成的假茎，名品有山东济南大明湖及江苏淮安勺湖的蒲菜；一类是可食部分为白长肥嫩的地下茎，名品有河南淮阳的陈州蒲菜及云南昆明、建水一带的香芽蒲菜；还有一类是可食部分为白嫩如茭白的短缩茎，名品有云南元谋的席草蒲菜。蒲菜入宴在我国已有2000多年历史，《周礼》上即有"蒲菹"的记载。"蒲菜佳肴甲天下，古今中外独一家"，这是在江苏淮扬地区广为流传的民间歌谣。如今，蒲菜不仅在当地成为宴席中一道必不可少的主菜，所谓"无蒲不成宴"，而且已经走进了很多大城市。

藕[①]

味甘，平，无毒。主补中，养神，益气，除疾，消热渴，散血。

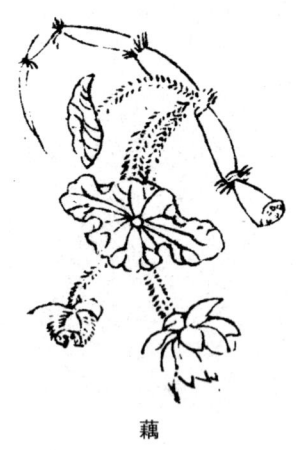

藕

[注释]

①藕：又称莲藕，睡莲科莲属，是莲的根茎。肥大，有节，中间有一些

管状小孔，折断后有丝相连。藕微甜而脆，可生食也可做菜，而且药用价值相当高。中国是莲藕的原产国，春秋时期即有文字记载。藕在中国南方诸省均有栽培，其品种可分为两种，即七孔藕与九孔藕。也可以分为红花藕、白花藕和麻花藕三种。红花藕，藕形瘦长，外皮褐黄色、粗糙，含粉多，水分少，不脆嫩；白花藕肥大，外表细嫩光滑，呈银白色，肉质脆嫩多汁，甜味浓郁；麻花藕呈粉红色，外表粗糙，含淀粉多。藕可加工成藕粉、蜜饯和糖片，是老幼妇孺及病患者的良好补品。藕还具有药用价值，生食能清热润肺，凉血行瘀；熟吃可健脾开胃，止泻固精。老年人常吃藕，可以调中开胃，益血补髓，安神健脑，达到延年益寿之功效。

山药①

味甘，温，无毒。补中益气，治风眩，止腰痛，壮筋骨。

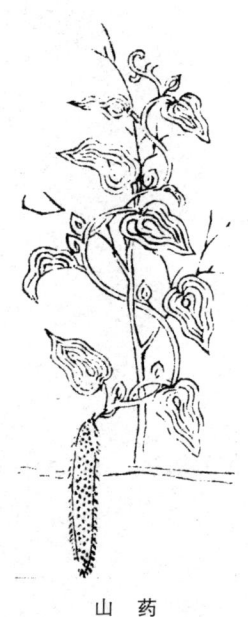

山　药

[注释]

①山药：薯蓣科植物薯蓣的根茎，通称山药。多年生草本植物，茎蔓生，常带紫色，块根圆柱形，叶子对生，卵形或椭圆形，花乳白色，雌雄异株，块根含淀粉和蛋白质，可以吃。中国栽培的山药主要有普通的山药和田薯两大类。普通的山药块茎较小，其中尤以古怀庆府（今河南焦作境内，含博爱、沁阳、武陟、温县等县）所产山药名贵，习称"怀山药"，素有"怀参"之称，为全国之冠。

芋①

味辛，平，有毒。宽肠胃，充肌肤，滑中。野芋②不可食。

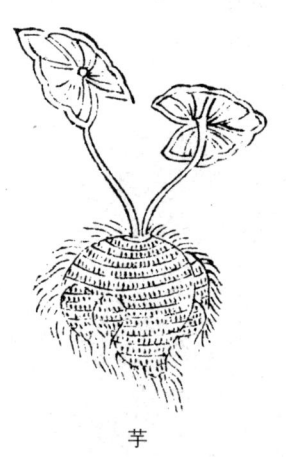

芋

[注释]

①芋：为天南星科植物芋的块茎。多年生草本，作一年生栽培。地下有肉质的球茎，叶片盾形，绿色叶柄长而肥大，球茎可供食用，也可入药，叶柄可作饲料。别称莒、紫芋、青芋、里芋、芋头、芋魁、白芋、芋根、芋艿、蹲鸱。它也是制作淀粉和酒精的原料。依生态条件不同，分为水芋和旱芋；依食用部位不同，分为叶用变种及球茎变种。

②野芋：又名老芋，根不可以食用。

莴苣①

味苦，冷，无毒。主利五脏，开胸膈壅气，通血脉。

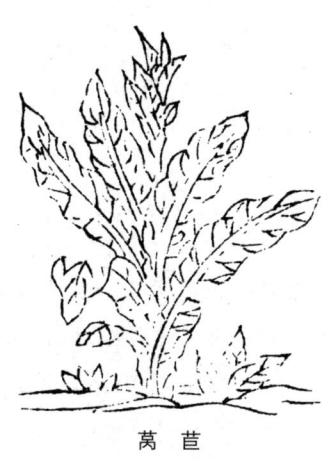

莴 苣

[注释]

①莴苣：菊科莴苣属，一二年生草本植物。莴苣可分为叶用和茎用两类。莴苣的名称很多，在本草书上称作"千金菜""莴苣"和"石苣"。叶用莴苣又称春菜、生菜，茎用莴苣又称莴笋、香笋。莴笋的肉质嫩，茎可生食、凉拌、炒食、干制或腌制。生菜主要食叶片或叶球，莴苣叶中含有莴苣素，味苦，能增强胃液，刺激消化，增进食欲，并具有镇痛和催眠的作用。

白菜①

味甘，温，无毒。主通利肠胃，除胸中烦，解酒渴②。

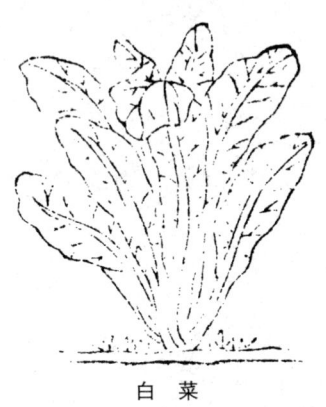

白 菜

[注释]

①白菜：原产于我国北方，是十字花科芸薹属叶用蔬菜，通常指大白菜；也包括小白菜以及由甘蓝的栽培变种结球甘蓝，即"圆白菜"或"洋白菜"。白菜种类很多，北方的大白菜有山东胶州大白菜、北京青白菜、天津青麻叶大白菜、东北大矮白菜、山西阳城的大毛边等。白菜与另一种十字花科植物青菜的幼株（又称小白菜），成为我国居民餐桌上必不可少的美蔬。在我国北方的冬季，大白菜更是餐桌上的常客，故有"冬日白菜美如笋"之说。大白菜具有较高的营养价值，有"百菜不如白菜"的说法。

②酒渴：指酒后口渴。

蓬蒿①

味甘，平，无毒。主通利肠胃，安心气，消水饮②。

[注释]

①蓬蒿：即茼蒿，为菊科菊属植物茼蒿的茎叶。又名菊花菜、蒿菜、同蒿菜，一二年生草本植物。叶互生，长形羽状分裂，花黄色或白色，茎叶嫩时可食，亦可入药。茼蒿的根、茎、叶、花都可作药，有清血、养心、降压、润肺、清痰的功效。

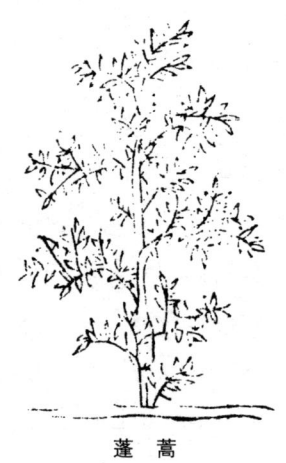

蓬 蒿

②水饮：是指脏腑病理变化过程中的渗出液。水和饮的区别是，稀而清者为"水"，稀而黏者为"饮"，名异实同，故常水饮并称。

茄子①

味甘，寒，有小毒。动风，发疮及痼疾。不可多食。

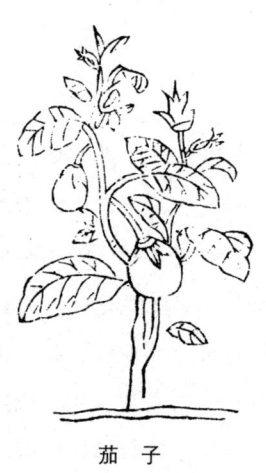

茄 子

[注释]

①茄子：江浙人称为六蔬，广东人称为矮瓜，是茄科茄属一年生草本植物，热带为多年生。其结出的果实可食用，颜色多为紫色或紫黑色，也有淡绿色或白色品种，形状上也有圆形、椭圆、梨形等各种。茄子最早产于印度，后传入中国；南北朝栽培的茄子为圆形，与野生形状相似；元代则培养出长形茄子；到清朝末年，这种长茄被引入日本。茄子是少有的紫色蔬菜，营养价值也是独一无二的。它含多种维生素以及钙、磷、铁等矿物质元素。特别是茄子皮中含较多的维生素P，其主要成分是芸香甙及儿茶素、橙皮甙等。常吃茄子（连皮）对防治高血压、动脉硬化、脑血栓、老年斑等有一定功效。茄子的吃法很多，但多数吃法烹调温度较高、时间较长，不仅油腻，营养损失也很大。煎炸茄子维生素损失量可达50%以上。在茄子的所有吃法中，拌茄泥是最健康的。首先，拌茄泥加热时间最短，只需大火蒸熟即可，因此营养损失最少。其次，拌茄泥用油最少，蒸好茄子捣成泥后，只需稍微淋一些调味汁即可。最后，拌茄泥的吃法营养吸收最完全，因为它不用削去茄子皮，而茄子皮中含有大量的生物活性物质。

苋①

味苦，寒，无毒。通九窍。苋子，益精，菜不可与鳖同食。

[注释]

①苋：苋科苋属一年生草本植物。性耐热，春、夏、秋栽培，原产于热带地区，现在我国各地普遍栽培。苋菜，一般指的是苋的茎叶。苋菜的叶呈卵圆形或长卵形，菜叶有绿色的或紫红色的，茎部纤维一般较粗，咀嚼时会有渣。苋菜菜身软滑而菜味浓，入口甘香，有润肠胃清热功效。亦称为凫葵、荇菜、莕菜等。苋菜分为青苋菜及红苋菜，盛产于夏季。发酵的苋菜汁用来做臭豆腐。苋菜营养丰富，富含蛋白质、脂肪、糖类及多种维生素和矿物质。其所含的蛋白质比牛奶更能充分被人体吸收，所含胡萝卜素比茄果

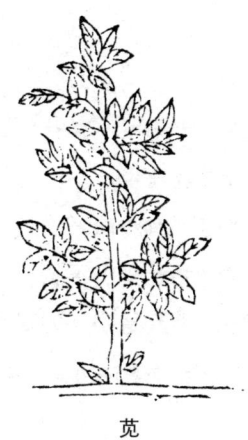

苋

类高2倍以上，可为人体提供丰富的营养物质，有利于强身健体，提高机体的免疫力；其铁的含量是菠菜的2倍，钙的含量则是3倍，为鲜蔬菜中的佼佼者，有"长寿菜"之称。

芸台①

味辛，温，无毒。主风热、丹肿②、乳痈③。

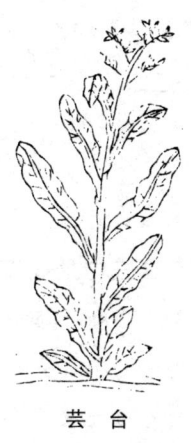

芸 台

[**注释**]

①芸台：又称胡菜、芸薹菜、薹菜、薹芥、寒菜、青菜、真菜等。我国各地均有栽培。春季采嫩茎叶，洗净用。

②丹肿：一种急性皮肤炎症，有肿块，多见于小腿和腿面。

③乳痈：指乳房红肿疼痛，乳汁排出不畅，以致结脓成痈的急性化脓性病证。多发于产后哺乳的产妇，尤其是初产妇更为多见。发病多在产后2到4周。未分娩时、非哺乳期或妊娠后期也可偶见本病。

波薐①

味甘，冷，微毒。利五藏，通肠胃热，解酒毒。（即赤根。）

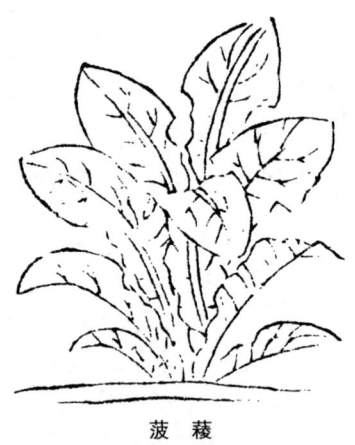

波　薐

[**注释**]

①波薐：即菠菜，藜科菠菜属一年生或二年生草本。又称波斯草。以叶片及嫩茎供食用。原产于波斯，2000年前已有栽培。后传到北非，由摩尔人传到西欧等地，后在唐时由尼泊尔国王传入中国。当时中国称菠菜产地为西域菠薐国，这就是它被叫作"菠薐菜"又简化成今日的"菠菜"的原

因。菠菜主根发达,肉质根红色,味甜可食。

莙荙①

味甘,寒,无毒。调中下气,去头风,利五藏。

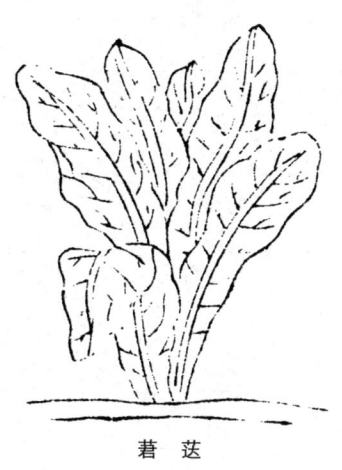

莙荙

[注释]

①莙荙:即甜菜,也叫糖萝卜、菾菜。二年生草本植物,属藜科甜菜属,是我国的主要糖料作物之一。甜菜起源于地中海沿岸,野生种滨海甜菜是栽培甜菜的祖先。大约在1500年前从阿拉伯国家传入中国。甜菜的栽培种有4个变种:糖用甜菜、叶用甜菜、根用甜菜、饲用甜菜。优质甜菜糖色洁白、有光泽,水溶液透明无杂质。置170℃高温下煮沸,不会变色。甜菜糖由蔗糖和转化糖组成,易溶于水,在人的消化器官中,通过蔗糖酶的作用,分解成葡萄糖和果糖,可迅速被人体吸收。除直接供食用外,也是食品和医药工业的原料。制糖的副产物中,糖蜜可提取酒精、甘油、乙醛、丙酮等,甜菜粕可直接喂饲牲畜,滤泥可肥田。甜菜的茎叶、青头、根尾和采种后残留的老母根可做酿造原料,也是良好的多汁饲料。

香菜

味辛,平,无毒。与诸菜同食气味香,辟腥。

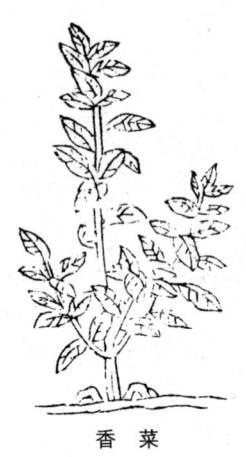

香 菜

蓼子①

味辛,温,无毒。主明目,温中,耐风寒,下水气。

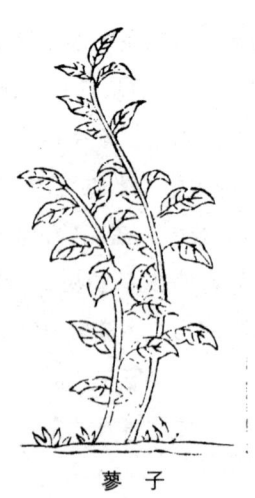

蓼 子

[注释]

①蓼子：蓼科中部分植物的泛称。一年生或多年生草本植物，节常膨大。托叶鞘状，抱茎。花小，白色或浅红色，穗状花序或头状花序。生长在水边或水中。叶味辛，可用以调味。我国各地均产。最普通的如酸模叶蓼、水蓼、荭草等。

马齿①

味酸，寒，无毒。主青盲②白翳③，去寒热，杀诸虫。

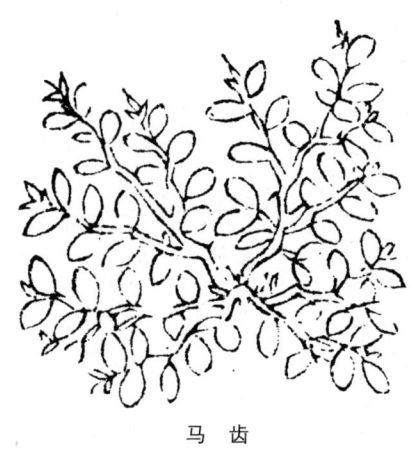

马 齿

[注释]

①马齿：马齿苋科一年生肉质草本植物。又叫马齿苋、五行草、长命菜、五方草、地马菜、安乐菜等。马齿苋起源于印度，几个世纪以来传播到世界各地，现墨西哥、欧洲、中国和中东的都还是野生类型，在英国、法国、荷兰等西欧国家早已发展成为栽培蔬菜。生于田野路边及庭园废墟等向阳处。国内各地均有分布。该种为药食两用植物。马齿苋还可作兽药和农药，嫩茎叶可作蔬菜等。

②青盲：黑睛与瞳神之气色、形态正常，唯视力严重下降，甚至失明的慢性内障眼病。相当于西医所说的眼底退行性病变，或继发于多种眼病的视神经萎缩、黄斑变性、脑部肿瘤也可引起此病。

③白翳：病证名。中医指眼球角膜病变后，留下的疤痕，能影响视力。

天花①

味甘，平，有毒。与蘑菰稍相似，未详其性。（生五台山。）

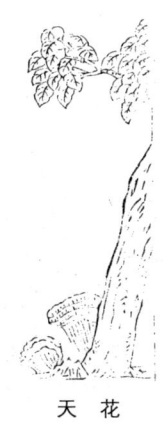

天　花

[注释]

①天花：又名天花蕈、天花菜，出自山西五台山。形如松花而大，香气如蕈，食之甚美。

回回葱①

味辛，温，无毒。温中，消谷，下气，杀虫。久食发病。

[注释]

①回回葱：是元朝人对洋葱的称谓。洋葱又名球葱、圆葱、玉葱、葱

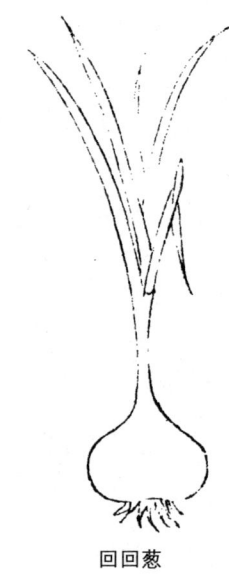

回回葱

头、荷兰葱,属百合科蒜属。洋葱供食用的部位为地下的肥大鳞茎(即葱头)。根据其皮色可分为白皮、黄皮和红皮三种,白皮种鳞茎小,外表白色或略带绿色,肉质柔嫩,汁多辣味淡,品质佳,适于生食。以其鳞茎的形状而分为扁球形、圆球形、卵圆形及纺锤形。也可以其成熟度的不同分为早熟、中熟及晚熟。长江以南大都以中、早熟种为主。洋葱是目前所知唯一含前列腺素 A 的蔬菜,是天然的血液稀释剂,前列腺素 A 能扩张血管、降低血液黏度,因而能降血压、能减少外周血管和增加冠状动脉的血流量,预防血栓形成,能对抗人体内儿茶酚胺等升压物质,又能促进对钠盐的排泄,从而使血压下降,经常食用对高血压、高血脂和心脑血管病人都有保健作用。洋葱中含有植物杀菌素,如大蒜素等,因而有很强的杀菌能力,嚼生洋葱可以预防感冒。

甘露子[①]
味甘,平,无毒。利五藏,下气清神。(名滴露。)

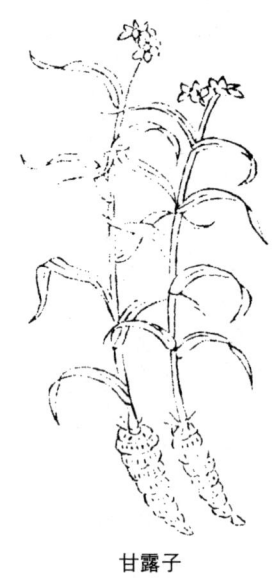

甘露子

[注释]

①甘露子：又称宝塔菜、地蚕、草石蚕、土人参、地轱辘、螺丝菜等。唇形科水苏属植物，多年生草本植物。地下有匍匐枝，成熟时顶端膨大成螺旋状的肉质块茎。以全草或块茎入药。夏秋采全草，秋季采挖块茎，洗净，鲜用或晒干。甘露子原产于亚洲东部，中国自古就有栽培，明朝《农政全书》有关于甘露子栽培和利用方法的记载。甘露子块茎肉质脆嫩，可制蜜饯、酱渍品、腌渍品，十分可口。食用时，以凉拌为主，还可加工成咸菜、罐头、甜果等，是驰名中外的"八宝菜""什锦菜"之一。扬州罐藏螺丝菜是酱菜之上品。

榆仁[①]

味辛，温，无毒。可作酱，甚香美。能助肺气，杀诸虫。

[注释]

①榆仁：为榆科植物榆树的果实或种子。榆树是落叶乔木，树干端直；

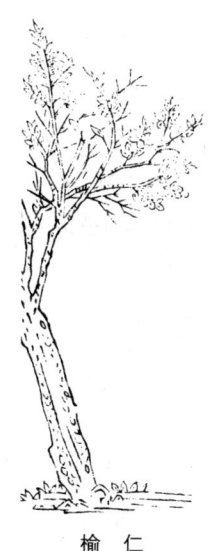

榆 仁

树皮暗灰褐色,粗糙,有纵沟裂;小枝柔软,有毛,浅灰黄色;叶互生,叶片倒卵形、椭圆状卵形或椭圆状披针形;花披针形,花药紫色;子房扁平;翅果近圆形或倒卵形,光滑,尖端有缺口,种子位于翅果中央,与缺口相接。花期在3~4月,果期在4~6月。生于河堤、田埂和路边、山麓、沙地上亦有生长。分布于东北、华北、西北、华东、中南、西南及西藏等地,长江以南多系栽培。

沙吉木儿①

味甘,平,无毒。温中益气,去心腹冷痛。(即蔓菁根。)

[**注释**]

①沙吉木儿:即芜菁、大头菜,又称大头芥,根如圆萝卜,可盐腌晒干作咸菜。芜菁的根以及叶子都可食用,一般来说小棵的芜菁用来食用,大棵的芜菁则是用来喂养家畜。

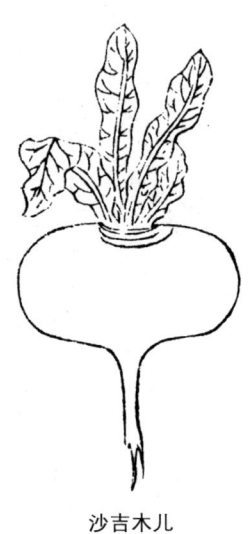

沙吉木儿

出莙荙儿
味甘,平,无毒。通经脉,下气,开胸膈。(即莙荙根也。)

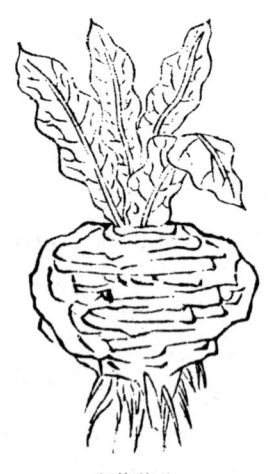

出莙荙儿

山丹①根

味甘，平，无毒。主邪气腹胀，除诸疮肿。（一名百合。）

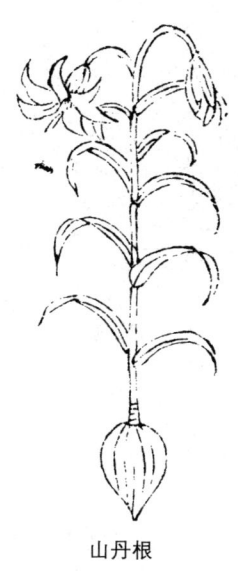

山丹根

[注释]

①山丹：即百合，又名强瞿、番韭、山丹、倒仙、蒜脑薯。百合科百合属多年生草本球根植物，主要分布在亚洲东部、欧洲、北美洲等北半球温带地区，全球已发现有多个品种，中国是其最主要的起源地，原产50多种，是百合属植物自然分布中心。近年更有不少经过人工杂交而产生的新品种，如亚洲百合、麝香百合、香水百合等。百合的主要应用价值在于观赏，有些品种可作为蔬菜食用和药用。

海菜①

味咸，寒，微腥，无毒。主瘿瘤②，破气核、痈肿。勿多食。

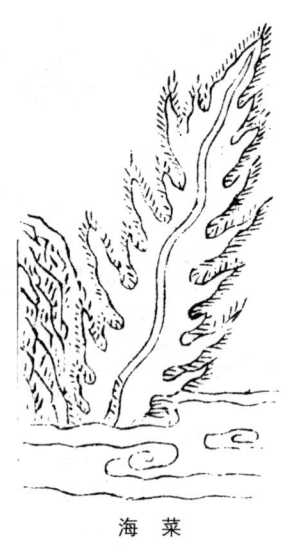

海 菜

[注释]

①海菜：别名龙爪菜、水白菜、海花菜、海茄子、水青菜、水莴苣等。是一种水生植物，常年生长于水中，四季轮开黄蕊白瓣小花，夏季结爪形肉质"菜果"。其叶翠绿欲滴，茎白如玉，花朵清香宜人，是一种蛋白质丰富和富含多种维生素及微量元素的天然野生水菜。中国沿海均有分布，浙江、福建沿海生长较多。

②瘿瘤：是中医的说法，相当于现代医学范围的甲状腺肿瘤。

蕨菜①

味苦，寒，有毒。动气发病，不可多食。

[注释]

①蕨菜：又叫如意菜、狼萁、长寿菜、吉祥菜、拳头菜、猫爪、龙头菜等。属于凤尾蕨科。其食用部分是未展开的幼嫩叶芽，它是中国南方山区群众喜食的一种野生蔬菜。蕨菜一般高达1米，根状长而横走，有黑褐色绒

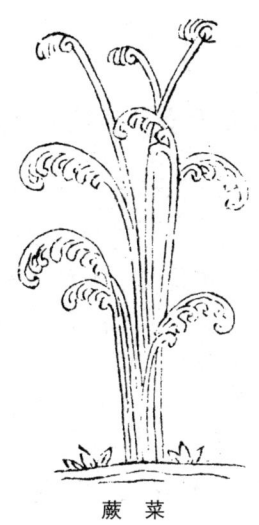
蕨菜

毛。早春新生叶拳曲，呈三叉状。柄叶鲜嫩，上披白色绒毛，此时为采集期。根茎粗壮，富含淀粉，故名粉蕨或蕨粉，可做粉条、粉皮食用。其嫩苗似拳卷曲，故又称"拳头菜"。蕨菜不但富含人体需要的多种维生素，还有清肠健胃、舒筋活络等功效。蕨菜食用前经沸水烫后，再浸入凉水中除去异味，便可食用。经处理的蕨菜口感清香滑润，再拌以佐料，清凉爽口，是难得的上乘酒菜。还可以炒吃，加工成干菜，做馅、腌渍成罐头等。

薇菜[①]
味甘，平，无毒。益气润肌，清神强志。

[注释]

①薇菜：是蕨类植物中紫萁科紫萁属紫萁类孢子体嫩叶的加工品。包括紫萁和分株紫萁，又名牛毛广。为多年生草本植物。薇菜作为蔬菜已有悠久的历史。野生薇菜鲜嫩味美，营养丰富，未展开的嫩叶尤为上品。薇菜既可鲜食，又可腌制、干制，是向日本出口的大宗山珍野菜。

苦买菜①

味苦，冷，无毒。治面目黄，强力，止困，可敷诸疮。

[注释]

①苦买菜：又称水苦荬、谢婆菜，生宜川溪涧，叶似苦荬，厚而有光泽，根似白术而软，农历二、八、九月采其根食之。

水芹①

味甘，平，无毒。主养神益气，令人肥健，杀药毒，疗女人赤沃②。

[注释]

①水芹：属于伞形科水芹菜属，多年水生宿根草本植物。水芹别名水英、细本山芹菜、牛草、楚葵、刀芹、蜀芹、野芹菜等。有匍匐茎，茎节易生根，二回羽状复叶，叶缘有粗锯齿，叶柄细长。夏季开白花，复伞形花序。不结种子或种子空瘪，以母茎各节上腋芽进行无性繁殖。适于泥层深厚的水田栽培。一般春季培育母株，秋季栽培，冬季或早春采收。中国自古食用，2000多年前的《吕氏春秋》中称，"云梦之芹"是菜中的上品。现在我国中部和南部栽培较多，以江西、浙江、广东、云南和贵州栽培面积较大。

②赤沃：即尿血。

[评论]

蔬菜是人们日常生活中最重要的副食，许多种类都是历经千百年的筛选、淘汰、改良，才发展到今天。但当下食品安全问题不容小视，化肥、农药的过量使用，加上一些反科学加工，严重损害群众身体健康，必须警惕。

料物性味

胡椒[①]

味辛,温,无毒。主下气,除藏府风冷,去痰,杀肉毒。

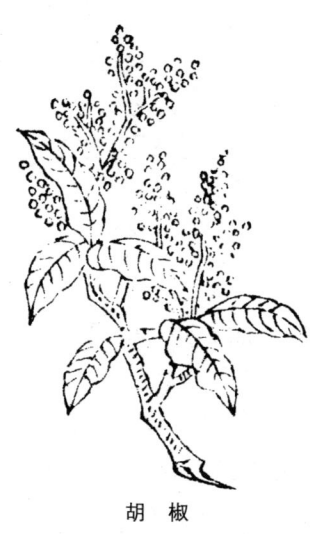

胡 椒

[注释]

①胡椒:原产于印度的一种藤本植物,攀生在树木或桩架上。系浅根性作物,蔓近圆形,主蔓上有顶芽和腋芽。又名古月、黑川、白川。唐时传入中国。生长于荫蔽的树林中。它只能生长在年降水量2500毫米以上的热带地区,生长期中间还需要一段干热的间隔时间。中国华南及西南地区有引种,在国内产于广东、广西及云南等地。它的种子含有挥发油、胡椒碱、粗脂肪、粗蛋白等,是人们喜爱的调味品。黑胡椒、白胡椒和绿胡椒都是同一种植物的果实,可以交替使用。但是颜色不同,特性各异。黑胡椒味辣刺鼻,白胡椒味辣但香味稍淡,绿胡椒味道最淡。

小椒[①]

味辛,热,有毒。主邪气咳逆,温中,下冷气,除湿痹。

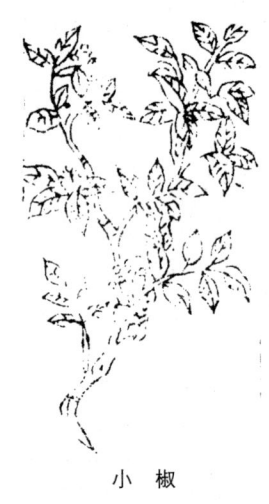

小　椒

[注释]

①小椒:即花椒的一种,属芸香科植物,落叶灌木或小乔木,可孤植又可作防护刺篱。其果皮可作为调味料,并可提取芳香油,又可入药,种子可食用,又可加工制作肥皂。又称青花椒、狗椒、蜀椒、红椒、红花椒、大红袍、巴椒、川椒、点椒、南椒、台椒等。我国华北、华中、华南均有分布。花椒除各种肉类的腥气;促进唾液分泌,增加食欲;使血管扩张,从而起到降低血压的作用。一般人群均能食用,孕妇、阴虚火旺者忌食。花椒的品种较多,依其果实的大小分为两种:果实大的称为"檓",产于秦地,亦称"秦椒";小的叫作"蓎"。

良姜

味辛,温,无毒。主胃中冷逆、霍乱、腹痛,解酒毒。

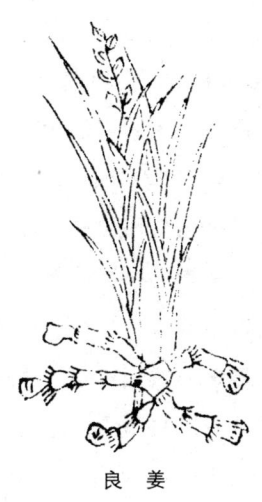

良 姜

茴香[1]

味甘,温,无毒。主膀胱、肾经冷气,调中止痛,住呕。

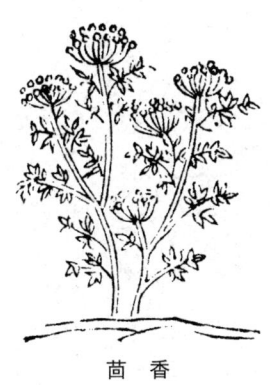

茴 香

[注释]

①茴香:双子叶植物纲伞形目伞形科,属多年生草本植物,作一、二年生栽培。全株具特殊香辛味,表面有白粉。叶羽状分裂,裂片线形。夏季开

黄色花，复伞形花序。果椭圆形，黄绿色。我国各地普遍栽培。夏末秋初果实成熟时采收，除杂质，晒干用。大、小茴香都是常用的调料，是烧鱼炖肉、制作卤制食品时的必用之品。因它们能除肉中臭气，使之重新添香，故曰"茴香"。大茴香即大料，学名叫八角茴香。小茴香的种实是调味品，而它的茎叶部分也具有香气，常被用来作包子、饺子等食品的馅料。它们所含的主要成分都是茴香油，能刺激胃肠神经血管，促进消化液分泌，增加胃肠蠕动，排除积存的气体，所以有健胃、行气的功效；有时胃肠蠕动在兴奋后又会降低，因而有助于缓解痉挛、减轻疼痛。这里所称的茴香即现在通常所指的小茴香。小茴香的主要成分是蛋白质、脂肪、膳食纤维、茴香脑、小茴香酮、茴香醛等。其香气主要来自茴香脑、茴香醛等香味物质，是集医药、调味、食用多种用途于一身的多用植物。

莳萝①

味辛，温，无毒。健脾开胃，温中，补水藏②，杀鱼、肉毒。

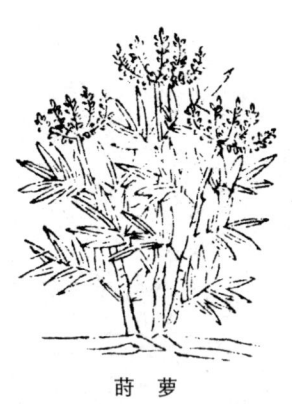

莳 萝

[**注释**]

①莳萝：即孜然。学名为枯茗，是维吾尔语音译，也叫安息茴香、野茴香，为伞形花科孜然芹一年生草本植物。它的原始产地在北非和地中海沿岸

地区。孜然为重要调味品,气味芳香而浓烈,理气开胃,并可驱风止痛。

②水藏:即肾脏。

陈皮①

味甘,平,无毒。止消渴,开胃气,下痰,破冷积。

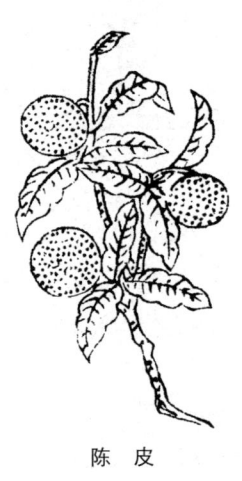

陈　皮

[**注释**]

①陈皮:别名橘皮、贵老、红皮、黄橘皮、广橘皮、新会皮、柑皮、广陈皮,为芸香科植物橘及其栽培变种的成熟果皮。橘皮以陈年辛辣之气稍厚者为好,故称之为陈皮。陈皮味苦,有芳香。它的苦味物质是以柠檬苷和苦味素为代表的类柠檬苦素。这种类柠檬苦素味平和,易溶解于水,有助于食物的消化。陈皮用于烹制菜肴时,既可调味,又可清除异味。炖肉时加点陈皮,不仅解腻除腥,还可使肉有果香味。

草果①

味辛,温,无毒。治心腹痛,止呕,补胃,下气,消酒毒。

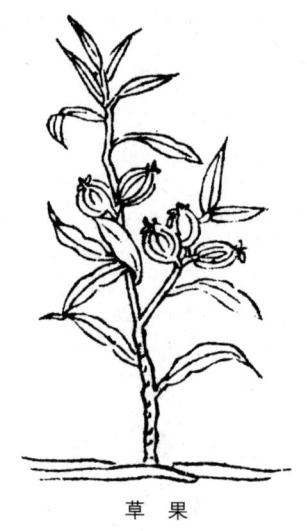

草　果

[**注释**]

①草果：是姜科豆蔻属植物草果的果实，别名草果仁、草果子。干燥果实呈椭圆形，具三钝棱。质坚硬，破开后，内为灰白色。气微弱，种子破碎时发出特异的臭气，味辛辣。以个大、饱满、色红棕、气味浓者为佳。10～11月果实开始成熟，变为红褐色而未开裂时采收，晒干或微火烘干。主产于云南、广西、贵州等地。草果具有特殊浓郁的辛辣香味，能除腥气，增进食欲，是烹调作料中的佳品，被人们誉为食品调味中的"五香之一"。草果用来烹调菜肴，可去腥除膻，增进菜肴味道，烹制鱼类和肉类时，有了草果其味更佳。炖煮羊肉时，放点草果，既使羊肉清香可口，又能驱避羊膻味。调制精卤水和烹制肉类、菜肴等时常用草果来增香，如草果煲牛肉，又如云南特产封鸡中亦采用草果增香。

桂①

味甘、辛，大热，有毒。治心腹寒热、冷痰②，利肝肺气。

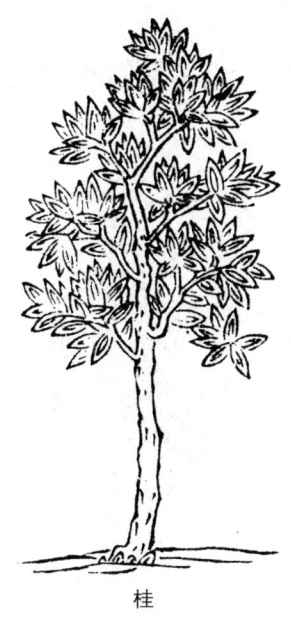

桂

[**注释**]

①桂：常绿小乔木或灌木，叶椭圆形，开白色或暗黄色小花，其树皮称为桂皮，为常用中药，又为食品香料或烹饪调料。桂皮作炖肉调味，是五香粉的成分之一。桂皮分桶桂、厚肉桂、薄肉桂三种。桶桂为嫩桂树的皮，质细、清洁、甜香、味正、呈土黄色，质量最好，可切碎作炒菜调味品；厚肉桂皮粗糙、味厚、皮色呈紫红，炖肉用最佳；薄肉桂外皮微细，纹细、味薄、香味少，表皮发灰色，里皮红黄色，用途与厚肉桂相同。桂皮因含有挥发油而香气馥郁，可为肉类菜肴去腥解腻，使其芳香可口，进而令人食欲大增。在日常饮食中适量添加桂皮，有助于预防或延缓因年老而引起的II型糖尿病。但桂皮香气浓郁，含有可以致癌的黄樟素，所以食用量越少越好，且不宜长期食用。

②冷痰：因气虚阳虚、脾胃虚弱致痰水结聚胸膈、浸渍肠胃者或风寒袭肺、脾寒内盛之痰证。

姜黄①

味辛、苦，寒，无毒。主心腹结积，下气破血，除风热。

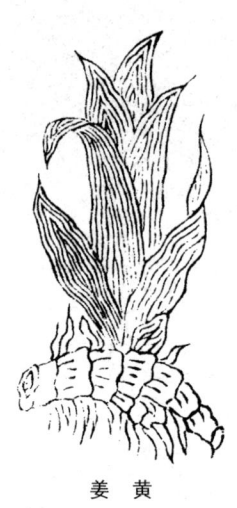

姜　黄

[注释]

①姜黄：为姜科姜黄属的多年生草本植物，根茎发达，成丛，分枝呈椭圆形或圆柱状，花期在8月，含有多种化学成分，具有良好的药用价值和经济前景。栽培或野生于平原、山间草地或灌木丛中。分布于我国的台湾、福建、广东、广西、云南、西藏等省区。姜黄用于制作调味品（如咖喱粉、调味料等）和黄色着色剂，另外还有药用价值。其辛香轻淡，略带胡椒、麝香味及甜橙与姜之混合味道。

荜拨①

辛，温，无毒。温中下气，补腰脚痛，消食除冷。

[注释]

①荜拨：即荜茇，别称荜拨草、蒚圣、哈蒌、鼠尾、荜拨梨等。属胡椒

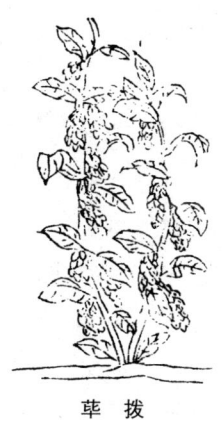

荜拨

科胡椒属，攀援藤本，长达数米；枝有粗纵棱和沟槽，幼时被极细的粉状短柔毛，毛很快脱落。生于疏荫杂木林中，海拔约580米。产于云南东南至西南部，广西、广东和福建有栽培。尼泊尔、印度、斯里兰卡、越南及马来西亚也有分布。以干燥近成熟或成熟果穗入药。

缩砂[①]

味辛，温，无毒。主虚劳冷泻、宿食不消，下气。

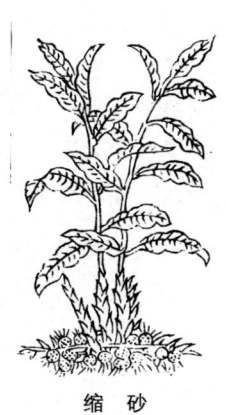

缩砂

[注释]

①缩砂：别名缩砂仁、缩砂蜜。多年生草本姜科植物。根茎横走，有时肥厚，茎直立，叶线状披针形，蒴果坚硬，长椭圆形或球状三角形，直径约2厘米，具刺，棕色。生于山沟林下阴湿处。在国外分布于越南、泰国、缅甸、印度尼西亚等地。在国内主要分布于福建、广东、广西和云南等省区。

荜澄茄①

味辛，温，无毒。消食下气，去心腹胀，令人能食。

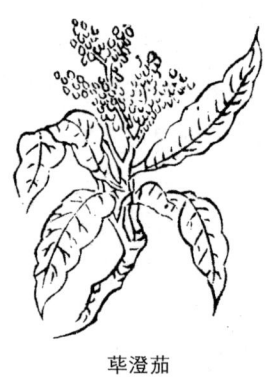

荜澄茄

[注释]

①荜澄茄：别称山胡椒、澄茄、毗陵茄子等。是胡椒属的一种植物，落叶灌木或小乔木，有强烈姜香。它主要生长于爪哇岛与苏门答腊岛地区，因此有时也被叫作爪哇胡椒。在我国，分布于长江以南的地区。其果实要在成熟之前被采集，并加以干燥处理，在干燥过程中，果皮会产生褶皱，颜色也会从灰棕色变为黑色。其种子很硬，呈现白色并富含植物油。其味辛辣刺鼻，有些微苦。

甘草[1]

味甘，平，无毒。和百药，解诸毒。

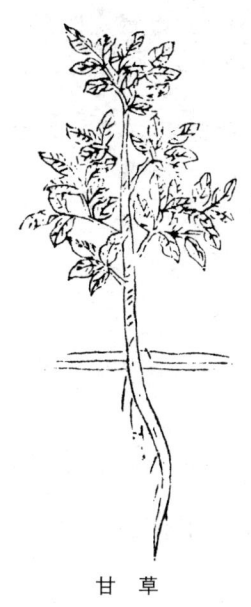

甘　草

[注释]

①甘草：多年生双子叶豆科植物，多生长在干旱、半干旱的荒漠草原、沙漠边缘和黄土丘陵地带。喜阳光充沛、日照长气温低的干燥气候。根茎呈圆柱形，表面有芽痕，断面中部有髓。气微，味甜而特殊。具有清热解毒，祛痰止咳等功效。甘草是临床最常应用的药品。生甘草能清热解毒，润肺止咳，调和诸药性；炙甘草能补脾益气，临床用量很大，出口量也大。除药用之外，食品上也大量用甘草做糕点添加剂，它的甜度是蔗糖的百倍。科学家还从中提取甘草次酸，用于治疗艾滋病。

芫荽子[1]

辛，温，无毒。消食，治五藏不足，杀鱼肉毒。

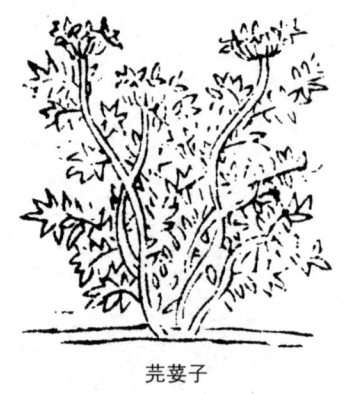

芫荽子

[**注释**]

①芫荽子：又名芫荽实，即伞形科植物芫荽的果实。

干姜[①]

味辛，温、热，无毒。主胸膈咳逆，止腹痛，霍乱胀满。

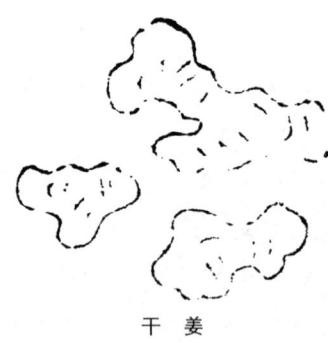

干 姜

[**注释**]

①干姜：姜的干燥根茎。姜在我国大部分地区有栽培，主产于四川、贵州。冬季采挖，除去茎叶及须根，洗净晒干或低温干燥。

生姜①

味辛，微温。主伤寒头痛、咳逆上气，止呕清神。

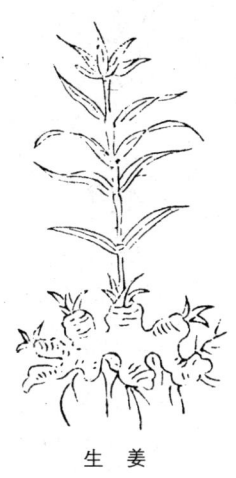

生 姜

[注释]

①生姜：姜科草本植物姜的根状茎。嫩者称紫姜、子姜，老者称老姜、老生姜。一般所说的生姜多指后者。另外还有面姜、川白姜、鲜姜、鲜生姜、辣姜等称谓。

五味子①

味酸，温，无毒。益气补精，温中润肺，养藏强阴。

[注释]

①五味子：俗称山花椒、秤砣子、药五味子、面藤、五梅子、玄及、会及、壮味、五味、南五味子、南五味、北五味子、北五味、华中五味子、面藤子、血藤子等，属木兰科多年生落叶藤本，以果实入药。五味子可以保护

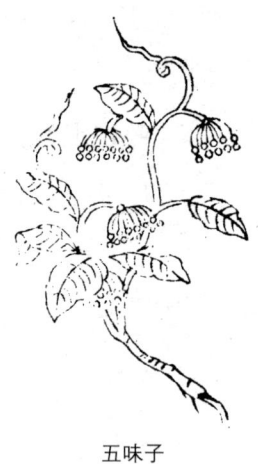

五味子

人体五脏——心、肝、脾、肺、肾。早在 2000 多年前,王公贵族和中药名师已普遍采用这种传统的强身妙品。五味子,是一种具有辛、甘、酸、苦、咸五种药味的果实,在一般只带有一两种药味的中药材当中,实属独特。这种五味俱全、五行相生的果实,能对人体的五脏发挥平衡作用。

苦豆[①] (即葫芦巴)

味苦,温,无毒。主元藏虚冷、腹胁胀满,治膀胱疾。

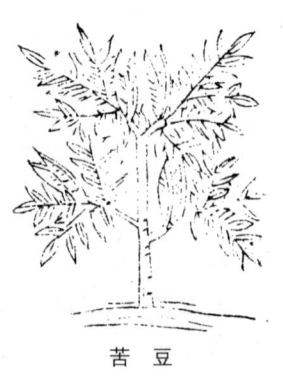

苦豆

[注释]

①苦豆：豆科一年生草本植物胡芦巴的种子，全株有香气，花期在4~6月，果期在7~8月。主产于安徽、四川、河南。别名香草、葫芦巴、芦巴、胡巴、季豆、小木夏、香豆子、芸香草、苦草、苦朵菜、香苜蓿。秋季种子成熟后采收全草，打下种子，除净杂质，晒干。苦豆的秸秆和籽实有浓郁持久的香味，具有防腐、杀菌、清毒、驱虫、灭虱等特殊效能，民间常用来香化房间、衣物和做枕芯、荷包及加工成工艺品，已开发出芳香服装和床上用品等香味型产品，并投放市场；阴干茎叶为上等天然食用香料；全草所含的挥发油可用于日化产品、烟草、卫生制品加香，作为商品香料的原料、工业用香精；香草的嫩茎、叶可以当菜吃，干的可以做烹饪的调料，加工后可做糕点、蒸糕、烙饼、糖果、饮料、酒类的加香剂；种子有咖啡色泽，呈黄褐色，可为咖啡的代用品；种子所产出的植物胶，广泛用于钻井和地质钻探。

红曲①

味甘，平，无毒。健脾益气，温中。腌鱼肉内用。

[注释]

①红曲：为曲霉科真菌红曲霉寄生在粳米上而成的红曲米，又名赤曲、丹曲、福曲等。此物具有活血化瘀、健脾消食之功效，用于产后恶露不尽、瘀滞腹痛、食积饱胀、赤白下痢、跌打损伤。多项临床试验证实，红曲能有效维持健康的胆固醇比例。而降低胆固醇的原因，则是其所含的天然成分，对体内胆固醇合成之关键酵素——还原酵素具有抑制的作用。

黑子儿①

味甘，平，无毒。开胃下气。烧饼内用极香美。

[注释]

①黑子儿：为毛茛科植物腺毛黑种草的干燥成熟种子。种子呈三棱状卵形，黑色，故名黑子儿。表面具有不规则的凸起，气微香。维吾尔族医药典籍《白色宫殿》记载："是一种草的种子，色黑，仁白，茎似小茴香茎，但比它稍长、稍细；花淡黄色或黄绿色；叶形似舌。种子生在叶鞘中，粒大者为佳品。"虽然黑子儿有药用，但主要是食用，可用于制作胡饼及烧饼。

马思答吉①

味苦香，无毒。去邪恶气，温中利膈，顺气止痛，生津解渴，令人口香。（生回回地面，云是极香种类。）

[注释]

①马思答吉：刘正埮、高名凯等编《汉语外来词词典》解释："乳香，阿拉伯乳香，一种橄榄科乔木，也指其树脂，内服治慢性气管炎，外用为硬膏的混合剂，也用作熏香料。源于阿拉伯 mastaki，一说来自依兰 mastakī。"为漆树科植物胶黄连木之树脂。此品为细小硬块，梨形或卵圆形，新鲜时外表近于无色，半透明，有光泽，陈久者呈淡黄色，无光泽。此物主要含树脂酸、树脂烃及挥发油。味微苦淡，具有补神醒脑、软坚散结之功效。

咱夫兰①

味甘，平，无毒。主心忧郁积，气闷不散，久食令人心喜。（即是回回地面红花，未详是否。）

[注释]

①咱夫兰：又名咱法兰、撒法郎，为阿拉伯音译，实指番红花、藏红花，又称西红花，是一种鸢尾科番红花属的多年生花卉，也是一种常见的香料。是西南亚原生种，最早由希腊人工栽培。主要分布在欧洲、地中海及中亚等地，明朝时传入中国，《本草纲目》将它列入药物之类，中国浙江等地

有种植。是一种名贵的中药材，具有强大的生理活性，其柱头在亚洲和欧洲作为药用，有镇静、祛痰、调经、解痉作用，用于胃病、麻疹、发热、肝脾肿大等的治疗。

哈昔泥①

味辛，温，无毒。主杀诸虫，去臭气，破症瘕，下恶除邪，解蛊毒。（即阿魏。）

[注释]

①哈昔泥：新疆一种独特的药材。多年生一次结果草本，阿魏分新疆阿魏和圆茎阿魏两种，属伞形科，多年生草本植物。新疆阿魏高 50~100 厘米，全株披白色绒毛，根肥大，圆柱形或纺锤形，有时分叉，表皮紫黑色，有臭气，开黄色小花。圆茎阿魏与它相比，植株要高一倍，茎直立。阿魏味辛，性温，有理气消肿、活血消疲、祛痰和兴奋神经的功效。维吾尔族医生还有用它驱虫、治疗白癜风的传统方法。

稳展①

味辛、苦，温，无毒。主杀虫去臭。其味与阿魏同，又云即阿魏树根，淹羊肉，香味甚美。

[注释]

①稳展：是生产树胶的一种树根，即阿魏树的根。性味和阿魏几乎一致。

胭脂①

味辛，温，无毒。主产后血运、心腹绞痛，可敷游肿。

[注释]

①胭脂：实际上是一种名叫红蓝花的花朵，菌科红花属植物，一年生草本。它的花瓣中含有红、黄两种色素，花开之时被整朵摘下，然后放在石钵中反复杵捶，淘去黄汁后，即成鲜艳的红色染料。红蓝花原产于埃及，汉代张骞通西域的时候引进。主要产于中国西北匈奴地区的焉支山，匈奴贵族妇女常以燕支（胭脂）妆饰脸面。妇人妆面的胭脂有两种：一种是以丝绵蘸红蓝花汁制成，名为"绵燕支"；另一种是加工成小而薄的花片，名叫"金花燕支"。这两种燕支，都可经过阴干处理，成为一种稠密润滑的脂膏。由此，燕支被写成"姻脂""臙脂"，"脂"字有了真正的意义。除红蓝花外，制作胭脂的原料，还有重绛、石榴、山花及苏方木等。

栀子①

味苦，寒，无毒。主五内邪气，疗目赤热，利小便。

[注释]

①栀子：别名黄栀子、山栀、白蟾、木丹、鲜支、卮子、支子、越桃、山栀子、枝子、黄荑子、黄栀、山黄栀等，是茜草科植物栀子的果实。栀子的植株为常绿灌木。花期在5~7月，果期在8~11月。性喜温暖湿润气候，好阳光但又不能经受强烈阳光照射，适宜生长在疏松、肥沃、排水良好、轻黏性酸性土壤中，是典型的酸性花卉。果实呈长卵圆形或椭圆形，表面红黄色或棕红色。由于花农的定向培育，栀子已经被分成药用栀子和观赏栀子了，即原来的单瓣的野生栀子作为药用栀子，通常以其果实入药；而人工培育出来的重瓣栀子则作为观赏栀子。

蒲黄①

味甘，平，无毒。治心腹寒热，利小便，止血疾。

[注释]

①蒲黄：为香蒲科植物水烛香蒲的花粉，别称有蒲厘花粉、蒲花、蒲棒

花粉、蒲黄粉等。水烛香蒲为沼泽中的多年生草本植物。花期在6~7月，果期在7~8月。分布几遍全国。夏季采收蒲棒上部的黄色雄花序，晒干后碾轧，筛取花粉。

回回青[①]

味甘，寒，无毒。解诸药毒。可敷热毒疮肿。

[**注释**]

①回回青：是一种来自西域、中亚一带的金石类物品。可能和一种叫作青金石的矿石是一类物质。这一矿物在作为药物使用时需将青金石清洗，研成细粉，加水清洗，不断搅拌，倒掉浮于水面的杂质，反复多次，清洗次数越多副作用越小。到了明代，特别是永乐以来，随着回回人把波斯、阿拉伯艺术传入中原地区，与中国原有艺术相融合，在质料上就逐渐开始使用回回青，使瓷器制造工艺绽放异彩。嘉靖时期，回回青盛行，享誉中外的青花瓷即有赖回回青的作用。

[**评论**]

作为本书最后一篇，它十分详细地介绍了调料的性味，指导我们在制作食物的过程中合理使用和搭配，要调和五味。现代工艺制作成的调味料，有些添加剂是损害人体健康的，不能滥用。

《四部丛刊》本跋

《饮膳正要》三卷,元忽思慧撰。前有天历三年常普兰奚进书表、虞集奉敕序,盖元代饮膳太医官书也。明景泰间,重刻于内府。此本《皕宋楼藏书志》作元刊元印。余向见常熟瞿氏铁琴铜剑楼藏本,同出一刻,而楮印较逊。有景泰年序,知此为明本而非元本,特佚去景泰一序耳。其书详于育婴、妊娠、饮膳卫生、食性宜忌诸端,虽未合于医学真理,然可考见元人之俗尚。旧时民间传本极稀,近世藏目以钞本为多,究不若此刻本之可信。余求之有年,十七年冬,始觏之于东京静嘉文库,因得借印流传,偿余夙昔之愿焉。

民国纪元十有九年十月海盐张元济

后 记

如何从古代文献中找到可以利用的文化资源，这既是历史文献整理的进一步深化，更是现实社会人们的文化与精神需求。我们认为，在中国的传统文化中，有些内容因为时代的变迁已经成为历史遗产，有些内容已经过时，但有些内容仍具有超越时代的普遍意义。对于处在竞争激烈的现代化过程中的人们来说，优秀传统文化无疑是一笔极其宏富而珍贵的文化资源。《饮膳正要》可以说就是这种珍贵的文化资源之一。因为这本书可以说是中国乃至世界上最早的饮食卫生与营养学专著，对传播和发展中国卫生保健知识，起到了重要作用。该书的名称虽为《饮膳正要》，但内容包括了医疗卫生，以及历代名医的验方、秘方和具有蒙古族饮食特点的各种肉、乳食品，明代名医李时珍所著《本草纲目》也引用了该书的有关内容。所以，《饮膳正要》一书，对于研究与传承中国的医药、食疗和蒙古族的医药科技史都具有重要的意义。

有鉴于此，中州古籍出版社在出版"国学经典"的基础上，进行了内容拓展与品牌创新，将《饮膳正要》纳于"博雅经典"中，这是非常有见地的。为此，我们本着出版社制定的版本权威性、校雠精确性、内容经典性的原则，对这本书进行了精心校勘、注释、译解、点评。具体分工如下：

导读：姚伟钧。

卷一：王希辉副教授、博士。

卷二：崔磊博士。

卷三：李亮宇博士。

本书由我负责策划与统稿，经过我们的共同努力，现在终于完成。在该书的编写过程中，曾遇到过各种问题，在2011年武汉的寒冬里，我们经常一起探讨到深夜，如此这般，不敢说辛苦，但求准确。特别是每当我们解决了一些具体问题，大家都感觉十分温暖。

我们在编写过程中，得到了中州古籍出版社王建新老师、梁瑞霞老师的许多支持、帮助，借此机会，我们向他们表示衷心感谢！由于我们的水平有限，本书难免会存在一些问题，真心期待广大读者指正。

姚伟钧
2012年春节于华中师范大学